疾患と異常像がわかる！
# エコーの撮り方 完全マスター

編集
種村　正

医学書院

**疾患と異常像がわかる！　エコーの撮り方完全マスター**

| | | |
|---|---|---|
| 発　行 | 2015年5月15日　第1版第1刷Ⓒ | |
| | 2024年1月15日　第1版第6刷 | |
| 編　集 | 種村　正<br><small>たねむら　ただし</small> | |
| 発行者 | 株式会社　医学書院 | |
| | 代表取締役　金原　俊 | |
| | 〒113-8719　東京都文京区本郷1-28-23 | |
| | 電話　03-3817-5600（社内案内） | |
| 印刷・製本 | アイワード | |

本書の複製権・翻訳権・上映権・譲渡権・貸与権・公衆送信権（送信可能化権を含む）は株式会社医学書院が保有します．

ISBN978-4-260-02381-8

本書を無断で複製する行為（複写，スキャン，デジタルデータ化など）は，「私的使用のための複製」など著作権法上の限られた例外を除き禁じられています．大学，病院，診療所，企業などにおいて，業務上使用する目的（診療，研究活動を含む）で上記の行為を行うことは，その使用範囲が内部的であっても，私的使用には該当せず，違法です．また私的使用に該当する場合であっても，代行業者等の第三者に依頼して上記の行為を行うことは違法となります．

JCOPY　〈出版者著作権管理機構　委託出版物〉
本書の無断複製は著作権法上での例外を除き禁じられています．複製される場合は，そのつど事前に，出版者著作権管理機構（電話 03-5244-5088，FAX 03-5244-5089，info@jcopy.or.jp）の許諾を得てください．

## 執筆者一覧 （担当章順）

| | | |
|---|---|---|
| 種村　　正 | 仙波内科医院／前 公益財団法人 心臓血管研究所付属病院臨床検査室 |
| 丸山　憲一 | 東邦大学医療センター大森病院臨床生理機能検査部 |
| 工藤　岳秀 | 東邦大学医療センター大森病院臨床生理機能検査部 |
| 三塚　幸夫 | 東邦大学医療センター大森病院臨床生理機能検査部 |
| 八鍬　恒芳 | 東邦大学医療センター大森病院臨床生理機能検査部 |
| 浅野　幸宏 | エコーアシスタンス千葉 |
| 長谷川雄一 | 成田赤十字病院検査部生理検査課 |
| 岡庭　裕貴 | 群馬県立心臓血管センター技術部 |
| 小谷　敦志 | 近畿大学医学部奈良病院臨床検査部 |
| 武山　　茂 | 国立病院機構相模原病院臨床検査科 |
| 石崎　一穂 | 社会福祉法人 三井記念病院臨床検査部 |

## イラスト

| | |
|---|---|
| 阿久津裕彦 | 東京造形大学准教授 |

# カラー解剖図

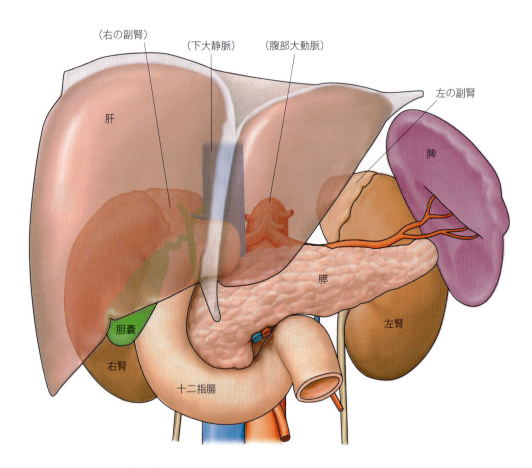

**腹部臓器(肝・胆・膵・脾)**

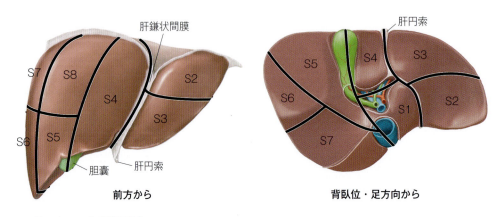

**Couinaud の肝区域**

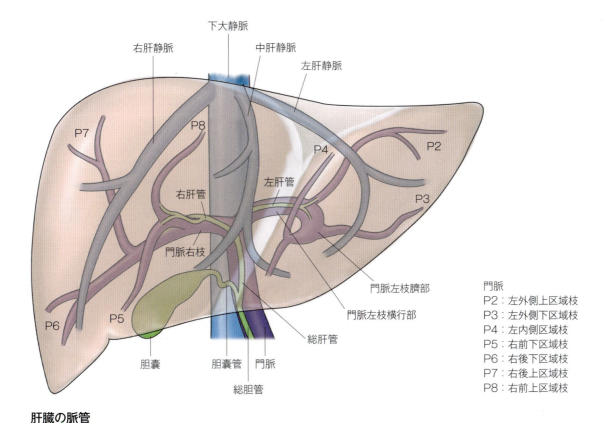

**肝臓の脈管**

門脈
P2：左外側上区域枝
P3：左外側下区域枝
P4：左内側区域枝
P5：右前下区域枝
P6：右後下区域枝
P7：右後上区域枝
P8：右前上区域枝

**胆嚢と膵臓**

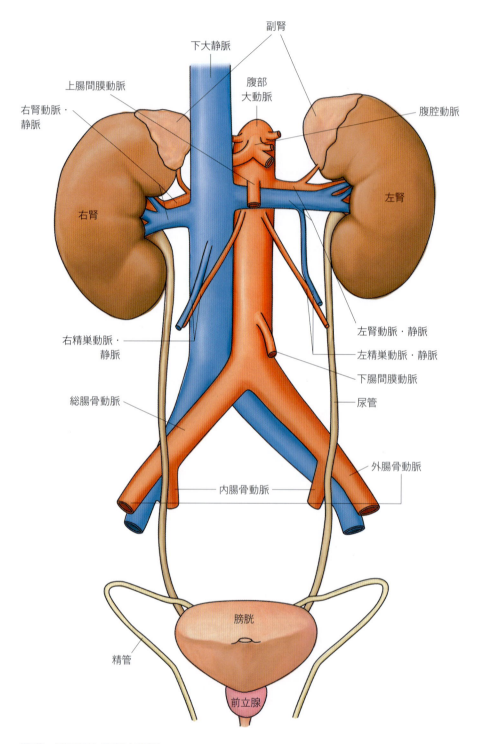

**腎臓・泌尿器と腹部大動脈**

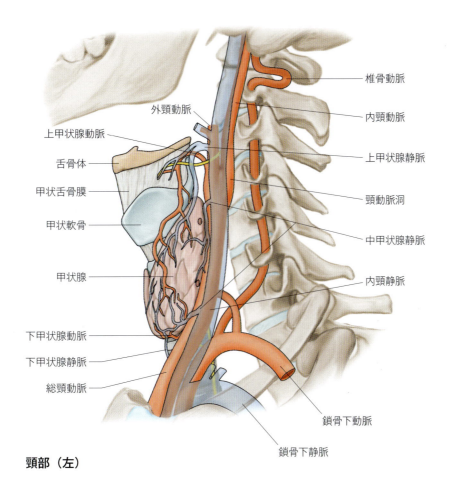

**頸部（左）**

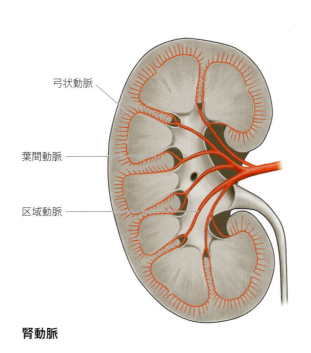

**腎動脈**

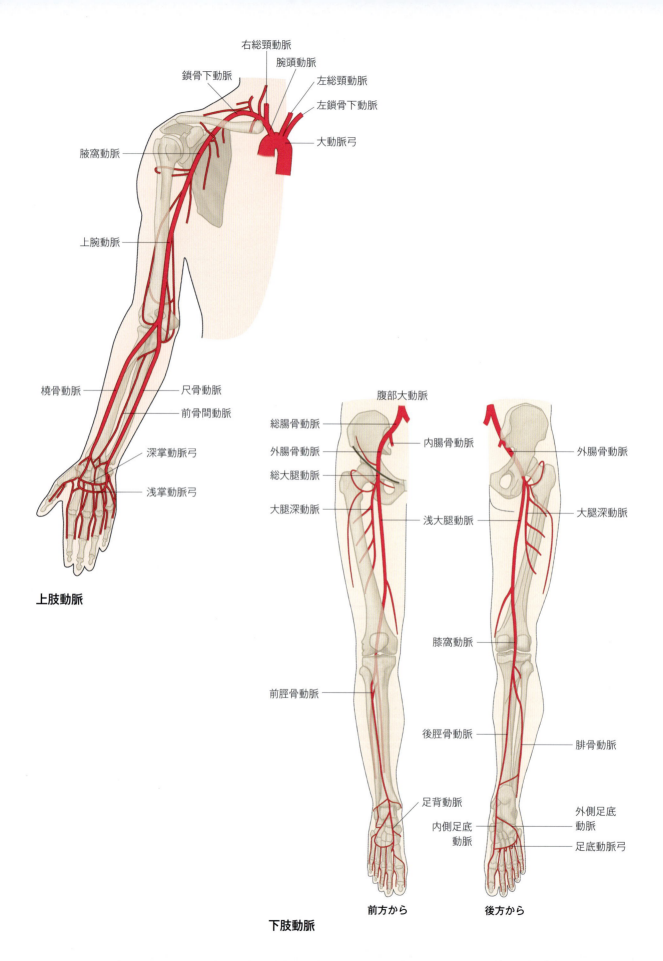

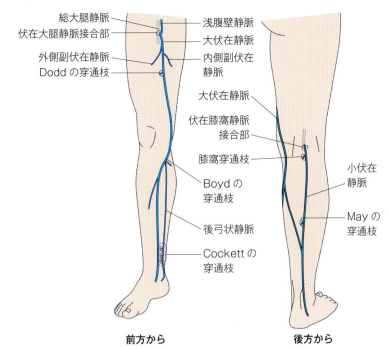

**下肢表在静脈**

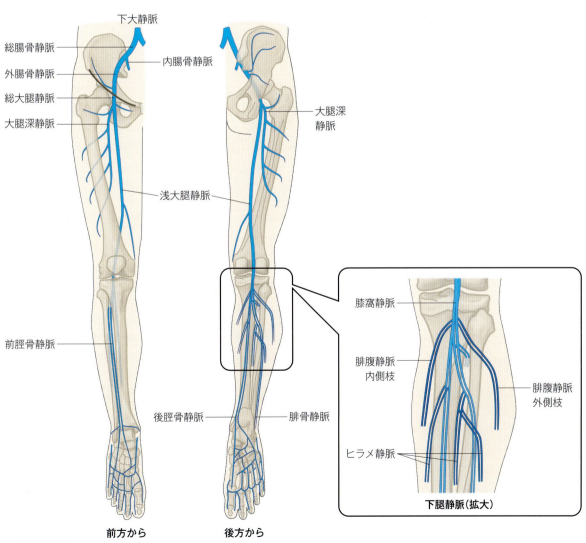

**下肢深部静脈**

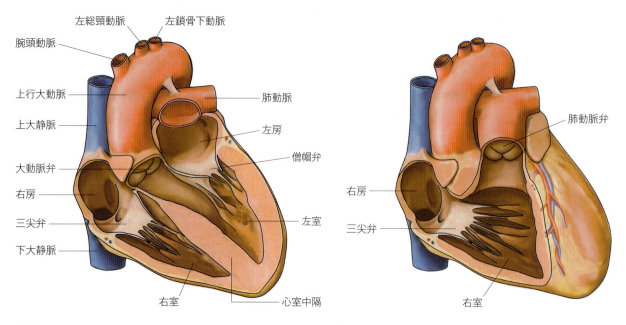

心臓

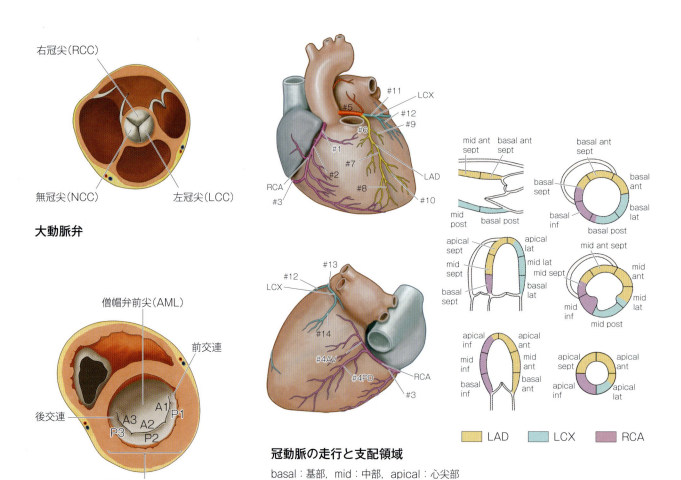

大動脈弁

僧帽弁

冠動脈の走行と支配領域

basal：基部，mid：中部，apical：心尖部
ant：前壁，lat：側壁，post：後壁，inf：下壁，sept：中隔，ant sept：前壁中隔
LAD：左前下行枝，LCX：左回旋枝，RCA：右冠動脈

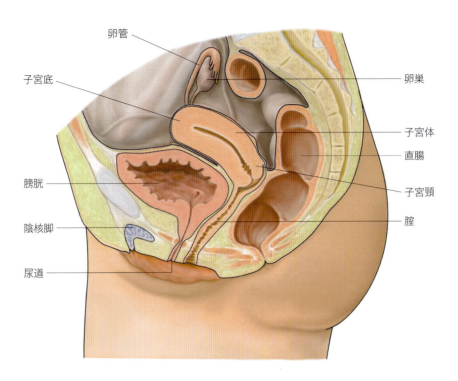

**子宮と卵巣**

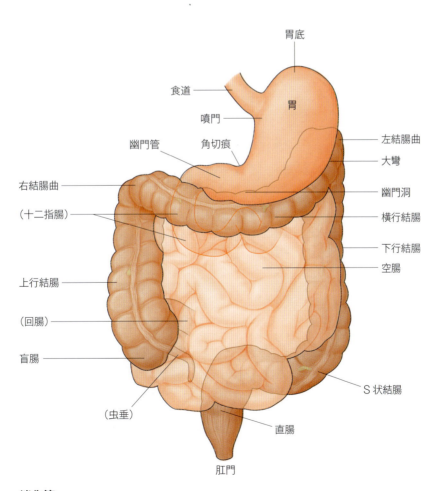

**消化管**

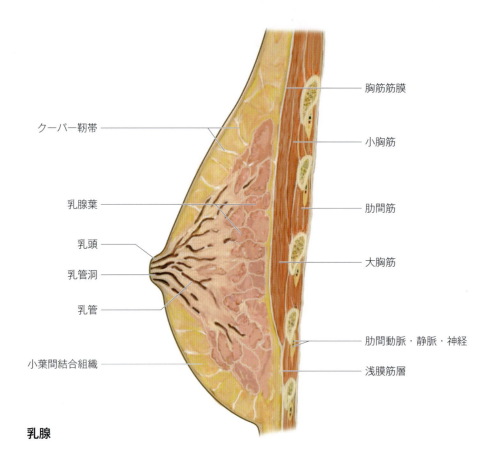

**乳腺**

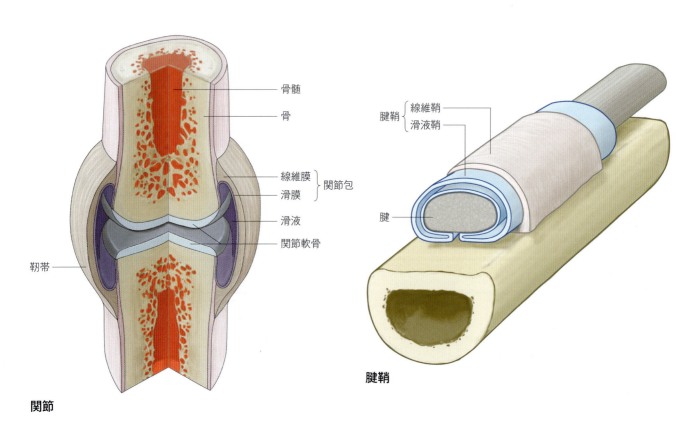

**関節**

**腱鞘**

# はじめに

　皆様，お待たせしました．
　『疾患と異常像がわかる！エコーの撮り方完全マスター』が完成しました．本書は好評を博した『解剖と正常像がわかる！エコーの撮り方完全マスター』の続編で，よりレベルアップするための疾患編という位置づけです．正常のエコーが撮れるようになったら今度は「この疾患はどう撮ればいいのだろう？」という疑問に突き当たるはずです．その要望にお答えしたのが本書です．タイトルを"エコーの読み方完全マスター"ではなく，"エコーの撮り方完全マスター"にしたのは，臨床検査技師として，きれいな画像を撮ることに強いこだわりを持っているからです．

　本書の特徴は，どのような画像を撮ればよいのか，どのようなエコー所見がポイントなのか，どのようなレポートを書けばよいのか，が直感的に解るようにしてあることです．そして，エコー画像，シェーマ，解剖図，被検者写真をふんだんに使い，超音波ビームが臓器をどう切っているから，エコーではどう映っているのかが一見して解るようにしてあります．疾患は日常検査で遭遇しやすい疾患を選びました．必ず皆様のお役に立てるはずです．

　超音波検査がだんだんできるようになってくると，超音波検査が楽しくなってくるはずです．そして，もっと上手くなりたい，もっときれいな画像を撮りたい，もっと疾患のことを知りたい，という欲求が増してくるでしょう．超音波検査はそういう魅力に溢れています．では，超音波検査が上達する近道はなんでしょうか？　その答えは沢山の疾患を経験し，それらの疾患を自分の知識にすることです．超音波検査を始めた皆さんはこれから沢山の疾患に出会い，同じ疾患でも沢山のバリエーションがあることを知るでしょう．そして何年経っても今までに経験したことのない疾患に出会うはずです．超音波検査のエキスパートになるには毎日の積み重ねが重要なのです．振り返ってみれば，「あの本が役に立ったなあ」と思える，そんなテキストになれることを願っています．

種村　正（たねむら　ただし）
公益財団法人 心臓血管研究所付属病院臨床検査室

# 目次

カラー解剖図     IV
はじめに     XIII

## I章　肝胆膵脾
丸山　憲一・工藤　岳秀　　1

### 肝臓
1. 良性腫瘍（肝血管腫）……………… 2
2. 肝細胞癌……………………………… 4
3. 肝内胆管癌（胆管細胞癌）………… 6
4. 転移性肝癌…………………………… 8
5. びまん性肝疾患①脂肪肝…………… 10
6. びまん性肝疾患②急性肝炎………… 12
7. びまん性肝疾患③アルコール性肝炎 …… 15
8. びまん性肝疾患④慢性肝炎………… 16
9. びまん性肝疾患⑤肝硬変…………… 18

### 胆嚢
1. 急性胆嚢炎…………………………… 23
2. 胆嚢腺筋腫症………………………… 24
3. 慢性胆嚢炎…………………………… 26
4. 胆嚢ポリープ………………………… 27
5. 胆嚢癌………………………………… 28

### 膵臓
1. 膵癌…………………………………… 29
2. 膵嚢胞性腫瘍………………………… 30
3. 自己免疫性膵炎……………………… 31
4. 急性膵炎・慢性膵炎………………… 32

### 脾臓
1. 悪性リンパ腫………………………… 34

【I章の略語】……………………………… 36

## II章　泌尿器（腎）・前立腺・婦人科
丸山　憲一・三塚　幸夫　　37

### 腎臓
1. 良性腫瘍（腎血管筋脂肪腫）……… 38
2. 悪性腫瘍（腎盂・尿管腫瘍）……… 39
3. 悪性腫瘍（腎細胞癌）……………… 40
4. 尿路結石……………………………… 42
5. 腎盂腎炎・急性巣状細菌性腎炎…… 44

### 膀胱
1. 膀胱腫瘍……………………………… 46

### 前立腺
1. 前立腺肥大症………………………… 47

### 子宮
1. 悪性腫瘍（子宮癌・子宮肉腫）…… 48
2. 子宮筋腫……………………………… 50
3. 子宮腺筋症…………………………… 52

### 卵巣
1. 卵巣腫瘤……………………………… 53

【II章の略語】……………………………… 56

## III章　消化管　　　　　　　　　　　　　　　　浅野　幸宏・長谷川雄一　　57

### 上部消化管
1. 食道癌・・・・・・・・・・・・・・・・・・・・・・・58
2. 急性胃粘膜病変・・・・・・・・・・・・・・・・59
3. 胃潰瘍・十二指腸潰瘍・・・・・・・・・・60
4. 胃アニサキス症・・・・・・・・・・・・・・・・62
5. 胃粘膜下腫瘍・・・・・・・・・・・・・・・・・・63
6. 肥厚性幽門狭窄症・・・・・・・・・・・・・・64
7. 胃癌・・・・・・・・・・・・・・・・・・・・・・・・・・65
8. 胃リンパ腫・・・・・・・・・・・・・・・・・・・・66

### 下部消化管
1. 炎症性腸疾患①潰瘍性大腸炎・・・・・67
2. 炎症性腸疾患②クローン病・・・・・・・68
3. イレウス・・・・・・・・・・・・・・・・・・・・・・70
4. 腸重積・・・・・・・・・・・・・・・・・・・・・・・・72
5. 感染性腸炎・・・・・・・・・・・・・・・・・・・・74
6. 虚血性大腸炎・・・・・・・・・・・・・・・・・・76
7. 大腸憩室周囲炎・・・・・・・・・・・・・・・・77
8. 大腸癌・・・・・・・・・・・・・・・・・・・・・・・・78

### 虫垂
1. 急性虫垂炎・・・・・・・・・・・・・・・・・・・・79

### 疾患ではないが知っておくべきエコー所見
①フリーエアー（腹腔内遊離ガス）・・・・・・80
②経口腸管洗浄剤服用後の拡張腸管・・・・・81

## IV章　心臓　　　　　　　　　　　　　　　　種村　正・岡庭　裕貴　　83

1. 大動脈弁狭窄症・・・・・・・・・・・・・・・・84
2. 僧帽弁狭窄症・・・・・・・・・・・・・・・・・・86
3. 僧帽弁閉鎖不全症（僧帽弁逆流）・・・・88
4. 大動脈弁閉鎖不全症（大動脈弁逆流）・・90
5. 三尖弁閉鎖不全症（三尖弁逆流）・・・・92
6. 人工弁機能不全・・・・・・・・・・・・・・・・94
7. 感染性心内膜炎・・・・・・・・・・・・・・・・96
8. 急性心筋梗塞・・・・・・・・・・・・・・・・・・98
9. 陳旧性心筋梗塞・・・・・・・・・・・・・・・100
10. 拡張型心筋症・・・・・・・・・・・・・・・・102
11. 肥大型心筋症・・・・・・・・・・・・・・・・103
12. 閉塞性肥大型心筋症・・・・・・・・・・・104
13. 心アミロイドーシス・・・・・・・・・・・106
14. 心サルコイドーシス・・・・・・・・・・・108
15. たこつぼ心筋症・・・・・・・・・・・・・・・110
16. 大動脈解離・・・・・・・・・・・・・・・・・・111
17. 急性肺塞栓症・・・・・・・・・・・・・・・・112
18. 急性心膜炎（心タンポナーデ）・・・・・114
19. 収縮性心膜炎・・・・・・・・・・・・・・・・116
20. 心房中隔欠損症・・・・・・・・・・・・・・118
21. 心室中隔欠損症・・・・・・・・・・・・・・120
22. 左房粘液腫・・・・・・・・・・・・・・・・・・122
23. 心内血栓（左房内血栓）・・・・・・・・・124
24. 高血圧性心疾患・・・・・・・・・・・・・・125

### 疾患ではないが知っておくべきエコー所見
①Ｓ字状中隔・・・・・・・・・・・・・・・・・・・・126
②僧帽弁輪石灰化・・・・・・・・・・・・・・・・126
③大動脈弁石灰化・・・・・・・・・・・・・・・・127
④クマジン稜・・・・・・・・・・・・・・・・・・・・127
⑤心外膜下脂肪・・・・・・・・・・・・・・・・・・128
⑥ユースタキウス弁・・・・・・・・・・・・・・128
⑦心房中隔の脂肪腫様過形成・・・・・・・・129
⑧分界稜・・・・・・・・・・・・・・・・・・・・・・・・129

【IV章の略語】・・・・・・・・・・・・・・・・・・・・130

## V章　血管〈頸動脈・腎動脈〉　　小谷　敦志　131

### 頸動脈
1. プラーク（隆起性病変）..................... 132
2. 総頸動脈狭窄症........................... 137
3. 内頸動脈狭窄症........................... 140
4. 内頸動脈閉塞症........................... 142
5. 頸動脈ステント内挿術（CAS）前......... 144
6. 頸動脈ステント内挿術（CAS）後......... 146
7. 頸動脈内膜剥離術（CEA）前............. 149
8. 頸動脈内膜剥離術（CEA）後............. 151
9. 高安動脈炎（大動脈炎症候群）........... 154
10. 大動脈弁不全............................. 156
11. 鎖骨下動脈閉塞症・狭窄症............... 160

### 腎動脈
1. 慢性腎不全............................... 163
2. 腎動脈狭窄症............................. 164
3. 高安動脈炎による腎動脈狭窄............. 166
4. 線維筋性異型性（FMD）................... 168
5. 大動脈解離による腎動脈狭窄............. 169
6. 複数腎動脈............................... 170

【V章の略語】.................................. 172

## VI章　血管〈腹部大動脈・下肢動脈・下肢静脈〉　　八鍬　恒芳　173

### 腹部大動脈
1. 腹部大動脈瘤............................. 174
2. 大動脈解離............................... 176
3. 炎症性腹部大動脈瘤....................... 178
4. 胸腹部大動脈瘤........................... 180
5. 高安動脈炎............................... 182
6. 脾動脈瘤................................. 184
7. ルリッシュ（Leriche）症候群............. 186
8. 感染性大動脈瘤........................... 188

### 下肢動脈
1. 閉塞性動脈硬化症（総腸骨動脈閉塞）..... 189
2. 急性動脈閉塞症........................... 192
3. 膝窩動脈外膜嚢腫......................... 194
4. 仮性動脈瘤............................... 196
5. 動静脈瘻................................. 198
6. バージャー病（ビュルガー病）............. 200

### 下肢静脈
1. 深部静脈血栓症（ヒラメ静脈）............. 202
2. 深部静脈血栓症（腸骨～大腿領域）........ 204
3. 静脈瘤（大伏在静脈弁不全による）........ 206

### 疾患ではないが知っておくべきエコー所見
①もやエコー像............................... 208

【VI章の略語】.................................. 209

## VII章　体表臓器〈乳腺・甲状腺・唾液腺〉　　武山　茂　211

### 乳腺
1. 線維腺腫................................. 212
2. 葉状腫瘍................................. 213
3. 乳管内乳頭腫............................. 214
4. 乳腺炎................................... 215
5. 乳頭腺管癌............................... 216
6. 充実腺管癌............................... 217
7. 硬癌..................................... 218
8. 粘液癌................................... 219
9. 非浸潤性乳管癌........................... 220

### 甲状腺
1. 橋本病................................... 221
2. バセドウ病............................... 222
3. 亜急性甲状腺炎........................... 223
4. 急性化膿性甲状腺炎....................... 224
5. 濾胞腺腫................................. 225
6. 乳頭癌................................... 226

7. 腺腫様甲状腺腫（多結節性甲状腺腫・腺腫様結節）・・・・・・・・・・・・・・・・・・・・・ 227
8. 上皮小体腺腫・・・・・・・・・・・・・・・・・・・・・・・・・ 228

### 唾液腺
1. 多形腺腫・・・・・・・・・・・・・・・・・・・・・・・・・・・・・・ 229
2. 腺リンパ腫・・・・・・・・・・・・・・・・・・・・・・・・・・・・ 230
3. 唾石・・・・・・・・・・・・・・・・・・・・・・・・・・・・・・・・・・・ 231
4. 流行性耳下腺炎・・・・・・・・・・・・・・・・・・・・・・・ 232
5. 顎下腺膿瘍・・・・・・・・・・・・・・・・・・・・・・・・・・・ 233

## Ⅷ章　運動器　　　　　　　　　　　　　　　石崎　一穂　　235

### 運動器・関節
1. 関節リウマチ・・・・・・・・・・・・・・・・・・・・・・・・・ 236
2. 石灰性腱炎・・・・・・・・・・・・・・・・・・・・・・・・・・・ 239
3. 骨折・・・・・・・・・・・・・・・・・・・・・・・・・・・・・・・・・・ 240
4. 肩の腱板断裂・・・・・・・・・・・・・・・・・・・・・・・・・ 242
5. 上腕骨小頭の離断性骨軟骨炎・・・・・・・・・・ 244
6. 変形性膝関節症・・・・・・・・・・・・・・・・・・・・・・・ 247
7. オスグッド - シュラッター病・・・・・・・・・・ 248
8. 肉ばなれ・・・・・・・・・・・・・・・・・・・・・・・・・・・・・ 249
9. 石灰化に伴うアキレス腱炎・・・・・・・・・・・・ 250
10. アキレス腱断裂・・・・・・・・・・・・・・・・・・・・・・ 251
11. 前距腓靱帯損傷・・・・・・・・・・・・・・・・・・・・・・ 252

### 軟部組織
1. 粉瘤・・・・・・・・・・・・・・・・・・・・・・・・・・・・・・・・・・ 253
2. 脂肪腫・・・・・・・・・・・・・・・・・・・・・・・・・・・・・・・ 254
3. ガングリオン・・・・・・・・・・・・・・・・・・・・・・・・・ 255
4. 神経鞘腫・・・・・・・・・・・・・・・・・・・・・・・・・・・・・ 256

索引　　　　　　　　　　　　　　　　　　　　　258

# Ⅰ章

# 肝胆膵脾

丸山　憲一・工藤　岳秀

# 肝臓 ❶ 良性腫瘍（肝血管腫）

肝血管腫は肝の良性腫瘍のなかでは最も頻度の高い疾患である．血管腫には capillary type（毛細血管性血管腫）と cavernous type（海綿状血管腫）があるが，ほとんどは cavernous type であり，組織学的には内皮細胞に囲まれた血管腔から形成され，大小さまざまな腔に血液を貯留している．ほとんどが無症状であり，経過観察されることが多いが，大きなもの（5 cm 以上）では周辺臓器への圧迫症状が出現することがあり，腫瘍の破裂や腫瘍内出血をきたすこともあるため，注意が必要となる．

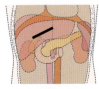

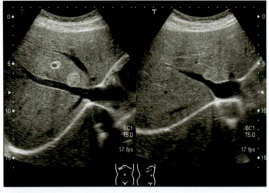
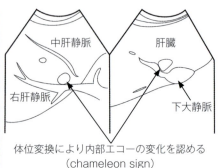

体位変換により内部エコーの変化を認める
（chameleon sign）

画像①

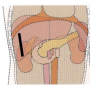

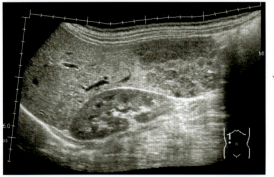
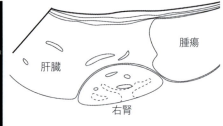

画像②

### 画像①からわかるエコー所見
① 形状：類円形
② 境界・輪郭：明瞭
③ 腫瘍辺縁：辺縁に高エコー帯を認める
　（marginal strong echo）
④ 腫瘍内部：高エコー
　体位変換により内部エコーの変化を認める
　（chameleon sign）

### 画像①以外の特徴的エコー所見（画像②・③）
① 内部エコーは，高エコー型・混在型（画像②）・辺縁高エコー型・低エコー型（画像③）に分けられる
② 小さなもの（2 cm 以下）は高エコー型が多く，2 cm を超えると混在エコー型の頻度が高くなる
③ 低エコー型では腫瘍辺縁に marginal strong echo を認める場合が多い
④ 腫瘍の形状は不整形で，細かい凹凸がみられる（画像②・③）
⑤ 腫瘍の内部エコーの変化には，経時的（wax and wane sign），あるいは体位変換によるもの（chameleon sign）や圧迫によるもの（disappearing sign）がある
⑥ リアルタイム観察で腫瘍内にスペックルの揺らぎが観察されることもある（fluttering sign，ミミズサイン）

### 本症例（画像①）のエコー所見のまとめ
S8 に 15×14 mm の高エコー腫瘍を認める．
腫瘍は体位変換にて内部エコーが高エコーから低エコーへ変化（chameleon sign）するとともに，輪郭の変化も認める．境界部は明瞭で marginal strong echo を伴う．背景肝の実質は均一で正常像である．

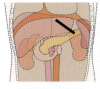

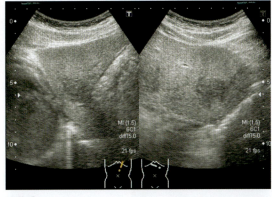
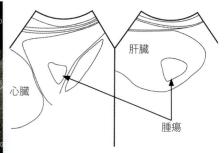

**画像③**

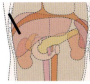

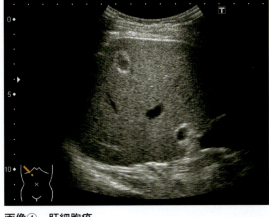
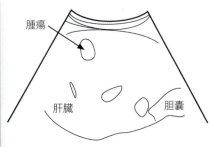

**画像④** 肝細胞癌

> **ワンポイントアドバイス　血管腫の注意点**
> 脂肪肝を伴う例(**画像③**)では，辺縁高エコー帯(marginal strong echo)が bright liver によりマスクされてしまうことがあるため，focal spared lesion の好発部位(胆嚢周囲など)に血管腫が存在する場合には，見落としが生じたり，鑑別が困難となったりする．また，肝細胞癌でも辺縁に高エコー帯を有する例(**画像④**：bright loop pattern)がある．特に慢性肝炎を背景とした症例では注意が必要である．

# 肝臓❷ 肝細胞癌

肝臓に原発する悪性腫瘍（原発性肝癌）の代表としては，肝細胞由来の肝細胞癌と，胆管上皮細胞由来の胆管細胞癌（肝内胆管癌）が挙げられるが，このうち最も頻度が高い肝細胞癌はウイルス性肝炎と密接な関係があり，80％がC型肝炎を，10％がB型肝炎を伴っている．したがって，ウイルス性慢性肝疾患は肝細胞癌の高危険群であり，超音波による定期的スクリーニングが重要とされる．

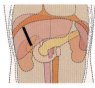

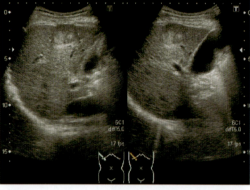
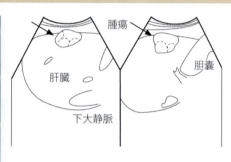

画像①

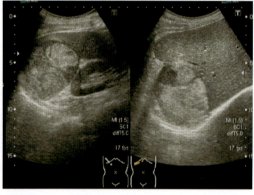
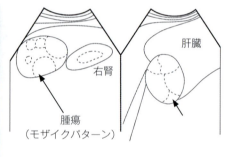

画像②

### 画像①からわかるエコー所見
① 形状：類円形
② 境界・輪郭：明瞭
③ 腫瘍内部：モザイクパターン（nodule in nodule）を呈している
④ 後方エコー：軽度増強あり
⑤ その他：肝表面への突出像（hump sign）を認める

### 画像①以外の特徴的エコー所見（画像②〜⑤）
① 辺縁低エコー帯（halo）（画像②・③）
② 辺縁高エコー帯（bright loop pattern）（「①良性腫瘍（肝血管腫）」画像④，3ページ）
　＊これら blight loop や nodule in nodule などは肝細胞癌の多段階発育の病理学的な特徴をよく反映している．halo は線維性被膜を反映しており，2 cm を超える例で多くみられる．bright loop は脂肪化を伴った高分化型肝細胞癌の中心部に脂肪化を伴わない中〜低分化型肝細胞癌が発育することにより生じる
③ 門脈腫瘍栓（portal vein tumor thrombus：PVTT）の合併（画像④・⑤）

### 本症例（画像①）のエコー所見のまとめ
S5，肝表面に hump sign を呈する 32×30 mm の腫瘍を認める．
腫瘍の形状は類円形．境界部明瞭でモザイクパターンを認める．背景肝の実質は粗雑．

### ワンポイントアドバイス　肝細胞癌におけるドプラ検査の見方
早期肝細胞癌では腫瘍内血流の検出が困難なことが多いが，門脈血流が残っているため定常性血流の流入像が認められる場合がある．検出される定常性血流は 2〜4 cm/sec と低速なことが多い．進行型肝細胞癌となるにしたがって豊富な拍動性血流が検出され，パルスドプラによる FFT 解析で動脈性拍動が捉えられるようになる．なお，高分化型肝細胞癌と異型結節との鑑別はドプラ法だけでは困難である．

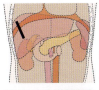

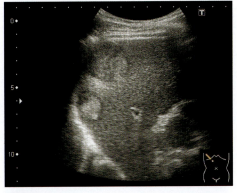

画像③

腫瘍 / 肝臓

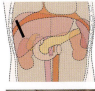

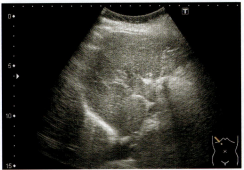

画像④

腫瘍部は実質のさらなる不整像として認められる

門脈右枝のPVTT

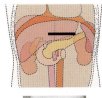

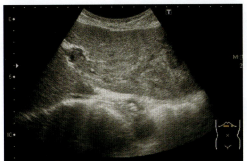

画像⑤

腫瘍部は実質のさらなる不整像として認められる

門脈左枝臍部から連続するPVTT

---

### ワンポイントアドバイス　腫瘍径による違い

肝細胞癌の発育形式は膨張性・圧排性の増殖が基本であり，癌に接する非癌部の肝組織が虚脱して線維が集まり，腫瘍を取り囲むように非癌組織由来の線維性被膜が形成される．これがhaloとなって観察される．また，モザイクパターンも多段階発育の過程を表しているとされ，これらの代表的な所見は腫瘍のサイズが大きいほど確認される．日本超音波医学会による肝腫瘤の超音波診断基準でも腫瘍径2cmで所見の見方が分けられており，慢性肝疾患や肝硬変症例で肝内に2cm以下の腫瘤を認めた場合には，慎重な経過観察を行い，サイズの増大や内部エコーの変化がみられたら，肝細胞癌を疑う．

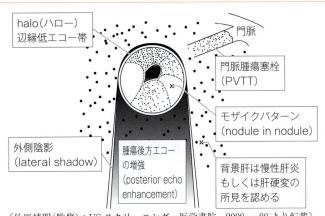

〔竹原靖明（監修）：USスクリーニング．医学書院，2008，p88より転載〕

# 肝臓❸ 肝内胆管癌（胆管細胞癌）

肝内胆管癌は「胆管の二次分枝およびその肝側（末梢）の肝内胆管に由来する上皮性悪性腫瘍」と定義されており，癌取扱い規約上では原発性肝癌として取り扱われる．わが国では5%前後と比較的まれであるが，近年増加傾向にある．同じ原発性肝癌である肝細胞癌に比べてリンパ節転移を高率にきたし，予後不良とされる．

わが国ではその肉眼的分類で3つの型，すなわち，①腫瘤形成型，②胆管浸潤型，③胆管内発育型に分類され，その型によって臨床経過や予後が異なるとされる．肝内胆管癌の根治切除後の5年生存率は約30%とされ，肝細胞癌に比べ予後不良である．肉眼分類別では胆管内発育型の5年生存率が最も良好で70%以上とされているが，頻度は4%と少ない．最も頻度が高い腫瘤形成型（59%）の5年生存率は29〜41%，腫瘤形成型＋胆管浸潤型に至っては10%以下である．またリンパ節転移陽性例の予後は極めて不良とされており，腫瘤を発見した際にはリンパ節転移の有無を確認することが治療方針決定の上で重要となる．

肉眼分類と発生部位は関連が深く，腫瘤形成型は肝内の末梢の小葉間胆管や隔壁胆管から発生し，腫瘤を形成する．胆管の末梢枝から発生するため胆管拡張がないことが多い．胆管浸潤型は肝門部に近い大型胆管に発生する．胆管壁やグリソン鞘に浸潤し，さらに進展すると肝実質に腫瘤を形成し，腫瘤形成型＋胆管浸潤型となる．胆管浸潤による胆管狭窄のため，末梢の胆管が拡張する．胆管内発育型は，胆管内腔に乳頭状に増殖する．内腔に発育した乳頭状腫瘤のため，やはり胆汁の流出障害をきたし末梢の胆管拡張を伴う．

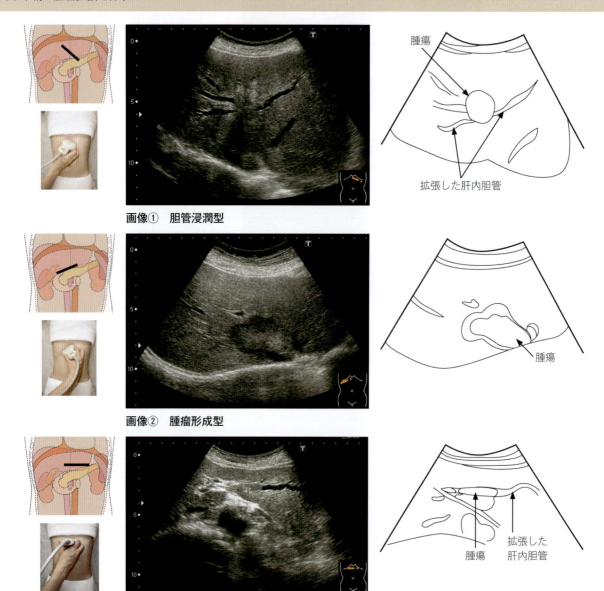

画像① 胆管浸潤型

画像② 腫瘤形成型

画像③ 胆管内発育型

### 画像①からわかるエコー所見
①形状：不整形
②境界・輪郭：不明瞭で被膜形成はみられない
③腫瘍内部：低エコー主体だが不均一
④後方エコー：減弱を認める
⑤その他：肝門部に存在し，末梢胆管の拡張像を認める

### 画像①以外の特徴的エコー所見
◆**胆管浸潤型（画像①以外の特徴）**
①境界・輪郭が不明瞭な等〜低エコー腫瘤
②胆管の途絶を認め，末梢胆管の拡張を認める（胆管壁やグリソン鞘への浸潤を反映）
③肝門部に多くみられる
＊末梢胆管の拡張像のみで腫瘤が描出されない例もある．また病変の進展に伴って増大すると明らかな腫瘤を形成し，腫瘤形成型＋胆管浸潤型の形状を呈するようになる．

◆**腫瘤形成型（画像②）**
①被膜を伴わない等〜低エコー腫瘤
②腫瘍内部は不均一なことが多い（線維性組織を多く含むため）
③境界・輪郭はやや不明瞭
④腫瘍内部に既存の脈管走行を認めることがある
⑤辺縁に存在するものでは，転移性肝癌のような癌臍を伴うことがある

◆**胆管内発育型（画像③）**
①拡張胆管内に充実性の隆起性病変を認める
②末梢胆管の拡張を認める

【カラードプラ所見】
腫瘍辺縁の一部のみに血流信号を認めることが多いが，腫瘍内に既存血管の残存がみられる病変では内部に血流信号を認めることもある．

### 本症例（肝内胆管癌：画像①）のエコー所見のまとめ
S3に胆管拡張を伴う形状不整で境界不明瞭な腫瘤を認める．内部は不整で，後方エコーの減弱がみられる．
背景肝の実質は均一で正常像である．

### ワンポイントアドバイス　腫瘤（mass）と腫瘍（tumor）の使い分け
腫瘤性病変という表現は，腫瘤と腫瘍を合わせた総称．
腫瘤とは，言い方を変えると"塊（かたまり）"もしくは"しこり"として見えるものや触知されるものをさし，腫瘍も含まれる．一方，腫瘍とは腫瘍細胞で構成されたものをさし，いわゆる良性腫瘍と悪性腫瘍がこれにあたる．例として嚢胞や炎症性変化に伴う硬結や血腫などは腫瘍細胞を含まないため腫瘍ではなく，腫瘤と表現している．

# 肝臓 ❹ 転移性肝癌

肝以外に発生した癌や肉腫が肝に転移したもの．血行性，リンパ行性による転移や，直接浸潤によるものがある．頻度としては胃癌，大腸癌などの経門脈性が多いが，画像所見から原発巣の鑑別は困難な場合が多い．

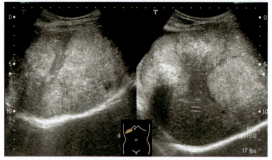
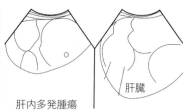

肝内多発腫瘍

画像①

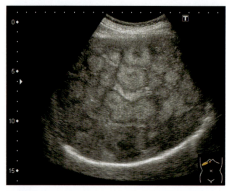
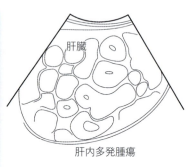

肝臓
肝内多発腫瘍

画像②

### 画像①からわかるエコー所見
①形状：不整形
②境界・輪郭：明瞭なものと不明瞭なものが混在
③腫瘍内部：高エコーが中心で，一部は中心部に石灰化を認め，後方エコーは減弱
④その他：多発しており，一部は集簇し一塊となっている(cluster sign)

### 画像①以外の特徴的エコー所見(画像②・③・④)
①bull's eye pattern／target pattern(画像②)
　腫瘍中心部が高エコーで辺縁に幅の広い低エコー帯を有する像
②転移巣が肝被膜近傍にある場合には肝表面は癌臍(umbilication)と呼ばれる陥凹を形成する(画像③)
③腫瘍径が大きくなると腫瘍中心部への不十分な栄養・酸素供給から変性壊死をきたし，中心部が液化壊死を起こすため，中心部は無エコーを呈する(画像④)

### 本症例(画像①)のエコー所見のまとめ
肝右葉全体に大小いくつもの高エコー腫瘍を多数認め，集簇像(cluster sign)を呈している．
腫瘍の一部には石灰化も認める．

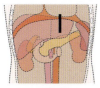

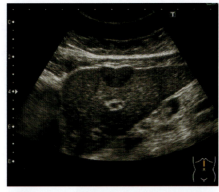
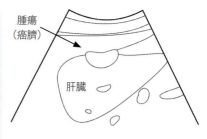

腫瘍
(癌臍)

肝臓

画像③

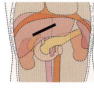

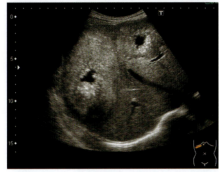
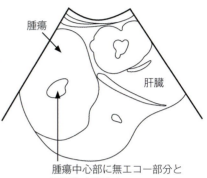

腫瘍

肝臓

腫瘍中心部に無エコー部分と石灰化を認める

画像④

---

**ワンポイントアドバイス　転移性肝癌を認めたら…**

原発巣(胃や大腸など)の確認や，肝以外の臓器への転移や浸潤，腹腔内リンパ節腫大の有無，胸腹水の有無についても検索を行う(**画像④，⑤は同一症例**).

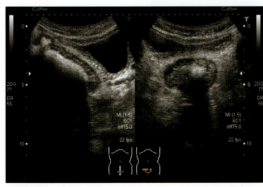
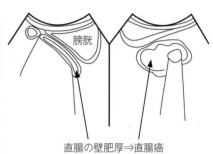

膀胱

直腸の壁肥厚⇒直腸癌

画像⑤

# 肝臓❺ びまん性肝疾患①脂肪肝

正常肝はおよそ5％の脂質を含有しており，脂肪酸，中性脂肪，コレステロール，リン脂質などからなる．そのうち中性脂肪は生理的に肝内で合成され，3～4％を占める．脂肪肝は，中性脂肪が肝に異常に増量・蓄積した状態である．脂肪肝とは，組織学的には肝小葉の1/3以上の領域にわたって肝細胞に脂肪が蓄積した状態を指す．ほとんどが肥満，高脂血症や糖尿病などの生活習慣病や，アルコール多飲に起因する．

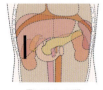

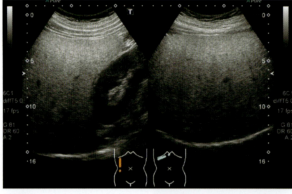
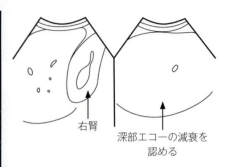

画像①

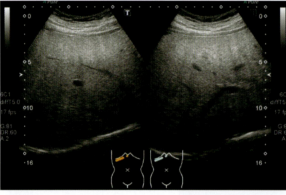
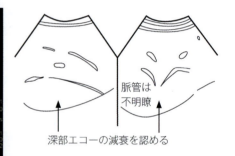

画像②

### 画像①・②からわかるエコー所見
①高輝度な実質エコー像(bright liver)(画像①)
　⇒肝実質内に存在する多数の脂肪滴により，肝内で超音波の反射や散乱が生じ，肝実質のエコーレベルが上昇する．
②肝内脈管の不明瞭化(vascular blurring)
　⇒①の機序により，門脈や肝静脈などの脈管壁や内腔が不鮮明となる．
③肝実質エコーの深部減衰(deep attenuation)
　⇒多数の脂肪滴による反射，散乱が超音波の深部への到達を妨げ，深部でのエコーの減衰を認める．
④肝腎コントラスト(hepato-renal echo contrast)
　⇒脂肪滴により輝度の上昇した肝臓(高エコー)が，脂肪化をきたさない腎の皮質(低エコー)に比べ強いコントラストを呈する．健常人においても，肝実質は腎実質に比べややエコーレベルが高いので，肝脂肪化診断の感度は86％と良好であるが，特異度は60％と低いことが報告されている．このため，肝腎コントラストを認めた際には，脂肪沈着をきたさない脾臓とのコントラストを比較する目的として，脾腎コントラストも必ず確認する．肝腎・脾腎コントラストを同等程度に認めた場合は，肝腎コントラストが脂肪化の指標とならなくなる点に注意が必要である．

### 本症例(画像①・②)のエコー所見のまとめ
①～④の所見はいずれも脂肪肝でみられる代表的な所見である．この4つの所見がすべて揃うような症例では，少なくとも50％以上の肝細胞に脂肪化があると考えられる．

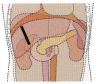

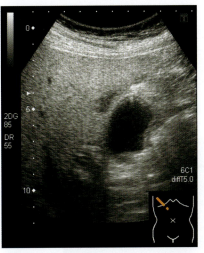

画像③

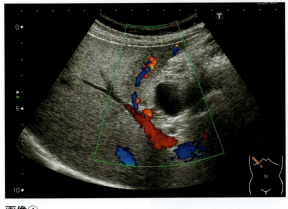
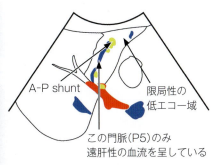

画像④

### 画像①・②以外の特徴的エコー所見(画像③・④)

胆嚢近傍に限局性の低エコー域を認める(focal spared area：画像③)
⇒肝の脂肪化はびまん性に起こるが，部分的に脂肪沈着に程度の差がみられ，周囲より脂肪化が少ない領域が，区域性あるいは限局性〜巣状の低エコー域として肝内に観察される．好発部位としては画像③に示した胆嚢床近傍が最も多い．要因としては胆嚢床近傍は胆嚢静脈の灌流領域であり，周囲より門脈血流の灌流が少ないため脂肪沈着を少なくしていると考えられている．その他の好発部位としては右胃静脈の灌流領域があり，門脈左枝横行部腹側(S4)や外側上区域(S2)などで観察される．また門脈血流の不均衡(灌流低下)といった同様な機序では，肝内の動脈門脈短絡(A-P shunt)などにより動脈血の灌流領域が肝臓の末梢に向かう楔状の低エコー領域としてみられる(画像④)．このA-P shuntは，先天性のものから生検などによる医原性のものや，腫瘍などにより生じるため，脂肪肝で限局性の低エコー域を認めた際にはカラードプラなどで血流シグナルの方向などにも注意する．

### ワンポイントアドバイス　限局性低脂肪化域(focal spared area)の注意点

低エコー域を呈するため，肝腫瘍との鑑別が必要になる．上記の好発部位(胆嚢床近傍・門脈左枝横行部腹側など)に存在し，内部のエコーパターンが周囲の肝実質と差がないことや，内部あるいは辺縁を既存の血管が走行していれば，腫瘍との鑑別は容易なことも多いが，好発部位ではなく，境界明瞭で類円形であったり，圧排性の変化や後方エコーの変化などが認められるようなときには，安易にfocal spared areaと判断しないように注意が必要である．また，低エコー域ではなく，逆に限局性の脂肪沈着が高エコー域(限局性脂肪肝)として認められることもあるので，その際にも同様の点に注意を払い鑑別していく．

# 肝臓❻ びまん性肝疾患②急性肝炎

各種肝炎ウイルス(A，B，E型など)あるいは Epstein-Barr virus(EBV)などのウイルス感染や，薬剤およびアルコールなどが原因で起こる．臨床症状としては感冒様症状が先行し，その後に食思不振，嘔気，全身倦怠感，肝酵素の上昇，黄疸などがみられる．その程度は軽症から重症の劇症肝炎に至るまで多彩である．アルコール性肝炎は特徴的な疾患であるため次項で解説し，ここでは一般的なウイルス性や薬剤性の急性肝炎について解説する．

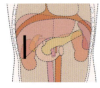

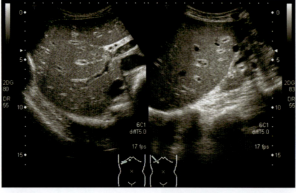
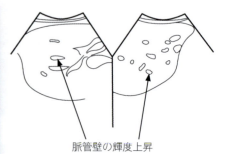

脈管壁の輝度上昇

**画像①**

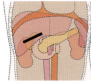

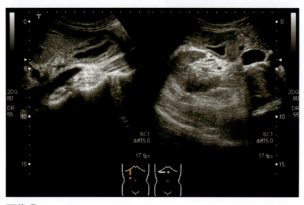

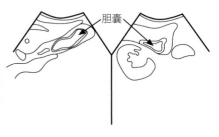

胆嚢

胆嚢壁の肥厚を認める

**画像②**

## 画像①・②からわかるエコー所見

①肝実質のエコーレベル低下と脈管壁の輝度上昇(**画像①**)
　⇒肝細胞の浮腫性変化に伴い超音波透過性がよくなるため，実質のエコーレベルの低下がみられる．そのため，グリソン鞘内の脈管と肝小葉の音響インピーダンスの差が大きくなり，相対的に脈管壁の反射が強くなり，肝内脈管の末梢枝が多数描出されるようになる(centrilobular pattern もしくは starry-sky sign と呼ばれることもある)．ただし，この所見は若年者や痩せ型の症例でもみられることがあり，肝腫大や脾腫の有無，および後述の胆嚢所見と併せて判断する必要がある．

②胆嚢の虚脱と胆嚢壁の肥厚(**画像②**)
　⇒肝炎の極期や高度黄疸例で多くみられる所見であり，高度肝細胞障害により肝臓からの胆汁分泌低下や排泄障害により胆嚢の虚脱を認める．また胆嚢壁の肥厚は，「低アルブミン血症」，「一時的な門脈圧亢進」，「肝炎の胆嚢への波及」，「胆嚢リンパ流のうっ滞」などが考えられているが，はっきりとした結論は出ていない．なお，胆嚢の虚脱傾向は黄疸の改善により，また壁の肥厚は炎症の改善(トランスアミナーゼの低下)とともに回復を認めることが多い．この胆嚢の所見は急性肝炎の診断および経過観察に重要な所見でもあり，検査の際には食事摂取の有無は必ず確認する必要がある．

## 本症例(画像①・②)のエコー所見のまとめ

肝腫大は認められないが，肝内の脈管壁の輝度上昇が目立ち，胆嚢の虚脱および著明な壁の肥厚が認められる．胆嚢は腫大を伴わない壁肥厚であり，急性肝炎に伴う変化と考えられる．腹水は認められない．

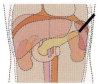

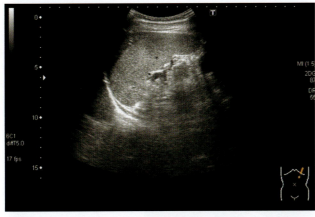
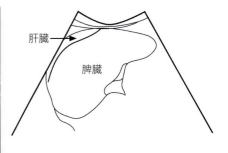

画像③

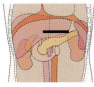

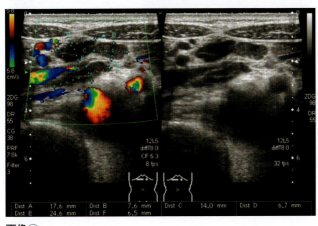
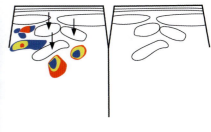

↓：リンパ節の腫大を認める

画像④

**画像①・②以外の特徴的エコー所見**

①肝腫大，辺縁の鈍化
　⇒軽症例での頻度は少ない．正常像との違いが見いだせないことも多い．
②軽度の脾腫（**画像③**）
　⇒頻度は少ないが，EBVの感染によって引き起こされる伝染性単核症では比較的多く認められる．まれに脾臓の頭側に肝臓が接している例（痩せ型の女性に多い）があり，肝を含めたサイズ計測とならぬように注意する．
③総肝動脈幹周囲，門脈周囲などの反応性リンパ節腫大（**画像④**）
　⇒慢性肝炎でよくみられる所見とされているが，急性肝炎でも同様に認められることがある．

## ワンポイントアドバイス　急性肝炎の経過観察の注意点

通常の急性肝炎は，安静や対症療法でほとんどの例が後遺症なく治癒する．超音波検査でも，軽症例においては特徴的な所見を呈することは少なく，ほとんどの例では臨床症状と採血検査で診断されてしまうため，超音波検査の出番は少ないと思われる．しかし，まれではあるが重症化し劇症肝炎（肝不全）へと移行を認めるような症例がある．そのため，当院では黄疸遷延例では胆囊の所見(**画像②**)を，またプロトロンビン時間の低下例では肝の萎縮に注意し経過観察を行っている．劇症肝炎は重症の急性肝炎であり，意識障害を伴い急性肝不全状態を呈する．死亡率が高く極めて重篤な肝炎である．通常の急性肝炎では肝臓が腫大するが，劇症肝炎では肝実質が広範囲に壊死するため，肝は萎縮する．肝の実質も均一なものから不均一なものまで多彩ではあるが，均一のまま萎縮がおこり腹水貯留がみられるような症例(**画像⑤**)では特に注意が必要である．

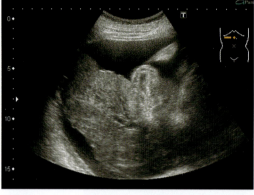
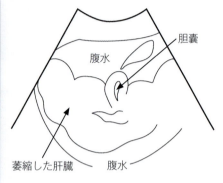

画像⑤

## ワンポイントアドバイス　劇症肝炎とは？

劇症肝炎とは肝炎ウイルスの感染や薬物アレルギー，自己免疫性肝炎などが原因で，正常の肝臓に短期間で広汎な壊死が生じ，進行性の黄疸，出血傾向および精神神経症状（肝性脳症）などの肝不全症状が出現する病態である．「初発症状出現から8週以内にプロトロンビン時間が40％以下に低下し，昏睡Ⅱ度以上の肝性脳症を生じる肝炎」と定義され，この期間が10日以内の急性型と11日以降の亜急性型に分類される．また，肝性脳症出現までの期間が8～24週の症例は，遅発性肝不全(late onset hepatic failure：LOHF)に分類される．消化器系疾患調査研究班（難治性の肝・胆道疾患）から2011年に「急性肝不全」の診断基準が発表されている．この基準では「正常肝ないし肝予備能が正常と考えられる肝に肝障害が生じ，初発症状出現から8週以内に高度の肝機能障害に基づいてプロトロンビン時間が40％以下ないしはINR値1.5以上を示すもの」と定義される．急性肝不全は，肝性脳症が認められない，ないしは昏睡度がⅠ度までの「非昏睡型」と，昏睡Ⅱ以上の肝性脳症を呈する「昏睡型」に分類する．したがって，劇症肝炎は「急性肝不全：昏睡型」のなかで成因が組織学的に肝炎像を呈する症例と見なすことができる．急性肝不全の予後は病型に依存しており，内科的治療のみを実施した症例における救命率は急性型49％，亜急性型24％，LOHF 13％と報告されている．成因との関連では，A型が特に良好であり，亜急性型を含めても57％が救命されている．一方，B型キャリア例と自己免疫性疑い例は，急性型，亜急性型ともに救命率は低い．なお，1998年以降は生体部分肝移植を実施する症例が増加しているため，これも含めた救命率は急性型54％，亜急性型41％，LOHF 29％となっている．

# 肝臓❼ びまん性肝疾患③アルコール性肝炎

大量の飲酒による肝障害は，脂肪肝・肝線維症・肝硬変・アルコール性肝炎に大別される．このうち肝硬変と肝線維症は病態の進展過程を示すもので，健常→肝線維症→肝硬変となる．脂肪肝の存在は，どの病態にも認められるものであり，アルコール性肝炎はアルコール性肝障害をもつ患者が，さらに大量の飲酒を1カ月ほど続けると発症するといわれる．アルコール性肝障害のなかで最重症の病態である(重症急性肝炎)．臨床所見としては発熱や圧痛を伴う著明な肝腫大，黄疸，心窩部から右季肋部の動脈性雑音，白血球増多などが挙げられる．

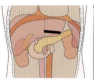

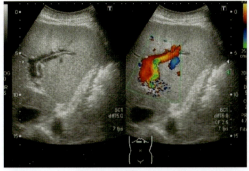
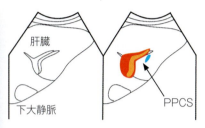

画像①

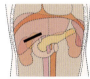

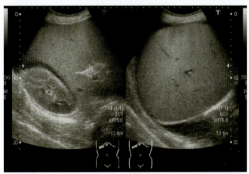
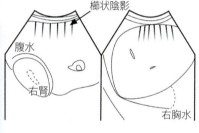

画像②

### これらの画像からわかるエコー所見
①肝腫大
②減衰のない bright liver
③S3 の門脈枝に伴走する拡張した肝動脈枝
　(pseudo-parallel channel sign：PPCS)
④腹水と右胸水の貯留

### これらの画像以外の特徴的エコー所見
①脾腫
②胆嚢壁の肥厚
③胆嚢の虚脱
④側副血行路の存在

### 本症例のエコー所見のまとめ
著明な肝全体の腫大と減衰のない bright liver を呈しており，肝表面から櫛状の陰影を認める．
実質は微細均質．胸腹水も認める．また，アルコール性肝炎で多くみられるとされる PPCS を認める．

### ワンポイントアドバイス　アルコール性肝炎の診断
アルコール性肝炎には組織学的診断と臨床的診断基準(文部科学省　総合研究 A，高田班)があり，典型的なアルコール性肝炎は，肝生検にて小葉中心性に肝細胞の風船化(ballooning)と壊死および好中球を主体とした炎症細胞浸潤，Mallory 小体などの存在を認めることにより確定される．肝生検未施行例では臨床的診断基準で必須項目として，①飲酒量の増加を契機とした発症であること，② AST 優位の血清トランスアミナーゼの上昇，③血清総ビリルビンの上昇(2 mg/100 ml 以上)があり，付加項目として腹痛，発熱，白血球増多，ALP の上昇(正常値上限の 1.5 倍以上)，γ-GTP(正常値上限の 2 倍以上)があるが，これらの症状を示さない subclinical な症例が多数存在するため，確信には肝生検が必要となる．

# 肝臓❽ びまん性肝疾患④慢性肝炎

慢性肝炎とは，肝臓に6カ月以上炎症が持続している，あるいは持続していると思われる病態を指し，組織学的には門脈域を中心とする持続性の炎症があり，小円形細胞浸潤と線維の増生による門脈域の拡大がみられる慢性の炎症性疾患である．トランスアミナーゼの持続的な上昇を呈する．慢性肝炎の原因には，肝炎ウイルス（B，C型など），アルコール，自己免疫機序などがある．慢性肝炎の進展度については，肝生検などによる組織の病理学的分類がなされており，日常臨床では肝臓の線維化（fibrosis：F）と炎症の活動性（activity：A）の状態で分類する新犬山分類がよく用いられている．

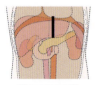

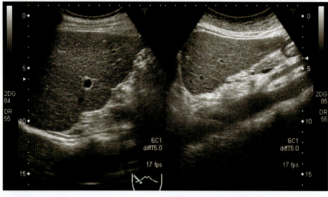
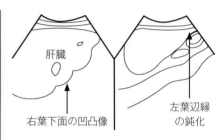

画像①

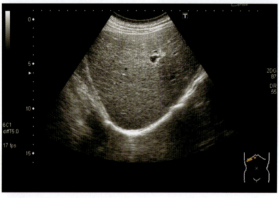
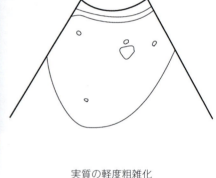

画像②

実質の軽度粗雑化

### 画像①・②からわかるエコー所見
①肝（左葉）辺縁の軽度鈍化（**画像①の右側**）
　⇒慢性の炎症による肝の腫大性変化と，循環末梢である辺縁部の萎縮性変化が合わさり起こると考えられている．罹患期間や炎症が軽度な場合では変化がみられないことも多い．
②肝右葉下面の凹凸像（**画像①の左側**）
　⇒肝右葉下面を右肋間から観察したときに画像のような突出がしばしば観察される．このような形態変化は特にアルコールの影響が強く疑われる症例で多くみられる．
③肝実質のエコーパターンの粗雑化（**画像①・②**）
　⇒軽度の不整を認める．この所見も罹患期間や炎症が軽度な場合では変化がみられないことが多い．

### 本症例（画像①・②）のエコー所見のまとめ

左葉の腫大や右葉の萎縮は認められないが，肝左葉辺縁の鈍化がみられ，実質も粗雑であり慢性肝炎である可能性が疑われる．腹水は認められない．

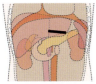

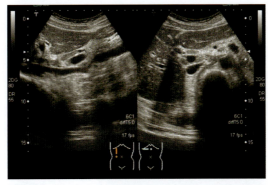
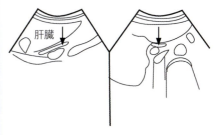

画像③

↓：総肝動脈のリンパ節腫大

### 画像①・②以外の特徴的エコー所見

基本的には肝炎の進行程度や罹患期間で所見に差がみられる．組織学的変化が軽度の慢性肝炎では，肝臓の形態や実質のエコーパターンに明らかな異常所見を認めないことも多いが，総肝動脈幹および肝門部周囲のリンパ節腫大を認めることがある（**画像③**）．この肝炎に伴う反応性のリンパ節腫大の形態は円形ではなく扁平である．特に総肝動脈幹リンパ節（No.8）で観察される頻度が高く，心窩部縦走査で動脈を取り巻く勾玉状あるいは「こ」の字状の形態として描出される．その後は慢性肝炎の進行に伴い肝辺縁は鈍化し，肝実質のエコーパターンも粗雑となり，右葉萎縮や左葉の腫大傾向が強まり，徐々に肝硬変像へと変化を認める．また腫大の程度に差はあるが，脾腫を認めることも多い．

### ワンポイントアドバイス　総肝動脈幹リンパ節腫大の意義

慢性肝炎や肝硬変では，しばしば総肝動脈幹リンパ節（胃癌取扱い規約でのNo.8のリンパ節）の扁平な腫大が観察される．その他にも，急性肝炎・自己免疫性肝炎・原発性胆汁性肝硬変などでも認められ，注意深く観察すると，健常者でも膜状あるいは扁平な総肝動脈幹リンパ節組織が描出できることがある．リンパ節腫大の機序としては，肝臓の炎症・リンパ流のうっ滞・網内系の機能充進などが推察されており，周囲を丹念に観察すると，多くの場合，門脈周囲の肝十二指腸間膜内リンパ節（No.12）や膵頭後部リンパ節（No.13）などの扁平な腫大を認める．ただし，これらのリンパ節腫大がみられたからといって慢性肝炎があるとはいえず，他の炎症性疾患でも腫大を認めることがあるので安易な診断には注意すべきである．

### ワンポイントアドバイス　メッシュワークパターン（図）

B型肝炎由来の肝硬変で認められる所見とされてはいるが，進行したB型慢性肝炎でも認められる．肝臓の全体像としては比較的整った形状を呈する反面，C型肝炎による肝硬変に比べ肝の内部エコーは粗く不整で，5～10mm大で大きさのそろった低エコー斑がびまん性にかつ密に存在し，その間に小網目状のエコーが目立つようになる．一方，C型肝炎による肝硬変では，B型に比べ右葉萎縮・左葉腫大，肝辺縁の鈍化，肝表面の粗大凹凸などの変形が目立つ傾向があるものの，実質像ではB型のような際立った不整像を呈する例は少ない．

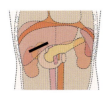

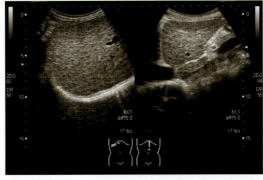
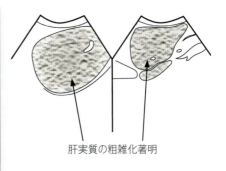

肝実質の粗雑化著明

図

# 肝臓❾ びまん性肝疾患⑤肝硬変

慢性肝炎が進行すると肝臓に再生結節が生じ，線維化が進行するため肝表面に凹凸が起こり，肝硬変の像を呈するようになる．肝硬変は様々な原因による肝障害が治癒されず，慢性の経過を辿った末の終末像である．肝硬変の定義は，①肉眼的に結節形成が存在すること，②門脈域相互あるいは中心静脈(ないし肝静脈)間に間質性隔壁が存在すること，③肝小葉構造の改築が存在すること，④びまん性の病変であることとされる．肉眼的な結節の性状から形態学的に5型に分類される．すなわち，甲型(間質の幅が広く結節が大きい，劇症肝炎などによる壊死後性)，乙型(間質の幅が狭く大小の結節が混在する．ウイルス性慢性肝炎などによる肝炎後性)，それぞれの亜型の甲′型，乙′型とF型(小結節の脂肪性肝硬変，アルコール起因性)である．

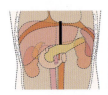

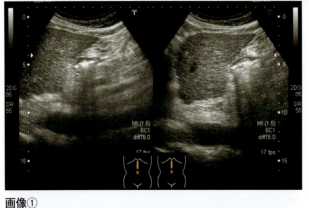
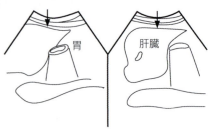

↓：左葉表面の細かな凹凸不整像

**画像①**

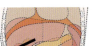
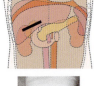

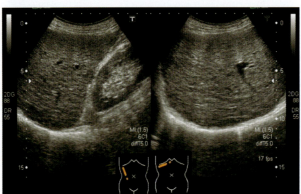
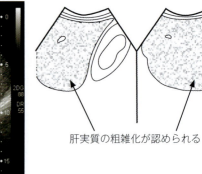
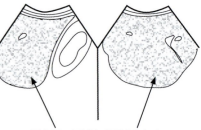

肝実質の粗雑化が認められる

**画像②**

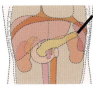

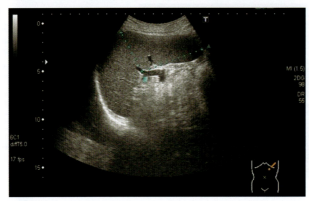
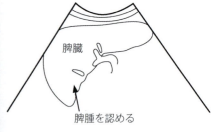

脾腫を認める

**画像③**

### これらの画像からわかるエコー所見

①肝左葉の表面の細かな凹凸像(**画像①**)
　⇒肝臓は高度の線維化のため全体に丸みを帯び,鈍化を認めるが,肝表面には再生結節を反映して丘状ないし半球状の凹凸がびまん性に観察される.この結節形成を意味する肝表面の不整像は,肝硬変を強く示唆する有力な所見である.この結節形成の有無は,腹壁に面する肝表面より,肝裏面(特に肝左葉外側区域や肝右葉後区域),尾状葉表面,胆囊床などで評価しやすいため,これらの部位を必ず確認する必要がある.

②肝実質のエコーパターンの粗雑化(**画像②**)
　⇒実質の不整が著明に認められる.進行例では,肝実質内に5 mm前後から大きなものでは1 cm弱ほどの低エコー病変が散在性に観察されることがある.再生結節(regenerative nodule:RN)や異型結節(dysplastic nodule)もしくは早期の肝細胞癌となるが,その鑑別はBモード検査のみでは難しく,また経験を要する.そのため肝硬変の症例で腫瘤像を認めた際には,まず肝細胞癌を疑い精査とすべきである.

③脾腫(**画像③**)
　⇒厚みを伴った脾腫を認める.

### これらの画像以外の特徴的エコー所見

典型例では肝右葉の萎縮が目立ち,代償性に肝左葉の腫大像が認められる.尾状葉の腫大もしばしばみられる所見である.肝硬変の診断では,肝表面の不整(微細な不整や大きな凹凸像)の有無が重要なポイントとなる.この所見は肝左葉腹側の表面だけでなく背側面でも確認する.右葉でも同様に表面と背側面などでも確認する.また,アルコール性の肝硬変ではウイルス性に比べ小結節性の偽小葉を形成し,肝表面の凹凸がウイルス性に比べ微細であるため,画面の拡大や高周波プローブを用いて観察を行う.肝実質のエコーパターンも粗雑となり,肝内脈管(肝静脈や肝内門脈の二次分枝以後)は狭小化や口径不同がみられるようになる.肝硬変では肝細胞癌の発生頻度が高くなるため,注意深い観察が必要となるが,萎縮した肝右葉と腹壁との間に生じた空間に入り込んだ腸管や大網が観察を困難にさせる.このような不良条件においては体位変換や肋間走査を駆使して肝内部の観察を行う.また,脾腫や腹水の所見はいずれも肝硬変の随伴所見として重要ではあるが,肝硬変の約3割で脾腫を伴わないとされており,脾腫の有無だけで判断しないようにする.その他では低アルブミン血症や,門脈圧亢進・リンパ流のうっ滞などによる胆囊壁の層状(浮腫状)の肥厚,胆囊拡張,胆石(黒色石が多い),総肝動脈幹周囲のリンパ節腫大などをしばしば認める.

肝硬変も分類があり,代償期,非代償期と分ける場合や,肝機能を加味したChild-Pugh分類(**表**)などがある.進行した状態である非代償期では肝外の変化として,前述の腹水や胆囊壁の層状の肥厚(低アルブミン血症や門脈血流低下による)が,また門脈圧亢進による門脈側副血行路の発達(左胃静脈の拡張,傍臍静脈の再開通,脾腎シャントなど)などの所見が認められる.左胃静脈系の拡張は肝左葉の裏面に近接した拡張蛇行する脈管像として描出され,傍臍静脈の開存は門脈臍部から肝円索を経て,腹壁直下を走行し臍部に至る脈管として描出される.脾腎シャントは脾門部から左腎門部に連なる血管として描出される.このような門脈圧亢進症例では門脈系の血流の逆流をきたす場合があり,必ずカラードプラ検査にて肝内門脈本幹や脾静脈の血流方向をチェックする.

#### 表　Child-Pugh分類

Grade A:5-6点　Grade B:7-9点　Grade C:10-15点　各項目のポイントを加算してその合計点で分類する.

| Score | | 1 | 2 | 3 |
|---|---|---|---|---|
| 脳症 | | なし | Grade1〜2(軽度) | Grade 3〜4(時々昏睡あり) |
| 腹水 | | なし | 少量(コントロール可能) | 中等量(コントロール不良) |
| Bil(mg/dl) | | 2.0未満 | 2.0〜3.0 | 3.0超 |
| PBCの場合(Bil) | | 4.0未満 | 4.0〜10.0 | 10.0超 |
| Alb(g/dl) | | 3.5超 | 2.8〜3.5 | 2.8未満 |
| プロトロンビン時間 | (秒) | 4未満 | 4〜6 | 6超 |
| | (%) | 70超 | 40〜70 | 40未満 |

簡便で有意義だが,臨床症状の判定に曖昧さを含むのが難点である.

### 本症例のエコー所見のまとめ

肝の萎縮はみられないが,肝左葉の表面不整や実質エコーの粗雑化を認める.また脾腫も認める.肝表面と肝実質の変化は肝硬変を強く疑う所見である.なお,腹水は認められない.

## ワンポイントアドバイス　腹水観察時の注意点

肝硬変では腹水を認める症例が多いが，腹水の量がごく少量である場合では，よくみられるモリソン窩(図1)に腹水が観察されずに，肝右葉表面にごく少量の腹水のみが溜まっていることがある(図2，右側)．そのような少量の腹水の場合では，圧迫走査で肝表面と腹壁が密着してしまい，腹水貯留の所見を見落としてしまう可能性がある(図2，左側)．腹水が貯留している場合，肝生検や肝細胞癌の穿刺治療(経皮的ラジオ波焼灼療法：RFA)などができなくなるため，腹水貯留の有無を確認することはとても重要となる．

腹部の超音波検査では，よく圧迫走査が重要視されるが，押すだけでなく，たまには軽い力で走査を行うことで腹壁直下の病変が明らかになることもあり，圧迫一辺倒のプローブ走査ではなく，剛柔を使い分け臨機応変なテクニックを身に着けることが上達のコツともいえる．

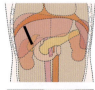

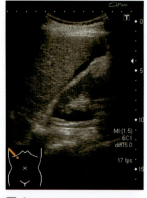
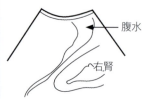

図1

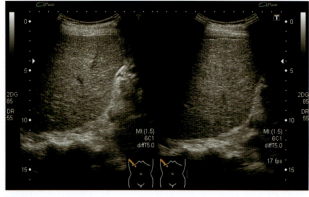
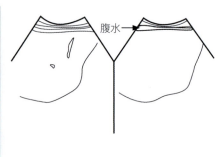

図2

肝右葉の実質の粗雑化を認める

### ワンポイントアドバイス　門脈圧亢進所見

門脈側副血行路(図1)は慢性肝炎ではみられない所見であり，肝硬変を強く示唆する所見として重要である．
門脈側副血行路の代表的なものとしては下記のようなものがある．

#### ①左胃静脈〔left gastric vein（胃冠状静脈 coronary vein）〕の拡張(図2)

左胃静脈は脾静脈門脈合流部付近から分枝し，胃の小彎に沿って腹部食道方向に向かう．健常者でも描出できることがあるが，その径が5 mm を超えることはまれである．門脈圧亢進例において，この左胃静脈は拡張し，屈曲蛇行あるいは数珠状を呈する異常な脈管像として観察される．このような例では内視鏡的検査で食道静脈瘤を認める例が多い．

#### ②傍臍静脈(para-umbilical vein)の再開通(図3)

傍臍静脈は胎生期の名残で，通常は機能していないが，門脈圧亢進例では再開通し，腹壁内を屈曲蛇行する異常な脈管として描出されることがある．門脈左枝臍部の頂部から肝円靱帯内あるいは肝実質内を経て，腹壁内を臍部に向かい走行する．この側副血行路を追跡すると臍部から下腹部に向けて，左あるいは右の腸骨静脈に流入するのが確認できることもある．

#### ③脾腎短絡路(spleno-renal shunt)(図4)

脾門部に拡張・蛇行する異常な静脈を認め，それが左腎門部方向に追えるときは，脾腎短絡路の存在が疑われる．巨大な脾腎短絡路があり脾静脈に比べ門脈本幹が極端に細い例では，ドプラ法で脾静脈が逆流していることが少なくないため，併せて観察する必要がある．またこの短絡路が存在する場合，左胃静脈が拡張している場合が多いことも覚えておくとよい．

#### ④その他の側副血行路

脾門部の側副血行路が頭側に向かう場合は，短胃静脈を介する側副血行路であり，臨床的には胃静脈瘤の存在が考慮される．胃静脈瘤は高度の場合，胃上部の内腔に接して屈曲蛇行する異常な脈管像として描出できる．頻度は少ないが，大動脈分岐部付近から下腹部にかけて太く蛇行する脈管を発見したときは腸間膜静脈瘤(mesenteric varices)が疑われる．頭側に追って腸間膜静脈との連続性を確認するが，一般に右下腹部に存在するときは上腸間膜静脈瘤を，左下腹部のものは下腸間膜静脈瘤を考える．いずれも卵巣(精巣)静脈を介して下大静脈に還流する．しかし通常のBモードでは環流状況を把握することは難しく，血流方向や短絡点の確認に有用なカラードプラの併用が必須となる．

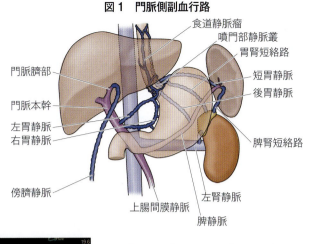

図1　門脈側副血行路

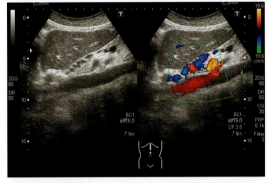

図2　左胃静脈

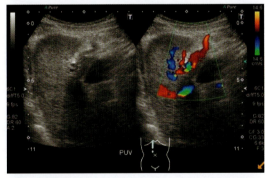

図3　傍臍静脈

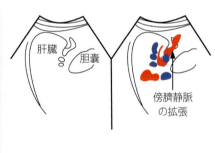

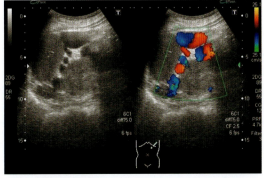

図4　脾腎短絡路

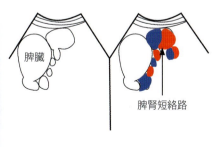

## ワンポイントアドバイス　ウイルス性肝炎の進展に伴う肝の形状変化

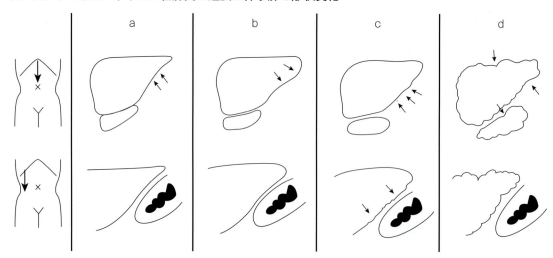

肝炎の進展につれ，肝縁の鈍化，肝裏面の不整の程度が増し，全体として肝臓は丸みを帯びた形状となる．cでは肝表面よりも裏面に結節形成による不整が目立ち，dでは表面にも半球状の結節形成がみられる．最終的には肝表面に半球状の結節形成や粗大陥凹・変形を伴う肝硬変の像に進展する．組織との対比では，おおよそa. 慢性肝炎（軽度），b. 慢性肝炎（高度），c. 初期肝硬変，d. は完成された肝硬変に相当する．

## ワンポイントアドバイス　肝硬変の形態分類（三宅分類，1960）

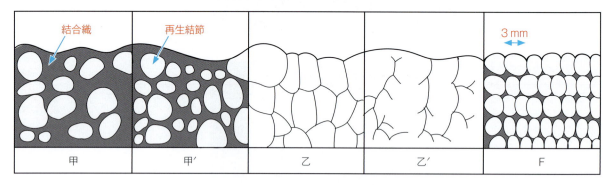

肉眼的な結節の性状から，形態学的に5型に分類される．
①甲型（間質の幅が広く結節が大きい，劇症肝炎などによる壊死後性）
②甲′型（甲型の亜型）
③乙型（間質の幅が狭く大小の結節が混在，ウイルス性慢性肝炎などによる肝炎後性）
④乙′型（乙型の亜型）
⑤F型（小結節の脂肪性肝硬変，アルコール起因性）

# 胆囊❶ 急性胆嚢炎

急性胆嚢炎の約90％は，結石の存在による機械的粘膜障害や結石の嵌頓による胆汁通過・うっ滞による胆汁酸の粘膜刺激に，細菌感染が加わることで発生するものと考えられている．主要症状は右上腹部痛と圧痛で，多くの場合発熱を伴う．重症例では腹膜刺激症状を伴い，壁内膿瘍が胆嚢床に穿破して胆嚢周囲膿瘍を，さらには肝膿瘍を形成することもある．

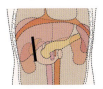

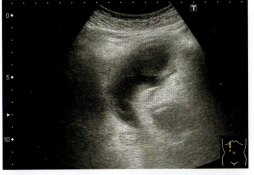
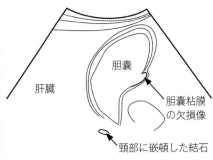

画像①

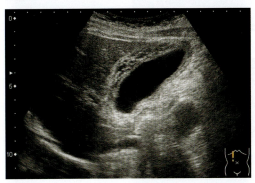
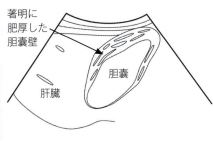

画像②

### 画像①からわかるエコー所見
①緊満感を伴う胆嚢の腫大
②sludge（胆泥）の出現
③胆嚢頸部に結石の嵌頓像を認める
④胆嚢壁の肥厚（3 mm以上）
⑤胆嚢粘膜面の欠損像

### 画像①以外の特徴的エコー所見
①胆嚢壁の肥厚（画像②）
　壁内には1〜3層の層構造（高・低・高エコー）をしばしば認める．低エコー層は，胆嚢壁の浮腫や漿膜下の壊死を反映したものとされる．
②debris（胆砂）の出現
③重症例では，肥厚した壁内部に壁内膿瘍を示唆する限局性低エコー領域や，それが周囲に穿破した場合は液体貯留所見（周囲膿瘍ないし被覆穿孔）を認める．
　穿破すると，腫大していた胆嚢の緊満感が消失し，胆嚢周囲や肝右葉表面などに液体貯留を認める．

### 本症例（画像①）のエコー所見のまとめ
胆嚢の腫大と壁の肥厚を認め，内部にはsludgeがみられる．頸部には嵌頓していると思われる結石像が認められる．粘膜面の欠損像を認めることから，一部は壊疽を起こしている可能性が考えられる．

### ワンポイントアドバイス　急性胆嚢炎の注意点
原因の多くは結石の嵌頓による胆汁通過・うっ滞によるため，胆嚢頸部を中心に結石の嵌頓像を確認する．胆嚢は食事の影響で収縮するため，食後では胆嚢壁が層構造を呈して肥厚することから，食事摂取の有無も必ず確認する．また壁肥厚は，胆嚢炎発症直後には目立たないこともあるため，経過を追うことも必要である．さらに超音波検査時に腫大した胆嚢をプローブで圧迫すると，胆嚢に一致して最大の圧痛が認められる（sonographic Murphy-sign）．この所見は急性胆嚢炎の診断にとても有用である．なお，急性胆嚢炎の所見に隠れて胆嚢癌が併存する場合もあるので注意が必要である．

# 胆囊❷ 胆嚢腺筋腫症

胆嚢腺筋腫症は，胆嚢粘膜上皮および筋組織の過形成に伴う壁肥厚を示す．胆嚢の構造に特徴的な Rokitansky-Aschoff 洞 (RAS)が筋層あるいは漿膜下層まで憩室様に陥入したもので，肥厚した壁内に小嚢胞構造を形成し，comet sign を伴うことが多い．

胆嚢腺筋腫症は，その病変の存在部位や形状から「限局型」「分節型」「びまん型」の 3 つに分類される．

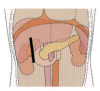

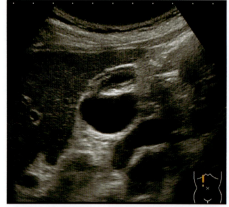
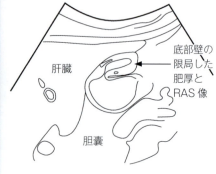

画像① 限局型

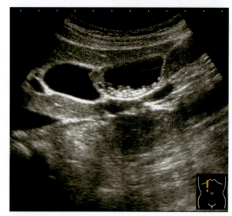
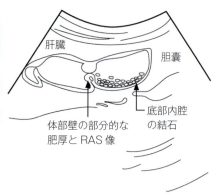

画像② 分節型

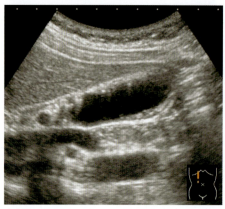
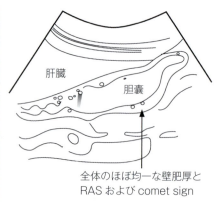

画像③ びまん型

### 画像①からわかるエコー所見
①胆嚢体底部の壁が限局して肥厚している(**限局型**)
②肥厚した壁内に RAS を認める

### 画像①以外の特徴的エコー所見
①**分節型(画像②)**
体部の壁が部分的に肥厚し,内腔へと突出するような triangle sign を形成する.
壁内には RAS を認め,底部内腔には小結石がトラップされている.
②**びまん型(画像③)**
壁肥厚が頸部から底部まで広範囲にほぼ均一に肥厚している.
その壁内には RAS や comet sign が散在している.

### 本症例(胆嚢腺筋腫症・限局型:画像①)のエコー所見のまとめ
胆嚢は体部でくびれており,体底部の壁が限局して肥厚している.その肥厚した壁内に RAS を認める.

### ワンポイントアドバイス　胆嚢腺筋腫症の注意点
結石の合併率が高く,その結石により詳細な観察が困難な場合には,積極的に体位変換を行って胆嚢全体を注意深く観察する必要がある.また底部限局型の観察にはできる限り高周波プローブを用いて,より多くの所見を得ることが望ましい.近年では,胆汁うっ滞が発癌を促進する可能性が示されている.特に分節型の底部側粘膜では,長期間にわたる胆汁うっ滞(高齢者に多い)により癌が発生しやすいと言われている.

# 胆嚢❸ 慢性胆嚢炎

慢性的に胆嚢に発生する炎症のことで，多くは胆石の存在が関与している．胆石が，胆嚢頸部や胆嚢管を塞ぐことで，胆嚢内に胆汁うっ帯が起こり，そこに細菌感染が加わって発症する．稀に，胆石が存在せずに胆嚢炎を起こす無石胆嚢炎がある．その病因の一つには，術後の長期にわたる経静脈栄養が胆汁うっ滞を引き起こすことが挙げられる．いずれにせよ，機械的な刺激により炎症を繰り返すことで，胆嚢壁の結合織が増生し，肥厚する．

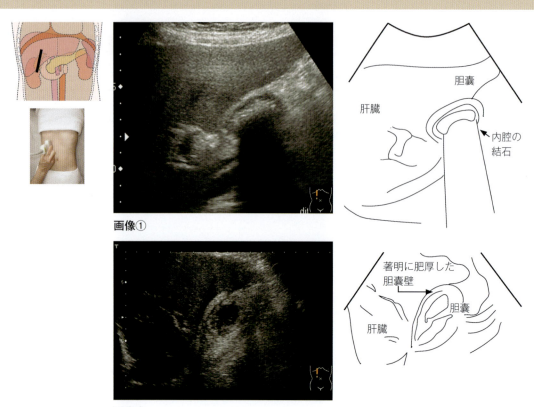

画像①

画像②

### 画像①からわかるエコー所見
①胆嚢の萎縮
②音響陰影を伴う結石と内腔の狭小化
③胆嚢壁が高エコーに肥厚（3 mm 以上）

### 画像①以外の特徴的エコー所見
①胆嚢壁の肥厚(画像②)
　全周性の不整な層肥厚像を呈する．典型例では比較的整った低エコー(第2層)が主で，粘膜面(第1層)は高エコーに厚く描出される．
②sludge(胆泥)の出現

### 本症例(画像①)のエコー所見のまとめ
胆嚢の萎縮と壁の肥厚を認め，内腔には結石が存在し，狭小化を認める．
胆嚢壁は，高エコーを呈しているので線維化を伴っていると推測される．

### ワンポイントアドバイス　慢性胆嚢炎の注意点
原因は胆嚢壁に対する機械的な刺激により炎症が繰り返されることで，ほぼ全層に線維性肥厚が生ずる．ただし，壁肥厚の所見のみで慢性胆嚢炎との診断にはならない．食後の胆汁分泌による変化(図)や肝障害に伴う低アルブミン血症またはリンパ流のうっ滞による変化もあることを知らなければならない．図のような場合は，必ず食事摂取の有無を確認する．なお，慢性胆嚢炎の所見に隠れて胆嚢癌が並存する場合もあるので注意を要する．

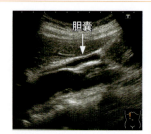

図

# 胆嚢❹ 胆嚢ポリープ

胆嚢粘膜固有層にコレステロールエステルなどを貪食した組織球（泡沫細胞）が集簇し，胆嚢内腔に隆起したものである．腫瘍様病変と，腺腫や過形成ポリープなどの腫瘍性病変に分類される．日常診療で最も遭遇するのはコレステロールポリープであるが，臨床的な重要性は低く，ほとんどの症例が経過観察で十分なことが多い．粒状あるいは桑実状の高エコーの隆起性病変で，径5 mm以下で多発するものが多い．

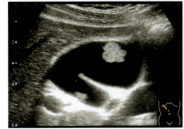
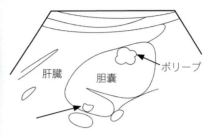

画像①

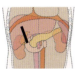

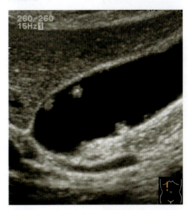
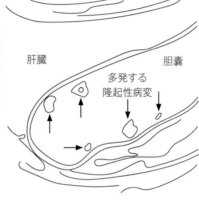

画像②

### 画像①からわかるエコー所見
①胆嚢底部と頸部に隆起性病変を認める
②底部の病変は12 mmと大きいが付着部の茎は細め
③形状は桑実状を呈している
④胆嚢壁の肥厚や粘膜面の不整は認めない

### 画像②からわかるエコー所見
①胆嚢体部にいくつかの隆起性病変を認める
②大きさはいずれも10 mm以下で付着部の茎は細めかあるいは遊離しているようにみられる
③形状は粒状あるいは桑実状を呈している
④胆嚢壁の肥厚や粘膜面の不整は認めない

### 本症例（画像①）のエコー所見のまとめ
胆嚢底部に12 mmの大きな隆起性病変を認める．病変は桑実状であり胆嚢壁とは細い茎で付着している．胆嚢壁の肥厚や粘膜面の不整は認めない．

### ワンポイントアドバイス　胆嚢癌との鑑別は？
胆嚢ポリープは壁と細い茎で付着し，心拍動に合わせて振り子状に動く様子が観察できる場合もある．音響陰影の有無や体位変換による可動性の有無で，胆嚢結石とは鑑別されるが，たまに鑑別に苦慮する場合もある．ただし，臨床的に問題となるような大きさでなく，近接する壁の肥厚などの付随所見がなければ，あまり労力をかけて鑑別する必要はないと思われる．腺腫は，コレステロールポリープよりエコーレベルが低いとされることが多いが，胆嚢癌との鑑別が最も問題となり，胆嚢癌は一般的には腫瘍径が大きく（10 mm以上），広基性の付着部，不整形であるほど悪性の可能性が高いといわれている．ただし，上皮内癌もあり，腺腫と癌を厳密に鑑別するのが難しいことを認識しておくべきである．腫瘍径が10 mm以上の胆嚢のポリープ様病変は，悪性の可能性を考慮して，胆嚢摘出術を選択されることが多い．経過観察中に，エコーレベルが変化したり，径の増大を認めたりした場合は，超音波機器のズーム機能を使って拡大したり，分解能の高い高周波プローブを用いて，形状や壁との付着部を詳細に観察する．また，緩徐に発育する病変もあるので，前回との比較だけではなく，初回検査時との比較も重要である．

# 胆嚢❺ 胆嚢癌

胆道系悪性腫瘍のうち胆嚢に発生したものを指し，胆石症の合併率が高いといわれている．形態的に限局型，浸潤型，混合型に分類され，限局型は早期胆嚢癌であることが多い．一方，浸潤型や混合型は肝臓への直接浸潤が起こりやすく，リンパ節転移や他臓器転移がみられ，進行胆嚢癌のことが多い．したがって，超音波検査でその進展度評価を行う意義は極めて高い．

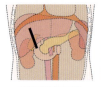

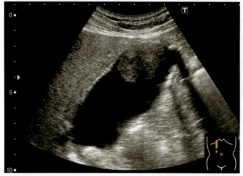
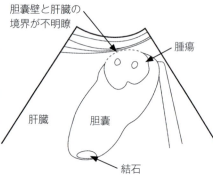

画像①　限局型

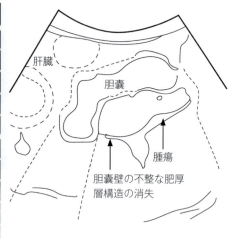

画像②　浸潤型

### 画像①（胆嚢癌・限局型）からわかるエコー所見
①底部に35 mmの大きな隆起性病変を認める
②隆起性病変の付着部は広基性
③腫瘍のエコーレベルは低エコー
④肝床側の胆嚢壁（漿膜面）の一部が不明瞭

### 画像②（胆嚢癌・浸潤型）からわかるエコー所見
①体部壁を中心に不整な肥厚を認める
②壁の層構造は認められない
③腫瘍のエコーレベルは低エコー
④肝床側の胆嚢壁（漿膜面）の一部が不明瞭

### 本症例（胆嚢癌・限局型：画像①）のエコー所見のまとめ

胆嚢底部に35 mmの大きな隆起性病変を認める．隆起性病変の付着部は広基性であり，充実性腫瘍のエコーレベルは低エコーである．肝床側の胆嚢壁（漿膜面）の一部が不明瞭で肝への直接浸潤が疑われる．

### ワンポイントアドバイス　胆嚢癌の進展度評価は？

進展度の評価基準として，病変が限局性かびまん性か，エコーレベルが低く隆起の表面が不整像を呈しているか，近接する臓器との境界が明瞭もしくは不明瞭なのか，さらにはリンパ節転移の有無などが挙げられる．これらの有意所見を得るためには，積極的に高周波プローブを多用して，超音波機器のズーム機能を使って拡大し，その病変の形状や壁の状態を詳細に観察する必要がある．しかしながら，超音波検査ですべての隆起性病変を鑑別することには限界があり，経過観察中にエコーレベルが変化したり径の増大を認めた場合は，悪性の可能性を考慮して胆嚢摘出術を選択されることが多い．また，胆嚢腺筋腫症と併存することもあるので注意を要する．

# 膵臓❶ 膵癌

膵悪性腫瘍は膵の上皮性悪性腫瘍である癌と膵の間葉系悪性腫瘍である肉腫に分けられ，頻度は圧倒的に上皮性の癌が高い．癌は充実性と囊胞性に分けられ，充実性としては膵管由来の浸潤性膵管癌が代表である．一方，囊胞性腫瘍としては粘液性囊胞腫瘍(mucinous cystic neoplasm：MCN)や膵管内乳頭粘液性腫瘍(intraductal papillary-mucinous neoplasm：IPMN)の悪性化などがある．内分泌系腫瘍としては膵内分泌癌が挙げられる．通常，膵癌といった場合は膵管由来の悪性腫瘍の浸潤性膵管癌を指す．なお，浸潤性膵管癌の範疇に乳頭腺癌，管状腺癌などの分類があるが，臨床的には管状腺癌が大半を占める．

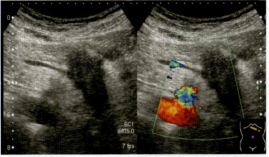
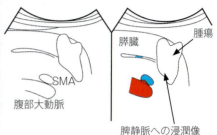

SMA：上腸間膜動脈
脾静脈への浸潤像（血流シグナルの欠損）

画像①

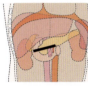

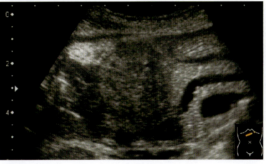

十二指腸との境界は不明瞭
MPDの拡張
腫瘍
胃
SMV
下大静脈

SMV：上腸間膜静脈　MPD：主膵管

画像②

### 画像①からわかるエコー所見
①膵体尾部に 50×20 mm の形状不整な低エコー腫瘍を認める
②腫瘍の輪郭は明瞭で不整
③内部エコーは低エコーで，やや不均一
④腫瘍背側を走行する脾静脈に血流を認めない（浸潤の可能性を示唆）

### 画像①以外の特徴的エコー所見
①腫瘍尾側の主膵管拡張を認める（画像②）
②主膵管の拡張形態は平滑〜数珠状
③腫瘍内部は均一〜やや不均一低エコーを呈することが多いが，大きくなるにつれ中心部に高エコー領域が出現する
④腫瘍の輪郭は明瞭で不整なことが多いが，腫瘍尾側に生じる閉塞性膵炎の影響が加わると輪郭の一部は不明瞭となる

### 本症例（画像①）のエコー所見のまとめ
膵体尾部に輪郭明瞭で不整な腫瘍を認める．腫瘍の内部エコーは，低エコーでやや不均一．尾側膵管の拡張は認められていない．カラードプラにて脾静脈の血流シグナル欠損を認め，脾静脈への浸潤が疑われる．

### ワンポイントアドバイス　膵癌を認めたら？
膵癌は進行例が多く，膵頭部癌では胆管浸潤や十二指腸浸潤を伴うことが多い．胆管浸潤による胆汁うっ滞では肝内胆管の拡張や胆囊の腫大が認められる．十二指腸浸潤では十二指腸粘膜面に潰瘍を形成し，上部消化管出血の原因となったり，十二指腸狭窄をきたし通過障害を起こしたりする．膵体尾部癌では膵頭部癌と異なり黄疸を発症することは少ないが，胃や結腸，脾臓への浸潤をきたすことがある．また脈管侵襲が多くみられ，門脈(上腸間膜静脈・脾静脈)や周囲の動脈(腹腔動脈・肝動脈・脾動脈・上腸間膜動脈)浸潤を伴うことがある．腫瘍尾側は腫瘍により膵管が完全もしくは不完全閉塞し，主膵管の拡張，実質の萎縮と菲薄化を伴う閉塞性膵炎の状態をきたしていることが多い．

# 膵臓❷ 膵嚢胞性腫瘍

膵嚢胞性腫瘍は，粘液性と漿液性に分けられ，粘液性は粘液性嚢胞腫瘍（MCN）と膵管内乳頭粘液性腫瘍（IPMN），漿液性は漿液性嚢胞腫瘍（SCN）の3つに分類される．これらのうち日常診療で最も多く遭遇するのはIPMNであり，これは病変の主座から分枝型，主膵管型，混合型に分類される．ただし，膵腫瘍性病変には，膵癌を代表とする充実性腫瘍にも嚢胞変性を伴うことがあり，両者が混在することがあるので鑑別診断には注意する必要がある．

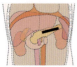

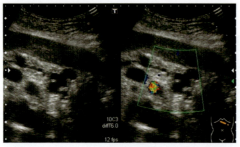
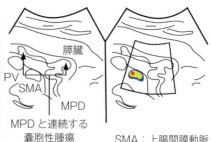

画像① IPMN・混合型

MPDと連続する嚢胞性腫瘍

SMA：上腸間膜動脈
MPD：主膵管　　PV：門脈

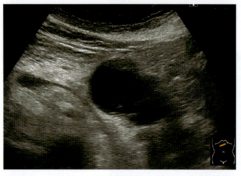
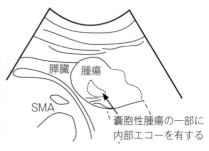

画像② MCN

嚢胞性腫瘍の一部に内部エコーを有する

SMA：上腸間膜動脈

### 画像①（IPMN・混合型）からわかるエコー所見
①膵頭部および体尾部に主膵管と連続する嚢胞性腫瘍を認める
②膵体尾部の病変はぶどうの房状を呈している
③嚢胞性腫瘍の内部に結節性病変は認めない
④主膵管径は5mm以下である

### 画像②（MCN）からわかるエコー所見
①膵尾部に40×20mmの境界明瞭・平滑な嚢胞性腫瘤を認める
②腫瘍の一部に隔壁様の内部エコーを有する
③主膵管との明らかな連続性はみられない

### 本症例（IPMN：画像①）のエコー所見のまとめ
膵頭部および体尾部に主膵管と連続する嚢胞性腫瘍を認める．主膵管径は2mm程度で，主膵管そのものの拡張は認めない．膵体尾部の病変はぶどうの房状を呈しており，いずれの病変内部に結節性病変は認められない．

### ワンポイントアドバイス　IPMNとMCN
IPMN／MCN国際診療ガイドライン2012年版では，主膵管型IPMNは部分的あるいはびまん性の主膵管拡張が5mm以上あるものとされる．そのなかでも，①主膵管径が10mm以上，②嚢胞内の造影効果を示す結節が存在，③閉塞性黄疸を伴う膵頭部嚢胞性病変がある場合は，high-risk stigmata（悪性所見としての信頼度が高い）とされており手術が推奨されている．一方，worrisome features（疑診所見）として，①径3cm以上の嚢胞，②造影効果を示す嚢胞壁肥厚，③径5〜9mmの主膵管拡張，④造影効果を示さない嚢胞内結節，⑤尾側膵萎縮を伴う主膵管狭窄，⑥リンパ節腫大の所見が採用され，超音波内視鏡（EUS）による精査を行い，悪性所見が得られる場合には手術を考慮するとされている．このようにIPMNの主座による分類は，癌化や悪性度のリスクが異なることが知られている．また，典型的なMCNは中年女性の膵体尾部に好発するとされ，厚い線維性被膜を有する夏みかん状の形態を示し，内部構造を有する腫瘍で病理学的には卵巣型間質が認められるとされる．治療は，外科的切除を推奨されることが多いが，嚢胞径4cm未満で壁在結節を伴わない症例に関しては経過観察も可能であるとされている．ガイドラインは数年ごとに必ず改訂が行われており，各病変の特徴的所見を丁寧に拾いあげていくことが重要である．そのためには最新の知識を理解しておく必要がある．また超音波の検査技術（膵の描出法）が大きく左右する領域でもあるため，常日頃から知識と技術の向上を心がける必要がある．

# 膵臓❸ 自己免疫性膵炎

自己免疫性膵炎は，しばしば閉塞性黄疸で発症し，時に膵腫瘤を形成する特有の膵炎とされ，リンパ球と形質細胞の高度な浸潤と線維化を組織学的特徴とし，ステロイドによる治療に劇的な反応を示すとされている（自己免疫性膵炎診療ガイドライン2013）．原因は不明とされるが，わが国より発信された疾患概念であり，わが国での自己免疫性膵炎のほとんどは，血清IgG4の上昇とIgG4陽性形質細胞の著しい浸潤を伴う膵外病変（硬化性胆管炎，硬化性唾液腺炎，後腹膜線維症など）が特徴で，IgG4関連疾患の膵病変と考えられている．

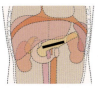

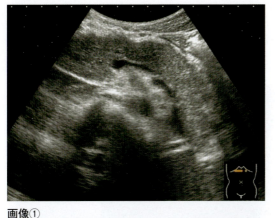
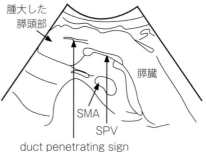

画像①

SMA：上腸間膜動脈　　SPV：脾静脈

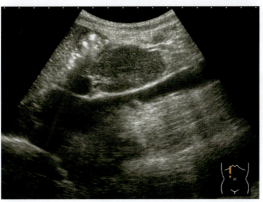
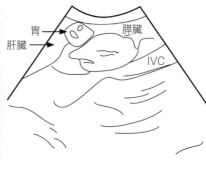

画像②

IVC：下大静脈

### これらの画像からわかるエコー所見
①膵頭部の円形な腫大を認める
②辺縁は比較的平滑で均一な低エコーを呈する
③腫大した膵実質内に貫通する膵管が描出される（duct penetrating sign）

### これらの画像以外の特徴的エコー所見
①ソーセージ様を呈する膵全体のびまん性腫大（特異性が高い所見）
②腫大部は低エコー像を示すことが多い
③膵内胆管の狭窄による上流胆管の拡張
④膵石が合併することがある

### 本症例のエコー所見のまとめ
膵頭部の円形な腫大を認め，辺縁は平滑で内部はほぼ均一な低エコーを呈している．腫大した膵実質内を貫通する膵管（duct penetrating sign）が認められる．

### ワンポイントアドバイス　膵腫瘤性病変との鑑別は？
限局性腫大の場合には，膵癌や腫瘤形成性膵炎との鑑別診断が重要となる．近年では，自己免疫性膵炎と膵癌との鑑別に造影超音波検査の有用性が高いとされる報告もある．典型的な造影所見は，自己免疫性膵炎では腫瘤全体が染影され，腫瘍血管は認めないことが多く，膵癌では腫瘤の辺縁が染影され，腫瘍血管が認められる．
ただし，炎症の程度により造影効果に違いがあるともされ，今後多くの検討が望まれる．

# 膵臓❹ 急性膵炎・慢性膵炎

膵臓は食物を消化する多種類の消化酵素（膵酵素）をつくり，腸管に分泌して食物の消化を行う大切な臓器である．さまざまな原因で膵酵素が膵臓内で活性化され，膵臓や周囲組織を消化する急性炎症が急性膵炎であり，慢性かつ持続性，非可逆性で進行性の炎症が慢性膵炎である．女性に比べて男性が2倍多く，原因の30%がアルコール，25%が胆石と考えられている．突然の激しい上腹部痛，背中の痛み，嘔気・嘔吐で発症し，腹痛が次第に増強して持続する．消化管穿孔，急性胆嚢炎，腸閉塞，腸間膜動脈閉塞症，急性大動脈解離などの急性腹症との鑑別が重要となる．高齢者で初発の急性膵炎では，膵癌が隠れていないかどうか注意が必要である．急性膵炎の大多数は軽症で1週間ほどの経過で改善し，後遺症を残さずに治ることが多い．軽症の場合，膵臓の循環障害を伴わず，浮腫を主体とした間質性浮腫性膵炎の形態をとり，炎症は膵とその周囲に限局し，一般に軽症な臨床像をとる．一方，10〜20%の患者は重症となり，何らかの原因によって膵臓の循環障害が合併して壊死性膵炎となる．壊死性膵炎では炎症が膵局所にとどまらず，腹腔内に広く進展する．重症例の死亡率は8%と高く，長期間にわたり後遺症を残すことがある．

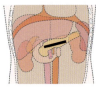

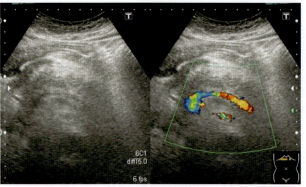

**画像①　急性膵炎**

SMA：上腸間膜動脈　SMV：上腸間膜静脈
SPV：脾静脈

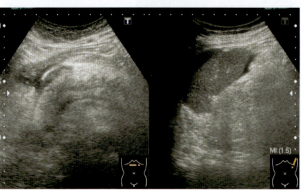

**画像②　急性膵炎**

## これらの画像からわかるエコー所見
①膵臓全体の腫大を認める
②膵実質は低エコーと高エコーが混在してまだら状
③膵臓と周囲の臓器（胃など）や組織との輪郭は不明瞭
　（境界部は高エコーで不明瞭：炎症の波及を示唆）
④脾静脈は不明瞭だが閉塞や狭小化は認めない
⑤腹水

## これらの画像以外の特徴的エコー所見
①膵周囲の液体貯留
②腹水や胸水の有無
　（膵周囲および左右の腎周囲や横隔膜付近）
③炎症により門脈血栓を生じることもある

### 本症例のエコー所見のまとめ

膵臓全体の輪郭は不明瞭であり，腫大を認める．内部エコーは低エコーと高エコーが混在し，まだら状．主膵管の拡張は認めない．胃などの周囲の臓器との境界は高エコーで炎症の波及が疑われる．また，膵臓および肝臓周囲には腹水を認める．胆嚢も腫大を認め，胆泥の貯留を認める．

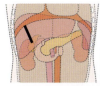

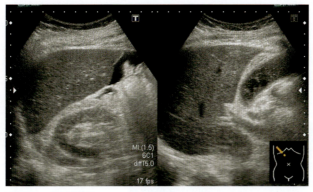
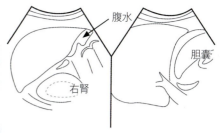

画像③　急性膵炎

> **ワンポイントアドバイス　急性膵炎を疑ったら？**
>
> 急性膵炎の画像診断は、膵炎の有無の診断（存在診断）、成因の診断（成因診断）、病変の拡がりの診断（重症度診断）、合併症の診断（合併症診断）の4つの要素からなる。さまざまな画像診断法があるが、診断目的、それぞれのモダリティの特徴や合併症などを考慮して取捨選択して診断を進める必要がある。超音波検査は急性膵炎が疑われる症例に対して、まず最初に行われるべき検査ではあるが、重症例では膵観察時に圧痛を訴えることが多く（痛みのため十分な観察ができないこともある）、腸管ガスの貯留などにより描出率は必ずしも良好ではない。このため腸間膜根部や後腹膜への炎症性変化の描出率が低いとされ、その役割は限定的である。軽症例では、膵輪郭が不明瞭なことは少ないが、重症例になるにしたがい不明瞭となる。膵実質像については、浮腫性膵炎では低エコーを示すことが多く、壊死性膵炎では、高エコーと低エコーが不規則に混在したまだら状を呈することが多いとされる。また、胆石膵炎は膵炎の20〜30％を占めるとされており、胆管拡張や総胆管結石の有無を必ず確認することも重要である。なお、急性膵炎後の経過観察時にみられる仮性嚢胞（pseudocyst）は、急性膵炎発症後4週以降にみられることが多い。

> **ワンポイントアドバイス　慢性膵炎**
>
> 慢性膵炎の臨床診断基準として、超音波検査では音響陰影を伴う膵石エコーが描出されるものが確診とされ、膵石が認められず、「膵内の粗大高エコー、膵管の不整拡張、辺縁の不規則な凹凸がみられる膵の変形、のうち1つ以上が描出されるもの」は準確診例とされる。準確診所見での診断率は高いとはいえず、超音波検査による膵全体の描出率も完全ではないことより、膵石以外の所見のみの場合は他の検査も考慮する。

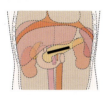

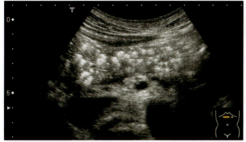

図1　慢性膵炎

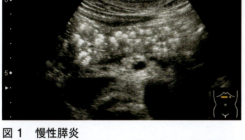
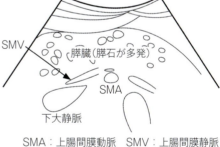

図2　慢性膵炎

# 脾臓 ❶ 悪性リンパ腫

脾臓悪性腫瘍のなかでも頻度が高い疾患である．ホジキン病と非ホジキン病に分けられる．腫瘤形成の粟粒性腫瘍と無形成のびまん性腫瘍に分けられる．脾悪性リンパ腫は，全身性悪性リンパ腫の部分所見として認められることが一般的で，多くは傍大動脈領域のリンパ節腫大を伴っていることが多く，脾臓のみに限局するもの（脾原発悪性リンパ腫）はきわめてまれである．

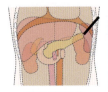

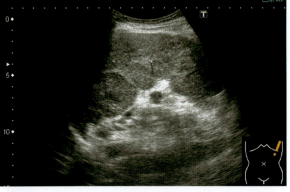
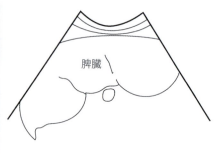

脾腫と脾実質の不整を認める

画像①

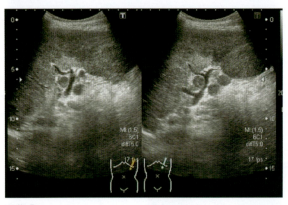
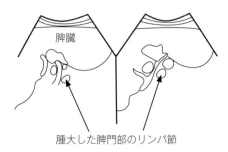

腫大した脾門部のリンパ節

画像②

### これらの画像からわかるエコー所見
①脾腫を認める（**画像①**）
　⇒厚みを伴った著明な脾腫を認める．
②脾実質像の不整（**画像①**）
　⇒通常は均一であるはずの脾臓実質は高・低エコーが混在しており不整である．
②脾門部のリンパ節腫大（**画像②**）
　⇒副脾が，これほど多くみられることはなく，リンパ節腫大と思われる．

### これらの画像以外の特徴的エコー所見
超音波検査では，基本的に低エコーで均一な腫瘤像を呈する．単発あるいは多発，いずれの場合もあり，比較的大きなもので壊死性変化を伴うと，内部に高エコー領域を認めることがある．しかし，低エコー部分に着目すると，そのエコーレベルはきわめて低く，均一なのが特徴である．なお，全身性の悪性リンパ腫症例で，脾臓内部に小さな低エコー病変をみたら，悪性リンパ腫の浸潤を疑う必要がある．また注意を要するのは，ミリ単位の微小結節がびまん性に浸潤するタイプであり，この場合，脾臓の内部は微細な網目状パターンを呈し，内部エコーが粗く肝硬変の実質像のように観察される．このような所見は悪性リンパ腫だけでなく，白血病などの脾臓浸潤でも認められる．悪性リンパ腫は多発しやすいため，その他の部位にリンパ節腫大がないかを確認する必要がある．また化学療法による治療効果の判定（リンパ節の縮小など）にも超音波検査は有用である．

## 本症例のエコー所見のまとめ

脾臓の著明な腫大がみられ，脾臓実質の内部エコーの不整および脾門部のリンパ節腫大も認めることから，通常のびまん性肝疾患に伴う脾腫ではなく，脾臓の悪性リンパ腫が疑われる．脾臓原発の悪性リンパ腫かどうかの判断は，脾臓以外の所見（腹腔内リンパ節の腫大など）を観察する必要がある．

### ワンポイントアドバイス　脾腫について

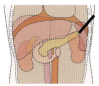

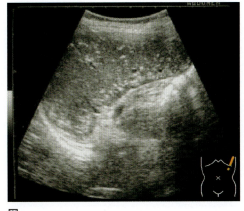
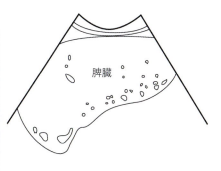

図

脾腫と脾実質内に点状の高輝度エコーを認める

門脈圧亢進症，血液疾患，感染症などさまざまな疾患で脾臓は腫大する．脾腫の判定は，いくつかの方法が提唱されているが，高度の脾腫の症例では計測が困難な場合もある．その際には最大断面での長径を計測するとよい（日本消化器がん検診学会などが作成した「腹部超音波検診判定マニュアル」では，腫大の目安を長径 10 cm としている）．ただし長径で判断する際の注意点として，長径方向が 10 cm を超えていても，短径方向（厚み）の腫大があるかないかも合わせて考慮する必要がある．

なお，通常の脾腫では内部エコーパターンに正常肝実質との違いはみられないが，門脈圧亢進症での脾腫では，内部にガムナ・ガンディー（Gamna-Gandy）結節に起因する高エコーの点状スポットないし短い線状エコーを認めることがある**（図）**．これは，門脈圧亢進による脾内出血により生じたヘモジデリン沈着に由来するもので，臨床的意義は特にないとされている．

【Ⅰ章の略語】
IVC：inferior vena cava（下大静脈）
MPD：main pancreatic duct（主膵管）
PV：portal vein（門脈）
SMA：superior mesenteric artery（上腸間膜動脈）
SMV：superior mesenteric vein（上腸間膜静脈）
SPV：splenic vein（脾静脈）

# II章

# 泌尿器（腎）・前立腺・婦人科

丸山　憲一・三塚　幸夫

# 腎臓❶ 良性腫瘍（腎血管筋脂肪腫）

腎臓の良性腫瘍では最も頻度が高く，中年女性に多いとされる．血管，脂肪と筋成分が混在した腫瘍（過誤腫）で，被膜は認めない．通常は片側性で単発性であることが多いが，結節性硬化症に合併するものは両側性で多発性のことが多い．腫瘍が大きな（4 cm 以上）場合では，腎細胞癌と同じく腫瘍破裂や腫瘍内出血を起こすことがある．

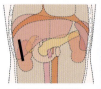
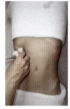
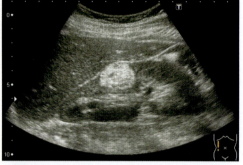
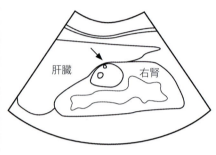

画像①

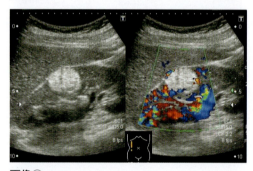
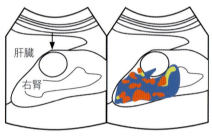

画像②

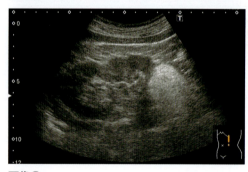
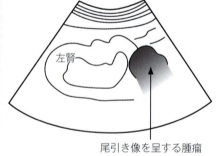

画像③

### 画像①・②からわかるエコー所見
① 30×20 mm の高エコー腫瘤を認める
② 腫瘤境界にギザギザと細かな不整がみられる
③ 内部エコーは中心部高エコーと同程度の高エコーであり，ほぼ均一である
④ カラードプラにて腫瘤内の血流信号は乏しい

### 画像①・②以外の特徴的エコー所見
① 筋成分が多いと腎実質と等エコーな部分が多くなり，不均一となる
② 大きくなると内部エコー不均一，かつ腎外へ突出して辺縁不整となる
③ 大きくなると深部エコーの減弱や多重反射などによる腫瘍後方の輪郭不明や増強がみられる**（画像③）**（尾引き像ともよばれる）
④ 被膜による辺縁低エコー帯は認めない

### 本症例（画像①・②）のエコー所見のまとめ
右腎臓に中心部高エコーと同程度の高エコーの腫瘤を認め，内部は比較的均一．形状は類円形で，腫瘤境界は細かなギザギザとした不整像がみられる．カラードプラでは腫瘤内の血流信号は乏しい．水腎症は認めない．

# 腎臓❷ 悪性腫瘍（腎盂・尿管腫瘍）

尿路上皮に発生する腫瘍の大部分は上皮性悪性腫瘍であり，その90％以上は尿路上皮癌であるが，結石などに伴う慢性炎症があると，扁平上皮癌であることもある．尿路上皮癌では多中心性発育を呈することも多く，尿管や膀胱の観察も重要となる．高齢者（50～70歳代）に多く，男女比が2～3：1と男性に多く発生する．80％以上に血尿がみられ，無症候性肉眼的血尿を呈することが多い．腫瘍や凝血塊によって尿路が妨げられると，水腎症やそれに伴う側腹部痛を呈するが，緩徐に尿路閉塞が起きてくるため，尿路結石のような疝痛発作であることはまれで，腰背部の鈍痛として表れてくることが多い．

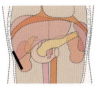
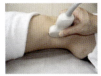
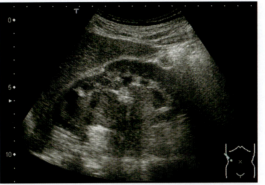
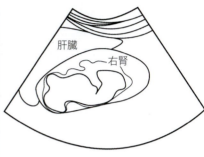

**画像①**

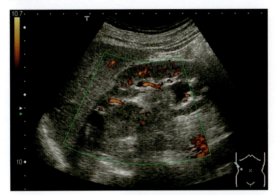
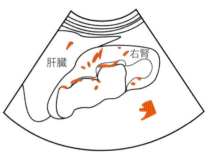

**画像②**

### これらの画像からわかるエコー所見
①右腎中心高エコー内に75×55 mmの腎実質と等エコーな充実性部分を認める
②充実性部分の周囲には囊胞性部分を認め，腎盂尿管移行部へ張り出していることから，腎盂内の病変であることがわかる
③ドプラでは腫瘍内部に血流信号を認めない

### これらの画像以外の特徴的エコー所見
①内部エコーは，腎実質と等～やや低エコーを呈する
②ドプラでは血流信号が乏しいことが多い
③腎盂・尿管の拡張を伴う
④尿管や膀胱内に病変を有することがある（多中心性発育）

### 本症例のエコー所見のまとめ
右腎盂内に腎実質と等エコー，ドプラで血流信号の乏しい充実性部分を認める．腎盂・腎杯の拡張を伴うが，尿管拡張は認めない．

# 腎臓❸ 悪性腫瘍（腎細胞癌）

腎臓に生じる悪性腫瘍としては，近位尿細管細胞由来の腎細胞癌が80〜90％を占める．腎細胞癌は近位尿細管上皮細胞に由来して発生すると考えられ，病理組織から淡明細胞癌，乳頭状癌，嫌色素細胞癌，紡錘細胞癌（肉腫様癌），集合管癌に分類され，淡明細胞癌が最も発生頻度が高く約70％を占める．高齢者（50〜70歳代）に多く，男女比が2〜3：1と男性に多く発生する腫瘍である．最近では症状（腎癌の古典的3主徴；血尿，腹部腫瘤，疼痛）出現前に，人間ドックや検診，あるいは他疾患の経過観察中に偶然発見される例が多く，そのような例では当然ながら予後は良く，超音波検査の役割はとても大きい．

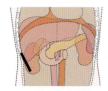
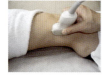
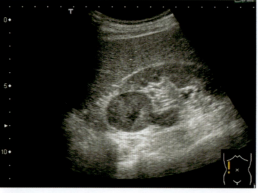
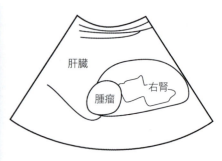

画像①

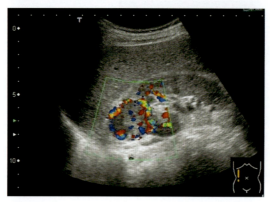
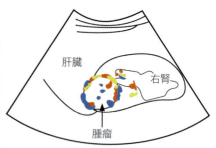

画像②

## これらの画像からわかるエコー所見
①35×30 mmの腎外へ突出する腫瘤を認める
②腫瘤の形状は類円形で，境界は明瞭である
③内部エコーは，皮質と等〜低エコーで不均一
④カラードプラにて腫瘤内部と腫瘤境界に血流信号を認める

## これらの画像以外の特徴的エコー所見
①内部エコーは，高エコー・等〜低エコー・不均一・嚢胞タイプに大きく分けられる
②30 mm未満の小さな腎細胞癌では高エコー呈する傾向があるが，ほとんどは腎実質に対して等または低エコーを示すことが多い
③腫瘍径の増大とともに，内部エコーが不均一になることが多い（石灰化を伴うこともある）
④腎外へ突出するような大きな腫瘍では辺縁が不整
⑤腫瘍の境界内側の辺縁低エコー帯（偽被膜：ハロー）は，高エコー腫瘍および不均一な腫瘍で多くみられる
⑥嚢胞変性は腫瘍径の増大とともに多くみられる
⑦腎静脈腫瘍栓を形成することがある

## 本症例のエコー所見のまとめ

右腎臓上極に，腎外に突出する腫瘤を認める．腫瘤の形状は類円形で輪郭明瞭．腫瘤の内部エコーは腎皮質とほぼ等エコーでやや不整．カラードプラにて腫瘤内部と腫瘤辺縁を取り囲むようにして豊富な血流シグナルを認める．

**ワンポイントアドバイス　腎細胞癌（RCC）と腎血管筋脂肪腫（AML）の鑑別ポイント**

腎臓に高エコー腫瘍を認めた場合には，腎細胞癌（renal cell carcinoma：RCC）と血管筋脂肪腫（angiomyolipoma：AML）との鑑別が問題となる．
形状，境界・輪郭，輝度，内部性状，ドプラ所見などにより鑑別を行うが，超音波検査のみでは鑑別困難な症例も存在する．
①形状：RCC では円形〜類円形を，AML では類円形〜分葉形を呈することが多い．
②境界・輪郭：RCC では明瞭・整で，偽被膜形成に伴う辺縁低エコー帯（ハロー）を認めることが多いが，AML ではやや不明瞭・不整で，ハローを伴わない．
③輝度：RCC では腎実質と比較して等〜低エコーを，AML では中心部高エコー（central echo complex：CEC）と同程度の高エコーを呈することが多いが，RCC でも特に小さなものでは高エコーを呈したり，脂肪成分が少ない AML では等〜低エコーを呈することがある．
④内部性状：RCC では腫瘍内出血や壊死を反映して不均一で，囊胞変性や石灰化を伴うことが特徴である．
　それに対し AML では比較的均一であるが，時に低エコーの混在する不均一な像を呈することもある．
　また AML ではある程度の大きさになると，多重反射などによる腫瘤後方の輪郭不明や増強（尾引き像）が高頻度にみられる．
⑤ドプラ所見：RCC では血流が多く，腫瘤辺縁を取り囲む血流や，内部に豊富な血流を認めバスケットパターンを呈するが，AML では血流が少なく，内部または辺縁に点状や線状に認める程度であることが多い．
⑥RCC では，ほとんどの症例で腎表面からの突出を認めるが，AML では大きなもの以外では稀である．
⑦RCC の発育速度は遅く緩徐に発育する腫瘍であるが，AML ではさらに緩徐であり，増大傾向はないか，あってもごくわずかである．

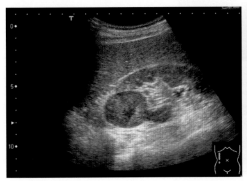 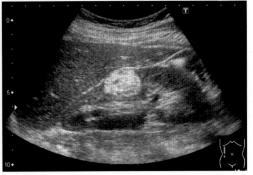

RCC　　　　　　　　　　　　　　　　AML

# 腎臓❹ 尿路結石

尿路（腎・尿管・膀胱・尿道）にできた結石で，腎結石と尿管結石を上部尿路結石，膀胱結石と尿道結石を下部尿路結石に分類する．上部尿路結石と下部尿路結石とはその成因が異なるといわれ，わが国を含めた先進国では生活水準の向上により，下部尿路結石は減少傾向にある．尿路結石は30～50歳代に多く，男女比は2～4：1と男性に多い．主な症状として，上部尿路結石では腰背部痛，結石嵌頓による疝痛発作や肋骨脊柱角部叩打痛，血尿がみられ，下部尿路結石では，結石による膀胱粘膜への刺激と併発する尿路感染による頻尿，排尿痛や下腹部の違和感などの膀胱刺激症状，血尿，さらに結石が膀胱頸部を閉鎖すると尿閉や尿線途絶などがみられる．

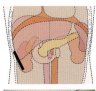
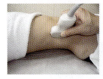
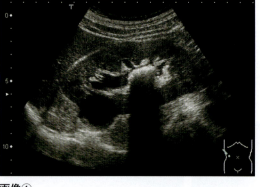
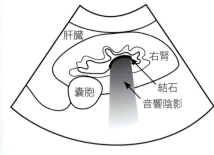

画像①

## 画像①からわかるエコー所見
① 右腎腎盂内に20 mmほどの音響陰影を伴う高エコーを認める
② 腎盂には閉塞機転はなく，尿管拡張を認め，軽度水腎症を呈している
③ 上極に嚢胞を認める

## 画像①以外の特徴的エコー所見
① 尿管の生理的狭窄部〔腎盂尿管移行部（画像②），尿管腸骨動脈交差部（画像③），尿管膀胱移行部（画像④）〕付近に結石を認めることが多い
② 結石は音響陰影を伴わないこともあるので，消化管ガスを圧排しながら尿路の拡張末端を丹念に観察する
③ 膀胱内に音響陰影を伴う結石を認める（画像⑤）

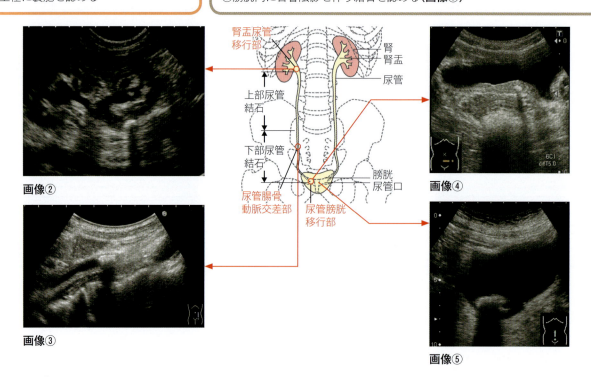

## 本症例（尿路結石）のエコー所見のまとめ

腎，尿管，膀胱内に結石像を認める．腎盂・尿管の拡張を伴う場合には拡張末端を観察することで，閉塞機転となっている結石を描出することができる．

### ワンポイントアドバイス　水腎症・水尿管

水腎症とは，尿の通過障害や過度の膀胱充満によって膀胱内圧が上昇し，腎盂・腎杯が拡張する病態をいう．その原因として，結石や凝血塊による尿路の狭窄や閉塞のほか，腎盂・尿管・卵巣の腫瘍などがある．同様に尿管が拡張したものを水尿管と呼ぶ．水腎症はその程度によって，軽度（腎盂のみのわずかな拡張），中等度（腎盂および腎杯の拡張），高度（腎盂・腎杯とも著明に拡張し腎実質の厚みが減少）に分類される．

尿管の生理的狭窄部（腎盂尿管移行部，尿管腸骨動脈交差部，尿管膀胱移行部）を中心に，閉塞機転となる病変の検索が重要となる．

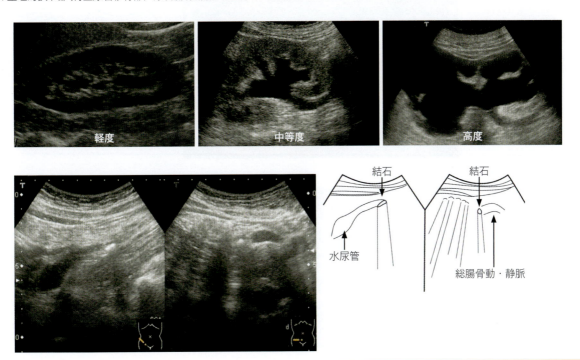

# 腎臓❺ 腎盂腎炎・急性巣状細菌性腎炎

腎盂・腎杯や腎実質に及んだ細菌性感染症．基礎疾患を有さない単純性腎盂腎炎と，基礎疾患を有する複雑性腎盂腎炎に分類される．単純性腎盂腎炎の起因菌の多くは大腸菌で，ほとんどは急性の病型を呈し，症状は強いが抗菌薬に対する反応がよく治療しやすい．それに対し，複雑性腎盂腎炎では，大腸菌のほか，ブドウ球菌，腸球菌，緑膿菌など起因菌は多岐にわたり，無症状〜あっても弱い症状で，急性増悪により発熱や腰背部痛などを呈する．解剖学的・生理学的理由から女性に多く，男性や小児では前立腺肥大や尿路奇形などの基礎疾患を有することが多い．急性巣状細菌性腎炎は，腎実質内に液状化を伴わない腫瘤形成を特徴とした腎感染症で，いわゆる尿路感染症症状に乏しく不明熱を主訴とすることも多い．基礎疾患として，前立腺肥大や尿路奇形による尿路のうっ滞，糖尿病や血液疾患などの免疫低下が存在することも多い．

  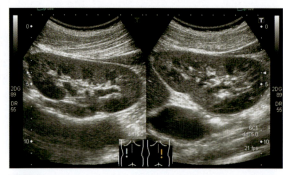 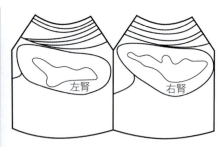

**画像①**

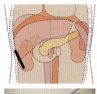 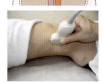 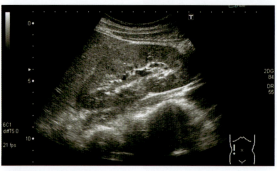 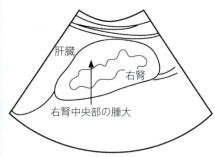

**画像②**

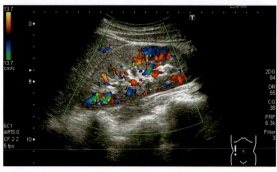 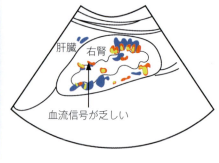

**画像③**

### 画像①〜③からわかるエコー所見
① 背側からの観察で，右腎の腫大を認める
② 側腹部からの観察で，右腎中央部の腫大を認める
③ カラードプラでは，腫大した右腎中央部は血流信号が乏しい

### 画像①〜③以外の特徴的エコー所見
① 膿瘍形成を伴うと，内部エコーを伴う囊胞性や低エコー腫瘤を認めることもある（**画像④**）
② 急性巣状細菌性腎炎では，超音波で腫瘤としてとらえられないことも多いが，カラードプラを併用することで，血流信号の欠損像としてとらえられることがある（**画像⑤**）
③ 腎盂腎炎では超音波で所見が得られないことも多く，臨床所見が重要である

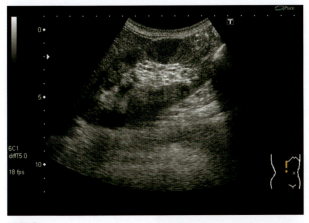
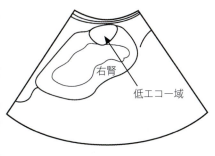

画像④

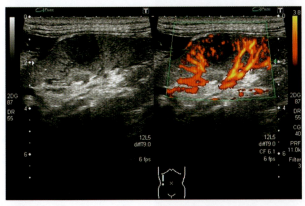
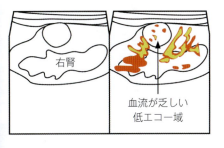

画像⑤

### 本症例のエコー所見のまとめ

腎全体または一部に病変部と一致する腫大や低エコー域などがみられることもあるが，Bモードでは所見としてとらえられないことも多い．このような場合，ドプラを併用することで，血流信号の乏しい領域としてとらえられることもある．
しかしこれらの疾患では超音波検査で所見をとらえられないことも多く，疾患を否定することは困難である．合併する尿路結石や尿路奇形の検索が重要となるため，尿路全体の観察を心がける．

# 膀胱 ❶ 膀胱腫瘍

膀胱腫瘍の大部分は上皮由来であり，その90％以上は尿路上皮癌である．尿路感染などに伴う慢性刺激の既往があると，扁平上皮癌であることもある．組織学的には乳頭状を呈することが多い．多中心性発育を示し，多発することも多い．50歳代以降に多く，男性に多く発生する．無症候性肉眼的血尿を呈することが多く，顕微鏡的血尿も含めると80％以上に血尿がみられる．その他，頻尿，排尿痛，残尿感，尿意切迫感，排尿障害などの膀胱刺激症状がみられ，これらは前立腺肥大症の症状と一部類似するため，高齢男性では注意を要する．

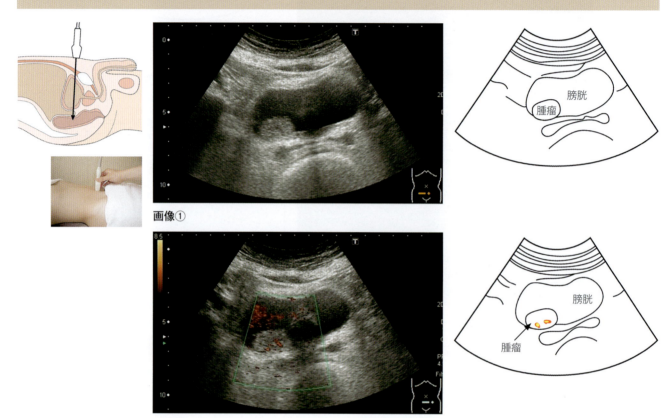

画像①

画像②

**これらの画像からわかるエコー所見**
①膀胱三角部に 27×17 mm の腫瘤を認める
②ドプラでは内部に血流信号を認める

**これらの画像以外の特徴的エコー所見**
①乳頭状の形状を反映した，膀胱内に突出する腫瘤像
②表面に石灰化を伴うこともある
③扁平上皮癌では，明らかな腫瘤像を形成せずに，膀胱壁の不整像として描出されることもある
④ドプラによる血流信号の確認や体位変化による可動性の確認により，膀胱結石や凝血塊との鑑別を行う
⑤好発部位は膀胱三角部であるが，前壁や側壁ではアーチファクトにより描出しにくい場合もあり，注意を要する

**本症例のエコー所見のまとめ**

膀胱内に乳頭状の腫瘤を認めたら，膀胱癌を第一に考える．ドプラによる血流の有無や体位変換による可動性の確認により，膀胱結石や凝血塊との鑑別を行うことができるのも，リアルタイムに観察できる超音波の有用性の一つである．

# 前立腺❶ 前立腺肥大症

肥大した前立腺により，排尿障害や頻尿，尿失禁などの蓄尿障害などを自覚する．必ずしも肥大の程度と症状の強さは比例しない．肥大した前立腺により，尿道，会陰部の不快感，頻尿，夜間頻尿，排尿開始の遅延，排尿時間の延長などがみられる．病状が進行すると排尿障害が進行し，残尿が認められるようになる．飲酒や投薬を契機として尿閉に至ることもあり，さらに進行すると溢流性尿失禁や腎機能の悪化をきたすまでになる．

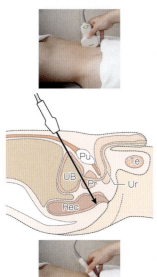

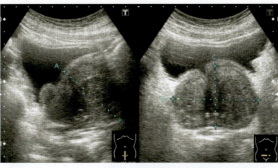

画像①

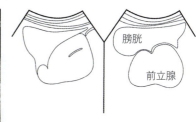

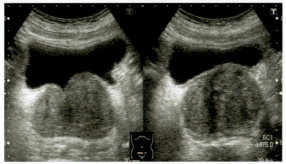

画像②

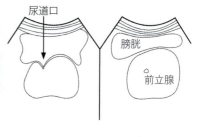

### これらの画像からわかるエコー所見
① 前立腺の形状は球形に近く，肥大している
② 前立腺の大きさは 7.1×4.9×6.0 (cm) で，推定体積は約 109 ml (7.1×4.9×6.0×π/6) と重症
③ 尿道口の偏位を認める
④ 内部エコーはやや不整

### 前立腺の観察ポイント
① 前立腺の体積測定〔前述の計算法以外にも，横断像で最大の縦径(H)，横径(W)を，縦断像で最大の上下径(L)を描出し，それぞれ計測．楕円体体積をさらに簡略化し，$0.5×H×W×L$ として算出する方法もある〕
② 形状（球状化，左右対称性のゆがみ）
③ 膀胱内突出，尖部の左右対称性のゆがみ
④ 前立腺内の不整な低エコー域の存在
⑤ 精嚢腺の左右対称性のくずれや腫大の有無
⑥ 直腸との間の脂肪層の断裂の有無
⑦ 膀胱壁への浸潤などの有無

### 本症例のエコー所見のまとめ
前立腺は，従来の左右対称でやや三角形で栗の実様の形状ではなく，球形に近い．前立腺の推定体積（重量）は 100 ml を超えており，尿道口の偏位も認めている．膀胱や直腸との境界は明瞭．

### ワンポイントアドバイス　前立腺癌との鑑別について
前立腺癌の好発部位は辺縁領域(PZ)である．一方，前立腺肥大症は尿道周囲の移行領域(TZ)を主とした肥大を呈する．前立腺癌の好発部位である PZ は精嚢，直腸などが浸潤を受けやすく，骨転移をきたす頻度が高い．超音波検査では前後径に有意な肥大，左右非対称，表面凹凸不整，周囲の臓器との境界が不明瞭になるなどの所見がみられるとされる．また内部エコーの不整などもいわれてはいるが，前立腺肥大症のときにも射精管や移行領域を含む線維組織などの正常部分が低エコーで不整に見える場合もあり，経腹的超音波検査による癌との鑑別は一般的に困難とされる．

# 子宮 ❶ 悪性腫瘍（子宮癌・子宮肉腫）

子宮に発生する悪性腫瘍として，頸部に発生する子宮頸癌，体部の子宮内膜から発生する子宮体癌，そして主に体部の筋層から発生する子宮肉腫がある．子宮頸癌の多くは扁平上皮癌で，ヒト・パピローマウイルスの持続感染が原因といわれ，20歳代から出現し30～40歳代で増加する若年層に多い年齢分布を示す．子宮体癌の多くは腺癌で，エストロゲンの長期刺激（肥満，閉経が遅い，出産経験がないなど）との関連がいわれ，40歳代から増加し50～60歳代の閉経前後で最も多い年齢分布を示す．子宮肉腫は体部悪性腫瘍の数％と稀な疾患で，詳しいリスク因子などは不明な点が多い．子宮筋腫との鑑別に苦慮するものも多く，急速に増大するものや閉経後にも増大してくるものは，子宮肉腫の可能性も念頭に置く必要がある．

### 子宮頸癌

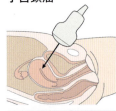
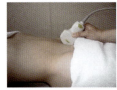
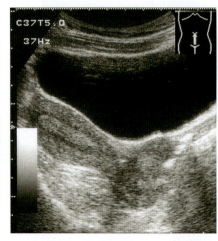
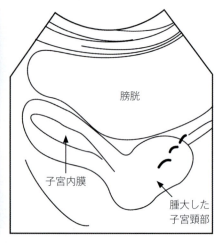

**この画像からわかるエコー所見**
①頸部の腫大を認める
②腫大した頸部は不整なエコー像を呈する

**この画像以外の特徴的エコー所見**
①留膿腫や留血腫を呈する
②膀胱や直腸への浸潤像

### 子宮体癌

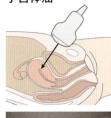
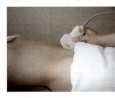
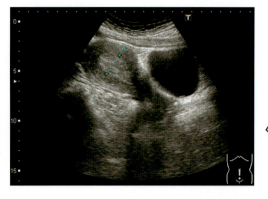
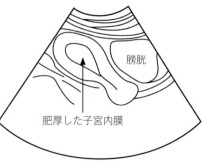

**この画像からわかるエコー所見**
①子宮内膜の肥厚を認める

**この画像以外の特徴的エコー所見**
①留膿腫や留血腫を呈する
②体部の腫大や嚢胞変性

### 子宮肉腫

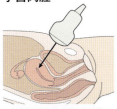
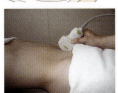
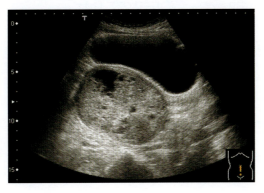
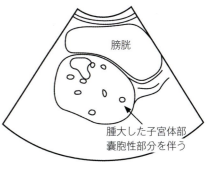

腫大した子宮体部
膀胱
嚢胞性部分を伴う

#### この画像からわかるエコー所見
①子宮体部の腫大を認める
②子宮体部は嚢胞性部分を伴う不整な内部エコーを呈する

#### 本症例（子宮癌・子宮肉腫）のエコー所見のまとめ

子宮頸癌や子宮体癌では，特に初期には超音波検査では所見をとらえられないことが多いため，超音波検査でこれらの疾患を否定することはできない．また尿が十分にたまっていない場合や，腹壁の影響で，十分に所見が得られないこともある．
子宮肉腫は，変性を伴った子宮筋腫との鑑別が困難なことが多いため，子宮筋腫を経過観察する際にはそのサイズと内部エコーの変化に注意して観察する必要がある．
子宮の悪性腫瘍を疑う場合には，超音波検査を過信せず，積極的に婦人科受診を勧める必要がある．

#### ワンポイントアドバイス　子宮筋腫と子宮肉腫の鑑別点

現在，子宮筋腫と子宮肉腫の術前における鑑別診断を完全に行うことは困難であるが，超音波検査はスクリーニング検査として重要な位置を占める．肉腫を疑うポイントとしては，以下のようなものが挙げられる．

【肉腫を疑うポイント】
①急速な増大を示す（特に閉経後）
②巨大な腫瘤である
③高輝度エコーを示す．不規則な内部エコーを示す．不整形嚢胞状構造の出現など変性壊死を疑う所見を認める
④腫瘍の境界が不明瞭．分葉状構造などの不整形を示す

また，ドプラ検査にて子宮筋腫の腫瘍内血流は非常に乏しく，大きな筋腫でもドプラ検査にて血流像が認められないことが多いとされる．一方，子宮体癌や肉腫の多くは腫瘍内全体にわたって血流像が観察される．特に子宮肉腫ではカラードプラにて腫瘍内部にモザイク状の血流信号が認められ，パワードプラでは内部に樹枝状に分岐する豊富な血流信号をみることが多いとされる．一方，子宮筋腫では血流は主に筋腫周囲に観察され（「子宮筋腫」の**画像②**，50ページ），内部には乏しく，分岐の少ない直線状または弓状の血流信号を認めるのみであることが多いとされる．さらに，腫瘍内血流のresistance index（RI）も筋腫と癌肉腫の鑑別に有用との報告がある．癌肉腫ではRI値が$0.37\pm0.03$であったのに対して，筋腫では$0.54\pm0.12$と肉腫で有意に低かったと報告されている．しかし，これらの数値はあくまで参考値と考えられ，いまだ確立はされていない．

# 子宮❷ 子宮筋腫

子宮筋腫は子宮の腫瘍性疾患で最も罹患頻度の高い疾患であり、微小なものを含めれば、全女性のほぼ90%が罹患し、摘出子宮の約75%に存在するといわれている。そのうち症状(腹部腫瘤、過多月経、不妊、月経困難)を有するものは30～35%とされる。子宮筋腫はその筋腫核の局在により、体部筋腫、頸部筋腫に分類されるが、約90%は体部に発生する。子宮頸部筋腫では腟エコーに続く子宮頸部が変形し、腫瘤として観察される。また、筋層との位置関係によりそれぞれ漿膜下筋腫、筋層内筋腫、粘膜下筋腫に分けられる。

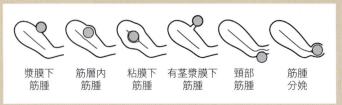

筋腫の種類

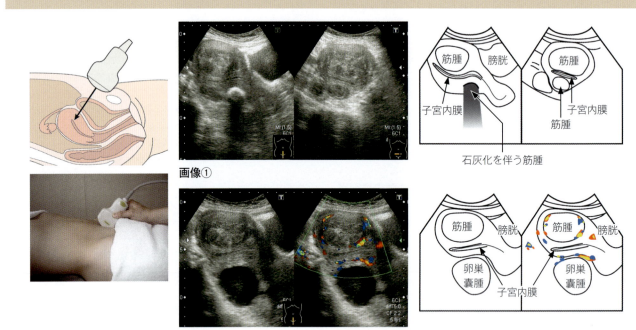

画像①

画像②

石灰化を伴う筋腫

### 画像①・②からわかるエコー所見
① 子宮は腫大している(117×72×62 mm)
② 子宮内膜の肥厚は認めない
③ 子宮体部前壁に50×55×35 mmの腫瘍を認める
④ 腫瘍の内部エコーは不整(渦巻き状)
⑤ 体部後壁には前壁と同様の性状を示す腫瘍を認める
⑥ そのほか、音響陰影を伴う高輝度エコーを認める
⑦ カラードプラにて腫瘍を取り囲むような血流を認めるが腫瘍内の血流シグナルは乏しい
⑧ ダグラス窩に40×45 mmの囊胞性腫瘤を認める

### 画像①・②以外の特徴的エコー所見
① 筋腫核は一般的に境界明瞭で、内部に渦巻き状の内部エコーを認める
② 筋腫核は種々の変性を示すことがあり、硝子化や赤色変性では、びまん性低エコー、または高エコー域、さらに低エコー域が混在する混合型内部エコーを示す(**画像③**)。壊死や囊胞形成では筋腫核内の無エコー域を認め、石灰化では強い後方音響陰影を伴う高輝度エコーをみる(**画像④**)
③ 漿膜下筋腫では外向発育を示し、子宮本体の形状変化は少ないことが多いため、子宮周囲も必ず確認する。卵巣線維腫などの充実性卵巣腫瘤との鑑別を要する(**画像⑤**)
④ 粘膜下筋腫では、子宮内膜を分離する形で腫瘤を認める
⑤ 筋層内筋腫や粘膜下筋腫において腫瘍径が小さい場合には、内部エコーは周囲筋層より低エコーを示すことが多い

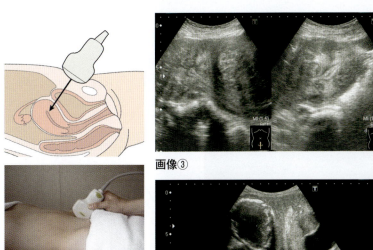

画像③

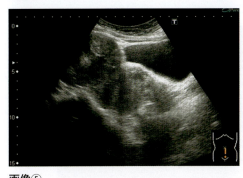

画像④

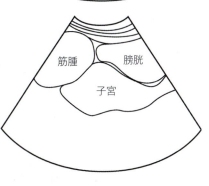

画像⑤

### 本症例のエコー所見のまとめ

子宮にいくつかの腫瘍を認め，子宮は腫大している．子宮内膜の肥厚は認めない．体部前壁の腫瘍は境界明瞭，内部は不整で，やや渦巻き状の構造を認める．カラードプラでは腫瘍辺縁に血流を認めるのみで，内部には血流を認めない．また体部後壁にも同様の腫瘍と音響陰影を伴う高輝度エコーを認める．ダグラス窩付近には卵巣嚢腫も認める．卵巣嚢腫は内部に点状の高輝度エコーを認め，内膜症性嚢胞が疑われる．

# 子宮❸ 子宮腺筋症

子宮内膜が子宮筋層内で異所性に増殖し，月経困難症や過多月経などの症状をきたす疾患．好発年齢は30～40歳代．子宮内膜基底層の腺管が筋層内へ陥入したとする説が最も有力であるが，諸説あり原因は不明である．子宮内膜上皮細胞とそれを取り囲む内膜間質類似細胞からなり，子宮筋層内にびまん性に浸潤・増殖している．周囲の筋層にも肥大・過形成が生じ，病変部は硬い腫瘤として触知される．

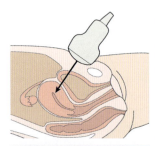
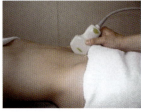
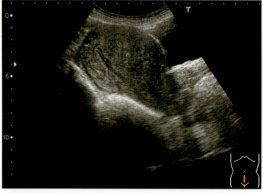
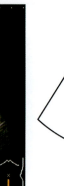

画像①

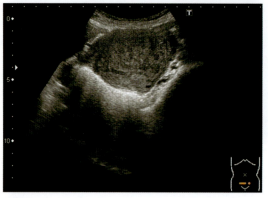
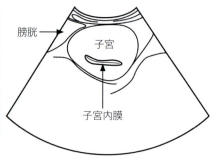

画像②

### これらの画像からわかるエコー所見
① 子宮体部前壁が偏在性に腫大し，子宮内膜は背側に圧排されている
② 腫大した前壁は不整だが，境界は不明瞭で，明らかな被膜像はみられない

### これらの画像以外の特徴的エコー所見
① 子宮体部全体，または前壁や後壁のみの偏在性腫大を呈する
② びまん性の浸潤性増殖を反映して，被膜像のみられない不明瞭な境界を呈する
③ 限局性増殖を示すこともあり，その場合は筋腫核に類似した，明瞭な境界を呈し（腺筋腫），子宮筋腫との鑑別が難しい

### 本症例のエコー所見のまとめ
明らかな腫瘤像を呈さない子宮の腫大をみたら，まずは子宮腺筋症を考えて筋層の構造に注目する．あわせて，卵巣や骨盤腔内など，子宮外の子宮内膜症病変の有無にも注目しながら検査を進める．

# 卵巣① 卵巣腫瘍

臨床病理学的分類では，その由来により表層上皮性・間質性腫瘍，精索間質性腫瘍，杯細胞性腫瘍，その他に分類され，それぞれに良性腫瘍，境界悪性腫瘍，悪性腫瘍がある．確定診断は手術検体による病理学的診断によって行われ，画像によるこれらの鑑別は困難である．超音波検査による良悪性の鑑別には，卵巣腫瘍のエコーパターン分類（日本超音波医学会診断基準）が用いられ，Ⅰ～Ⅵ型に分類不能を加えた7つに分類し，各型ごとの悪性または境界悪性腫瘍の頻度は，Ⅰ・Ⅱ・Ⅲ型で3％以下，Ⅳ型で約50％，Ⅴ型で約70％，Ⅵ型で約30％とされている．

| パターン | | | 解説 | 悪性・境界悪性の頻度 |
|---|---|---|---|---|
| Ⅰ型 | 嚢胞性 | 内部エコーなし | ・1～数個の嚢胞性パターン<br>・隔壁の有無は問わないが，隔壁がある場合は薄く平滑<br>・内部無エコー | 3％以下 |
| Ⅱ型 | | 内部エコーあり | ・隔壁の有無は問わないが，隔壁がある場合は薄く平滑<br>・内部全体または部分的に点状エコーまたは線状エコーを有する | |
| Ⅲ型 | | | ・中心充実エコーないしは偏在する辺縁・輪郭平滑な充実エコーを有する<br>・後方エコー減弱（音響陰影）を有することもある | |
| Ⅳ型 | 混合性 | 嚢胞性優位 | ・辺縁・輪郭が粗雑で不整形の（腫瘤壁より隆起した）充実エコーまたは厚く不均一な隔壁を有する | 約50％ |
| Ⅴ型 | | 充実性優位 | ・腫瘤内部は充実エコーが優位であるが，一部に嚢胞エコーを認める<br>・充実性部分のエコー強度が不均一な場合と均一な場合がある | 約70％ |
| Ⅵ型 | | 充実性 | ・腫瘤全体が充実性エコーで満たされる<br>・内部エコー強度が均一な場合と不均一な場合とがある | 約30％ |
| 分類不能 | | | ・Ⅰ～Ⅵ型に分類が困難 | |

※嚢胞性部分に関しては隔壁の有無・性状（二房性・多房性），内部エコー性状（点状・線状，一部・全体）を，充実性部分に関しては均質性（均質・不均質），辺縁・輪郭の性状などを記載することが望ましい．
※隔壁全体または一部が厚い場合には，充実性部分とみなし，Ⅳ型に分類する．
（日本超音波医学会：卵巣腫瘍のエコーパターン分類の公示について．J Med Ultrasonics 27：912-913, 2000 より改変して転載）

## Ⅰ型

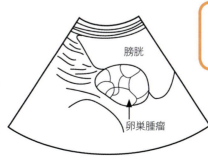

**この画像からわかるエコー所見**
①内部無エコーの嚢胞性
②薄い隔壁を伴う多房性

## Ⅱ型

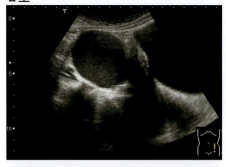
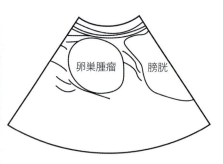

**この画像からわかるエコー所見**
①内部に点状エコーを伴う嚢胞性
②隔壁のない単房性

## Ⅲ型

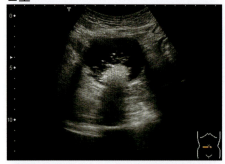
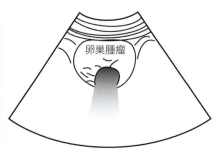

**この画像からわかるエコー所見**
①偏在する充実性部分を伴う混合性
②充実性部分は音響陰影を伴う
③隔壁のない単房性

## Ⅳ型

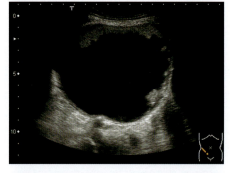
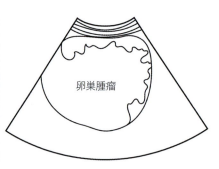

**この画像からわかるエコー所見**
①嚢胞性優位の混合性
②乳頭状の充実性部分を認める
③嚢胞性部分は無エコー
④隔壁のない単房性

## Ⅴ型

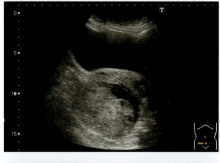
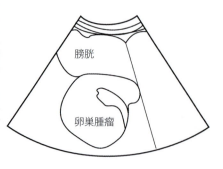

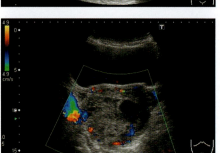
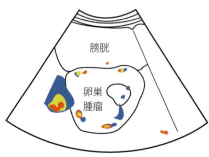

**これらの画像からわかるエコー所見**
①充実性優位の混合性
②充実性部分は不均質
③ドプラでは充実性部分に血流信号を認める

## VI型

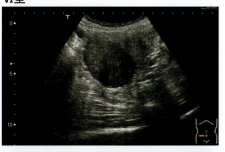
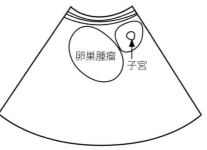
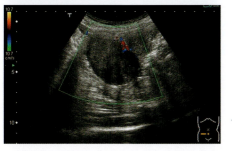
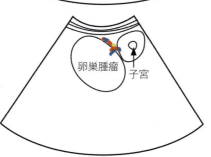

**これらの画像からわかるエコー所見**
①腫瘤全体が充実性エコーで満たされている
②内部はやや不均質
③ドプラでは腫瘤境界に血流信号を認めるが，内部に血流信号なし

### 本症例のエコー所見のまとめ

卵巣腫瘤のエコーパターン分類に基づいてパターン分類することで，病変の良悪性を予測する．特に充実性部分の有無と性状に注目する．充実性部分を伴わない嚢胞性パターンであれば，内部エコーの有無によってⅠ型とⅡ型に分類されるが，いずれであっても良性の可能性が高くなる．充実性部分を伴う混合性パターンでは充実性部分の性状と割合によってⅢ～Ⅴ型に分類されるが，そのなかで特にⅢ型を的確に見分けられるかが判定のポイントとなる．

### ワンポイントアドバイス　卵巣腫瘤の鑑別

女性の骨盤腔内に腫瘤を認めた場合，その頻度から第一に卵巣腫瘤を疑うが，その他に子宮筋腫（特に漿膜下筋腫）や消化管由来の病変などを鑑別する必要がある．周囲臓器との連続性を確認するとともに，卵巣由来であることを証明するには正常卵巣が存在しないことを証明しなければならない．しかし存在しないことを証明するというのは画像診断において最も難しいことであり，普段から正常卵巣の描出に慣れておく必要がある．

卵巣腫瘤とした場合，充実性部分が出血や貯留物によるものなのか，腫瘍によるものなのかの判断が良悪性鑑別の重要なポイントとなる．ドプラによる血流の評価や体位変換による可動性・変形性をみることで鑑別の一助となることもある．

**仰臥位**　　　　　　　　　　　**左側臥位**

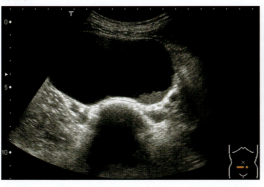
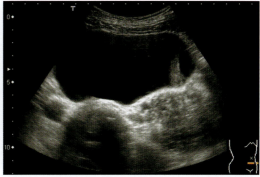

【Ⅱ章の略語】
CEC：central echo complex（中心部高エコー）
PZ：peripheral zone（辺縁領域）
TZ：transition zone（移行領域）

# Ⅲ章

# 消化管

浅野　幸宏・長谷川雄一

## 上部消化管❶ 食道癌

食道癌とは，食道原発の上皮性悪性腫瘍である．
「早期癌」とは，癌腫の壁深達度が粘膜内にとどまるもの（リンパ節転移のないもの）．
「表在癌」とは，癌腫の壁深達度が粘膜下層までにとどまるもの（リンパ節転移の有無を問わない）．
病因としては喫煙，飲酒，熱い食物を摂取する習慣などが挙げられる．
発生部位としては胸部中部食道に多く，約55％を占める．
発生頻度をみると，50歳以降加齢とともに増加し，高齢者に多く，男女比は5：1である．

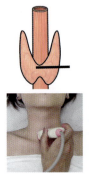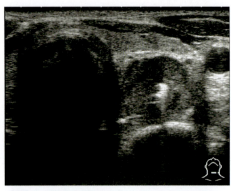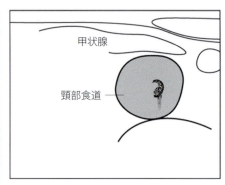

画像①　頸部食道癌

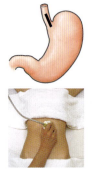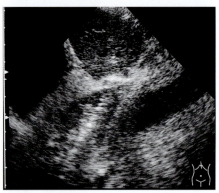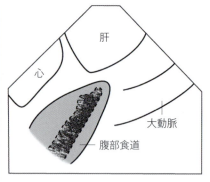

画像②　腹部食道癌

### これらの画像からわかるエコー所見

**【画像①　頸部食道癌】**
甲状腺左葉背側に，食道内腔ガス像を取り囲む低エコー性腫瘤がみられた．層構造が消失した全周性の著明かつ強い壁肥厚を呈する頸部食道進行癌である．嚥下観察においても伝搬性の壁の蠕動は消失している．

**【画像②　腹部食道癌】**
肝左葉背側に，食道内腔ガス像を取り囲む低エコー性腫瘤がみられる．層構造が消失した全周性の凹凸不整な壁肥厚を呈する腹部食道進行癌である．飲水下の観察では，蠕動は消失している．

### これらの画像以外の特徴的エコー所見

食道癌は，食道内腔ガス像を取り囲むドーナツ状の低エコー腫瘤像あるいは内腔に突出する隆起性病変としてみられる．進行癌であれば層構造の消失，壁の伸展性消失を確認し，周囲リンパ節腫大の有無にも気をつける．

### 本症例のエコー所見のまとめ

進行した食道癌の判断は容易であるが，多くは胸部中部食道に存在し，体外式超音波検査での診断が困難なことが多い．
しかし描出の容易な頸部食道は嚥下困難などの有症状の場合に，またスクリーニング検査においても腹部食道は注意して観察すべき部位である．
普段から正常像に慣れておくとよい．

# 上部消化管❷ 急性胃粘膜病変

急性胃粘膜病変(acute gastric mucosal lesion：AGML)とは，内視鏡的に，びらん性胃炎，出血性胃炎，急性胃潰瘍いずれかがまたはこれらが混在する病変である．胃粘膜病変と同様な病変を十二指腸粘膜(球部，下行脚)にも認められる場合，急性胃・十二指腸病変(acute gastroduodenal mucosal lesion：AGDML)と呼ばれる．
急激に出現した上腹部痛，悪心，嘔吐，吐血，下血の臨床症状が認められる．
原因のうち最も多いのが薬物(16～46％)であり，次いでアルコール(15～33％)，ストレス(10～16％)の順である．
ストレス，サリチル酸剤(アスピリン)では胃体部に好発する傾向にある．
ステロイド剤，NSAID(サリチル酸を除くアリール酢酸，プロピオン酸，フェナム酸剤など)の薬剤では前庭部に好発する傾向にある．

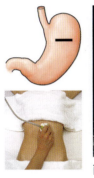
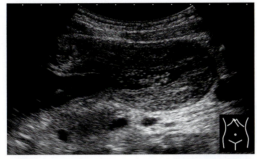
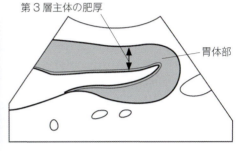

画像①

### この画像からわかるエコー所見
胃体部に第3層を主座とする著明な壁肥厚がみられる．
層構造は明瞭であり，肥厚の程度に対しリアルタイムでは，蠕動に伴う壁の伸縮性は良好に観察された．

### この画像以外の特徴的エコー所見
①AGMLの超音波像の特徴は，胃壁の全周性・びまん性の強い肥厚像である
②症例によってはびらんや潰瘍の存在による炎症の波及により，第2層や第4層の肥厚像も認められることもある

### 本症例のエコー所見のまとめ
壁肥厚部の壁性状を詳細に観察する．表の鑑別ポイントを念頭に置いて診断を進める．
壁肥厚は一過性のものであり，症状の軽快とともに消退していく．本症が疑われたときには，コップ1～2杯を飲水させ胃を観察する．肥厚した胃壁の性状がさらに詳細に観察することが可能となる．

表　壁肥厚を呈する疾患の鑑別ポイント

| | | AGML | 胃アニサキス症 | 4型進行胃癌 | 胃リンパ腫 |
|---|---|---|---|---|---|
| 壁性状 | 層構造 | 保持 | 保持 | 消失または保持 | 消失または保持 |
| | 肥厚部位 | 粘膜下層 | 粘膜下層 | 全層 | 粘膜層〜固有筋層 |
| | 肥厚の範囲 | 一領域に全周性肥厚 | 限局性に肥厚 | びまん性に肥厚 | 限局性またはびまん性に肥厚 |
| エコーレベル | | 比較的高エコー | 低エコー | 比較的低エコー | 極めて低エコー |
| 伸展性 | | 良好 | 良好 | 不良 | 比較的良好 |

# 上部消化管❸ 胃潰瘍・十二指腸潰瘍

消化性潰瘍とは，消化管粘膜の限局性組織欠損であり，少なくとも粘膜筋板を越える深さの欠損の場合を潰瘍といい，粘膜層にとどまるものをびらんという．潰瘍は病理学的に組織欠損の深さによって，UL-Ⅰ（びらん）からUL-Ⅳまで4段階に分類される**(図)**．胃潰瘍の好発部位は幽門腺と胃底腺の境界近傍であり，十二指腸潰瘍の好発部位は球部前壁である．自覚症状としては心窩部痛，悪心，嘔吐，胸やけがある．

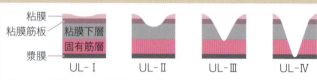

UL-Ⅰ：粘膜層のみの組織欠損（びらん）
UL-Ⅱ：粘膜筋板を越え，粘膜下層に達する組織欠損
UL-Ⅲ：組織欠損が固有筋層にまで達するもの
UL-Ⅳ：組織欠損が固有筋層を越え，漿膜下組織または漿膜にまで達したもの

**図　UL分類**

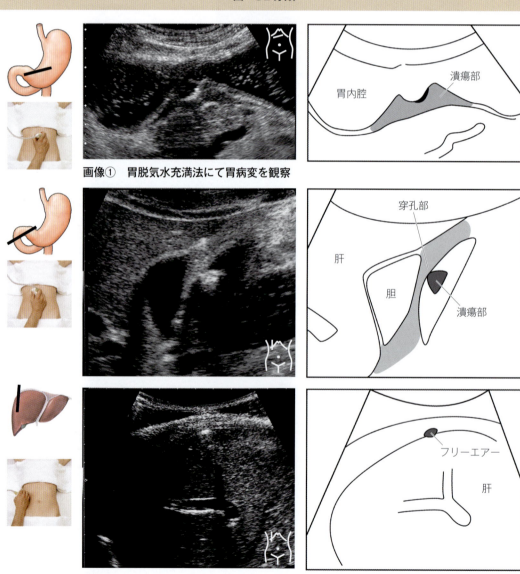

画像①　胃脱気水充満法にて胃病変を観察

画像②

### これらの画像からわかるエコー所見

**【画像①】**
胃角部後壁に第3層から第4層にかけて均一な低エコー像（潰瘍エコー）を呈する壁肥厚がみられ，表面には音響陰影を伴う高エコーが認められた．

**【画像②】**
上図：右肋骨弓下走査での十二指腸球部側面像では，漿膜側を貫く線状の高エコーが描出され，穿孔が考えられた．
下図：右肋間走査にて肝表面には，多重反射をわずかに伴うスポット状の高エコー（フリーエアー）が認められ，十二指腸潰瘍穿孔と診断された．

### これらの画像以外の特徴的エコー所見

① 胃・十二指腸潰瘍の超音波像の基本は，低エコーを呈する浮腫を反映した限局性の壁肥厚と，さらに潰瘍底に貯留した白苔（浸出物），エアーのトラップなどによる高エコー像である
② 大きく，深掘れを呈する潰瘍では，浮腫性の壁肥厚が全周性に認められるため，進行胃癌に類似する超音波像を呈することがある．しかし，1〜2週間後の浮腫が消退した時期での観察で鑑別診断は可能となる
③ 穿孔例では，肥厚した壁内に突き刺さるような線状・帯状高エコーを認め，筋層を貫く潰瘍像を呈し，肝周囲に多重反射としてフリーエアーがみられる．腹部単純X線上，腹腔内フリーエアー像が認められない場合においても，肝前面に少量の腹腔内ガスが検出される
④ 漿膜の辺縁不整像や，大網組織の集積を示す壁外周辺高エコー域は，穿通を強く示唆する所見である

### 本症例のまとめ

潰瘍部エコー：表層から深層への浮腫性低エコー性肥厚像．浮腫が強い場合，層構造の認識が困難となり，癌との鑑別に苦慮する場合があるが，病変は一般に癌のほうが硬い．
白苔エコー：陥凹表面の高エコー像，側面では弧状，正面では円形．
穿孔：固有筋層外に突出した線状・帯状エコーと肝表面フリーエアー像．フリーエアーは，必ずしも肝被膜直上にあるとは限らない．
潰瘍像を明瞭に描出するには，脱気水飲用が不可欠である（ただし，急性腹症の場合は主治医と相談するなど注意が必要である）．
潰瘍穿孔を疑った際に，肝表面の微量なフリーエアーを検出するためには，高周波プローブを使うなど工夫が必要である．

### ワンポイントアドバイス　胃・十二指腸潰瘍穿孔例の保存的治療の決め手

① 穿孔部が大網に被われているか？　また，穿孔部が肝下面（または他の臓器）で被われ，その周囲を大網が被われているエコー像．
② 腹水の量が比較的少ない．
③ フリーエアーの量には左右されない．
以上の超音波所見と身体的な所見を考え合わせて保存療法が選択される．

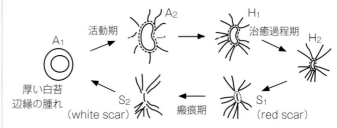

**Active stage（活動期）**
$A_1$：潰瘍底に厚い白苔を有し，辺縁は浮腫状に腫脹，再生上皮は認めず，出血，凝固塊の付着がみられる．
$A_2$：潰瘍底に白苔を認め，潰瘍辺縁の浮腫状腫脹は減退し，わずかに再生上皮を認める．

**Healing stage（治癒過程期）**
$H_1$：潰瘍は縮小し辺縁に再生上皮の発赤帯がみられる．
$H_2$：潰瘍は著明に縮小し発赤帯が広がり，わずかに白苔がみられる．

**Scaring stage（瘢痕期）**
$S_1$：潰瘍は消失し発赤が残る赤色瘢痕．
$S_2$：発赤が消失した白色瘢痕．

**図　消化性潰瘍の内視鏡病期分類（崎田・三輪分類）**
（崎田隆夫，三輪　剛：悪性潰瘍の内視鏡診断―早期診断のために．日消病会誌　67：984-989，1970を改変して転載）

# 上部消化管❹ 胃アニサキス症

消化管アニサキス症は，Anisakis亜科のAnisakis属に分類される線虫がヒトの消化管に侵入して起こる病態である．虫体は魚介類に寄生するため，生魚の摂取が多いわが国では，消化管アニサキス症の発生頻度はきわめて高く，1年間に2,000例から3,000例にのぼるとみられている．

わが国で病原として見いだされているAnisakis属で最も頻度の高いのはAnisakis simplexであり，体長は19〜36mmと十分に肉眼で見える大きさである．調査の結果，150種以上にものぼる非常に広範囲の魚種から見いだされている．

消化管アニサキス症の罹患部位としては胃の頻度が最も高く，次いで小腸，十二指腸に多い．また大腸や口腔粘膜，食道のアニサキス症も報告されており，全消化管に発生しうると考えてよい．臨床像としては，生鮮魚介類の摂取後に起きる腹痛が特徴である．嘔気・嘔吐を伴う場合もあり，その他，稀に蕁麻疹を伴う症例も存在する．摂取から症状発現までの時間は数時間〜24時間くらいまでのものが大半を占める．

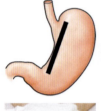
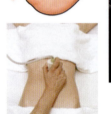
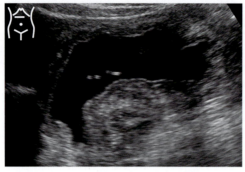
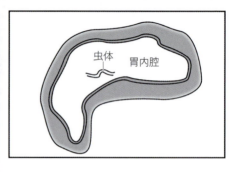

### この画像からわかるエコー所見
①胃角部に壁肥厚像を認め，脱気水飲用にて詳細な観察を行った
②胃内腔にリアルタイムで運動性を呈する2本の線状エコーを認めた．サンマ刺身の摂取歴，虫体像の描出から胃アニサキス症と判断した

### この画像以外の特徴的エコー所見
①病変の主体は粘膜下層であり，病理組織学的には虫体刺入部を中心に高度の好酸球浸潤を伴った炎症，浮腫，細血管拡張などがみられる
②超音波像の特徴は，刺入部領域に限局する低エコーの強い浮腫性肥厚像と腹水である
③胃であれば脱気水充満法による観察を積極的に行い，虫体そのものをできるだけ描出し，胃アニサキス症と診断する
④描出のポイントは，体位変換により限局する病変部位に水を集中させ，壁に付着する運動性のある2本の線状高エコー（虫体）を探索することである

### 本症例のまとめ
・下に提示する画像のように虫体が直線に近い形あるいは高エコーのらせん状隆起として描出されるが，鑑別疾患となるAGMLと迷った際には，アニサキス虫体を有するような生鮮魚介の摂取歴を確認することが診断の決め手となる．
・虫体が複数存在する可能性があり，胃病変を観察したあとにも，小腸までしっかりと観察する必要がある．

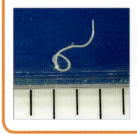
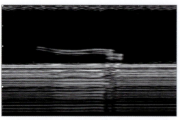
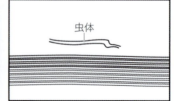

**【摘出虫体と虫体超音波像】**
摘出した虫体（左図）の水浸下超音波像（右図）である．高周波プローブによる観察で，アニサキス虫体は細い平行な2本線の高エコー像として描出される．

# 上部消化管❺ 胃粘膜下腫瘍

胃粘膜下腫瘍とは，腫瘍が粘膜より下層に存在し，周囲と同様な粘膜により覆われて，球状に胃の内腔に突出した病変を総称するものである．大部分は非上皮性であるが，一部に上皮性腫瘍も含まれる．平滑筋腫，脂肪腫，迷入膵，囊胞などの良性腫瘍は日常の臨床で，遭遇することは多い．
gastrointestinal stromal tumor（GIST．下記「本症例のまとめ」参照）は食道から直腸までの消化管に発生し，その頻度はおよそ胃が50～60％，ついで小腸が20～30％，食道および大腸が5％と報告されている．

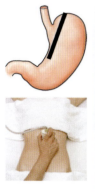
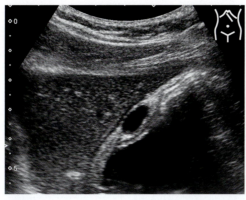
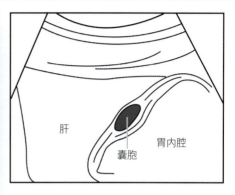

画像①

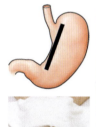
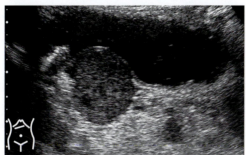

画像②

## これらの画像からわかるエコー所見

【画像①】
ルーチン検査にて胃壁内に腫瘤性病変を描出した．脱気水を飲用し詳細な観察をしたところ，胃体上部小弯側の第3層（粘膜下層）内の囊胞と判断した．

【画像②】
胃壁に接した腫瘤を認めたため，脱気水飲用にて詳細観察を行った．胃角部後壁に，第4層（固有筋層）に連続して壁外突出する低エコー腫瘤を描出し，GISTと判断した．

## これらの画像以外の特徴的エコー所見

①スクリーニング検査で偶然発見されることもあるが，多くは内視鏡などで指摘されているから，飲水をして層構造を明瞭に描出することが有用である
②粘膜下腫瘍の診断には，腫瘍がどの層に存在するかが重要であり，層構造の観察，腫瘍のエコーレベルや血流などの性状評価を合わせて診断する
③GISTの悪性度に関しては，腫瘍径と核分裂像数によるリスク分類が用いられている

## 本症例のまとめ

**GISTの概念**：従来，固有筋層由来の腫瘍の多くは筋原性腫瘍（平滑筋腫，平滑筋芽細胞腫，平滑筋肉腫），あるいは神経原性腫瘍（神経鞘腫，神経線維腫）であるとされていた．しかし，遺伝子学的・免疫組織学的検索によりカハール（Cajal）の介在細胞（固有筋層に存在する消化管運動のペースメーカー細胞）由来の腫瘍をGISTとする概念が定着した．すなわちKIT蛋白質やCD34蛋白質を発現し，免疫染色にてc-kit，CD34が陽性であるものが臨床病理学的にGISTと診断され，筋原性腫瘍，神経原性腫瘍などの間葉系腫瘍とは区別されるようになった．

## 上部消化管❻ 肥厚性幽門狭窄症

肥厚性幽門狭窄症は，新生児で嘔吐をきたす代表的な疾患であり，胃幽門筋の著明な肥厚と通過障害を認める．乳児の消化管疾患では比較的頻度は高い．生後2～3週頃よりみられ，4～8週に好発する．男女比は約3.5：1と男児に好発する．症状は噴出性嘔吐をきたすが，吐物に胆汁が混じることはない．理学所見では，オリーブ様と形容される肥厚した幽門筋が腫瘤として触知される．
確定診断のためには，従来X線画像診断が必要とされていた．しかし最近では，超音波検査は肥厚した筋層や，通過状態も観察できるため，第一に選択される検査法とされている．高周波プローブを用いた観察にて，明瞭な幽門筋の描出が可能となる．

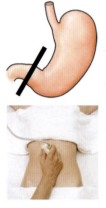
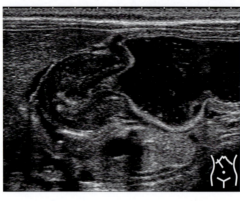
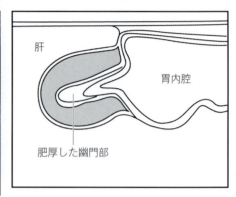

### これらの画像からわかるエコー所見

幽門筋が明らかに肥厚しており，筋層厚7mmを計測した．
肥厚性幽門狭窄症の典型画像である．

### これらの画像以外の特徴的エコー所見

①固有筋層厚4mm以上が最も有意な所見である
②コンベックス型プローブでは，肥厚した幽門筋は比較的均一な低エコーとして描出される
③高周波リニア型プローブでは，肥厚した内輪状筋と正常な外縦走筋の分離が可能であるため，高周波による詳細な観察は必須
④高周波リニア型プローブの観察では，肥厚した幽門筋は内腔側から低エコー（粘膜下層と内輪状筋の境界），高エコー（内輪状筋の肥厚），低エコー（外縦走筋）の順に描出される
⑤幽門狭窄症の診断基準は図の通りである

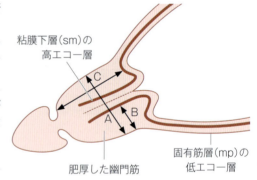

図　肥厚性幽門狭窄症の超音波診断基準
A：幽門部直径（14mm以上）
B：筋層の厚さ（4mm以上）
C：幽門管の長さ（14mm以上）

### 本症例のまとめ

通常の検査体位である仰臥位で検査すると，前庭部～幽門部が胃全体のなかでは高い位置にくるため，ここに胃内のガスが集まり幽門部が見づらい．糖水を与えるか哺乳させ，少し右下側臥位にすると，幽門部のガスは胃底部方向に移動し，飲んだ液が幽門部に充満して幽門管が観察しやすくなる．

# 上部消化管❼ 胃癌

胃に発生した悪性上皮性腫瘍で，胃悪性腫瘍の約 98％を占める．胃癌の 90％以上が腺癌である．
また，胃幽門腺領域には分化型癌が，胃底腺領域には未分化型癌が多く発生する．
好発部位は前庭部，とくに小彎上である．
胃癌の発生率は 40〜70 歳に多く，60 歳代でピークとなる．男女比では，約 2：1 の割合で男性に多い（若年者では女性に多い傾向を認める）．

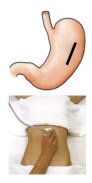
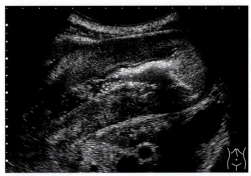
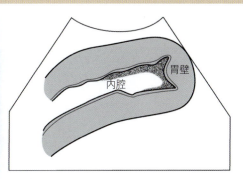

画像①

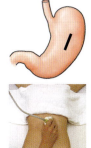
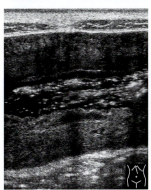
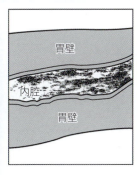

画像②

## これらの画像からわかるエコー所見

【画像①】
胃体部から前庭部にかけて全周性の高度な壁肥厚がみられる．
層構造は不明瞭ながら保たれて描出．
4 型進行胃癌と診断された．

【画像②】
同症例の高周波プローブによる画像．
層構造の詳細な観察が可能となる．

## これらの画像以外の特徴的エコー所見

①層構造の消失した限局性壁肥厚
②潰瘍，線維化，粘液産生などにより多彩なエコー像がみられる
③早期胃癌の超音波像は低エコー性壁肥厚として描出され，Ⅱc，Ⅲ型胃癌では陥凹，潰瘍エコーが認められる
④胃脱気水充満法でも超音波内視鏡と同様に胃の 5 層構造が描出され，深達度の浅い SM1 癌，描出困難な部位（噴門，胃体上部）を除き，詳細な観察により SM2 以深癌の診断は可能である

## 本症例のエコー所見のまとめ

進行癌のうち 4 型進行胃癌（スキルス胃癌）は，層構造は温存されるが各層の厚みは不整で，硬さがある．
リアルタイムでは，壁の伸展性は乏しく非常に硬い印象であった．
病変の硬さは鑑別所見として有用であり，癌のほうが一般的に硬い．
他臓器などへの遠隔転移の有無についても注意して観察する．

## 上部消化管❽ 胃リンパ腫

胃に原発する非上皮性悪性腫瘍で，胃悪性腫瘍の中の約0.5～2%を占める．肉眼分類では，佐野らの①表層型，②潰瘍型，③隆起型，④決潰型，⑤巨大皺襞型，または廣田らの①表層拡大型，②巨大皺襞型，③腫瘤形成型が用いられている．50～60歳代に多くみられ，わずかに男性優位である．好発部位は胃体中下部大彎側である．病理組織学的には，Isaacsonらが MALT(mucosa-associated lymphoid tissue)由来のリンパ腫の概念を提唱して以来，原発性胃悪性リンパ腫の多くはそれに属するものとされている．胃MALTリンパ腫はmarginal zoneのB細胞から発生したものであり，low grade MALTリンパ腫，high grade MALTリンパ腫，さらにはdiffuse large cell typeへの移行が考えられている．*H. pylori* 感染は胃MALTリンパ腫の発生に深い関連性が示唆され，low grade MALTリンパ腫に対しては，除菌治療が試みられている．

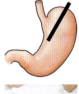

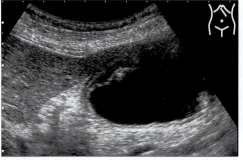
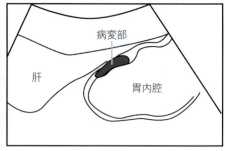

画像①

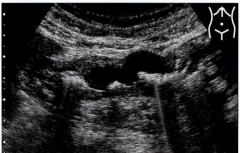
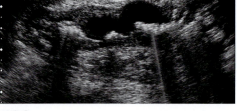

画像②

### これらの画像からわかるエコー所見
【画像①】
胃体上部に，均一な低エコーを呈する壁肥厚を認める．脱気水飲用下の検査で，より明瞭な画像が得られた．精査の結果，悪性リンパ腫と診断された．
【画像②】
胃前庭部前壁に，均一な低エコーを呈する隆起性病変が認められ，頂部は陥凹し，漿膜側では結節性に突出していた．濾胞構造を認めず diffuse type が考えられた．

### これらの画像以外の特徴的エコー所見
①超音波検査では，低エコー性腫瘤として描出され，内部は均一で，エコーレベルは極めて低いことを特徴とする
②follicular type は，低エコーの濾胞構造を認め，diffuse type では，濾胞構造は認めず，均一な壁肥厚像を呈することが多い
③表層型の胃 MALT リンパ腫などでは，治療の評価に超音波内視鏡が優れている

### 本症例のまとめ
極めてエコー輝度の低い腫瘤性(あるいは隆起性)病変を検出した際には，悪性リンパ腫を念頭に置いて検査を進める．しかし悪性リンパ腫すべてが同様な所見を呈するわけではないので，この点に留意する必要がある．胃壁肥厚を呈する疾患の主な鑑別点は「急性胃粘膜病変」(59ページ)表を参照．

# 下部消化管❶ 炎症性腸疾患 ①潰瘍性大腸炎

大腸，特に直腸粘膜および粘膜下組織を侵し，びらんや潰瘍を形成する原因不明の慢性炎症性腸疾患である．寛解と増悪を繰り返し，完全治癒が得られない．通常，直腸病変は必発である．病変の主座は粘膜層であるが，炎症の程度により粘膜下層，固有筋層にも及ぶ．直腸から連続性に口側に向かってびらん，潰瘍，発赤，出血，炎症性ポリープなどを形成する．稀にCrohn病と同様に非連続性病変を呈することもある．

臨床症状は，持続性または反復する粘血・血便，下痢，腹痛，発熱である．好発年齢は20歳代であるが，高齢者や小児期に発症することもある（25歳前後にピークがあり，60歳前後に第2ピークがある）．男女比は1：1．

合併症は，腸管合併症として大腸癌（4型癌，低分化癌が多いとの報告がある），中毒性巨大結腸症がある．また，腸管外合併症としては口内炎，硬化性胆管炎，皮膚病変（壊疽性膿皮症，結節性紅斑），眼病変，関節病変などが知られている．

罹患範囲，重症度などから以下の分類が用いられる．

〈罹患範囲〉 全大腸炎型，左側大腸炎型，直腸炎型，右側・区域性大腸炎型
〈重症度〉 軽症，中等症，重症（劇症）
〈臨床経過〉 初回発作型，慢性持続型，再燃寛解型，急性劇症型
〈病期〉 活動期，寛解期

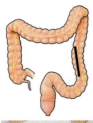
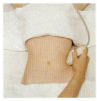
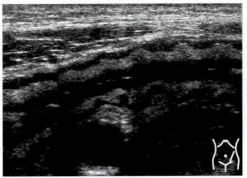
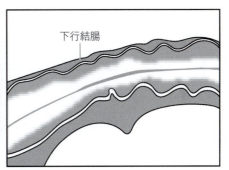
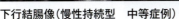

下行結腸像（慢性持続型　中等症例）

### この画像からわかるエコー所見

第2層，第3層の肥厚がみられるが，第3層の低エコー化は認めない．内視鏡では発赤，小潰瘍がみられた．

### この画像以外の特徴的エコー所見

①典型例では均一な連続性病変を呈する
②炎症が表層のみに限局する例（発赤，出血，びらん，浅い潰瘍）では第2層の軽度肥厚，低エコーの混在を伴う第3層の肥厚を認める．内腔の粘性の強い高エコー像は粘液付着を示す
③深掘れの潰瘍を形成する例では，第3層の肥厚，低エコー化が顕著となり，潰瘍エコーがみられる
　これら①〜③が活動期潰瘍性大腸炎の基本像であり，腸管走行を追うことにより罹患範囲（左側大腸炎型，全大腸炎型）が同定される
④非連続性病変例，肛門側大腸に病変を認めず区域性病変のみを認める例などもみられる
⑤治癒期では壁の肥厚が改善する．炎症性ポリープを伴う例では内腔の凹凸が認められる

### 本症例のまとめ

通常，潰瘍性大腸炎は臨床症状，内視鏡所見で活動性を判断するが，内視鏡，注腸X線検査を契機に病状が増悪する例を少なからず経験する．非浸襲的検査で活動性を評価できることが望ましく，超音波検査は腸管壁を詳細に観察することにより炎症の程度，病変範囲を把握できるため有用であると考えられる．

# 下部消化管❷ 炎症性腸疾患 ②クローン病

Crohn 病は腸壁全層に及ぶ原因不明の非特異的慢性炎症性疾患である．潰瘍や線維化を伴う肉芽腫性炎症性病変からなり，口腔から肛門までの全消化管いずれの部位にも生じうるが回腸（回盲部）に最も多くみられる．完治に至ることは少なく，増悪寛解を繰り返しつつ，いずれ狭窄や瘻孔に対し外科的手術が必要となること多い．

全層性，非連続性の区域性病変（skip lesion）であり，縦走潰瘍，敷石像（cobblestone appearance）が特徴的な所見であるが，初期像はびらん，小潰瘍のみのこともある．病変が進行すると，①狭窄，②裂溝，瘻孔（内・外瘻），膿瘍，③穿孔，④出血，を合併する．肛門病変（痔瘻，肛門潰瘍）を伴うことが多い．

主症状は腹痛，下痢，発熱，体重減少であるが，病期，合併症により多彩である．

病変の部位により小腸型，小腸・大腸型，大腸型に分類される．また特殊型として多発アフタ型，盲腸虫垂限局型などがある．小腸・大腸型が約 1/2，小腸型と大腸型がそれぞれ約 1/4 ずつを占め，その他の病型はまれである．

好発年齢は 10 代後半～20 歳代前半であり，15～29 歳で全体の 75％を占める．男女比は約 2：1 で男性が優位である．

注腸 X 線，小腸 X 線，大腸内視鏡の画像診断が主であり，縦走潰瘍，敷石像が描出されれば診断は容易である．胃・十二指腸にもびらん，潰瘍性病変を形成するため，上部消化管内視鏡検査が診断の糸口となることもある．アフタ様びらん病変のみの例では，上部・下部内視鏡の病理組織検査にてサルコイド様非乾酪性肉芽腫を検出することが重要である．

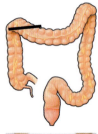
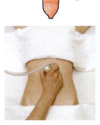
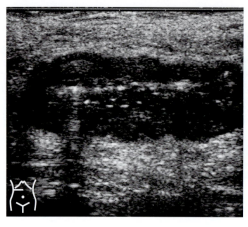
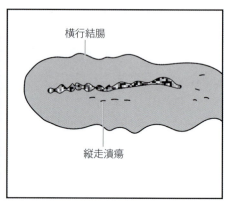

## この画像からわかるエコー所見

右側横行結腸に強い低エコーを呈する著明な壁肥厚が認められた．層構造は不明瞭化し，壁内には線状に配列する高エコーがみられ，縦走潰瘍と考えられた．

## この画像以外の特徴的エコー所見

①Crohn 病の超音波像の特徴は，全層性の強い低エコー性壁肥厚を呈する非連続性病変である
②活動期では層構造は不明瞭となり，浮腫性の肥厚を呈する
③長軸像において肥厚した腸管壁内に凹凸のある線状の高エコーが描出される場合は，縦走潰瘍の所見であり，いわゆる cobblestone appearance に相当する
④腸管走行を追うことにより罹患範囲（小腸型，小腸・大腸型，大腸型）が同定される
⑤狭窄性病変は線状内腔エコーを呈し，蠕動運動が低下した限局性壁肥厚としてみられる
⑥瘻孔，周囲膿瘍例は第 4 層を貫く不整形低エコー領域として描出される
⑦腸管周囲にリンパ節腫大が認められることがある
⑧カラードプラ所見では活動期にカラーシグナルが病変部腸管に明瞭に描出されることが多く，Crohn 病の活動性を反映する可能性が示唆されている
⑨アフタ様病変，小潰瘍が多発し縦走潰瘍を形成しない病変においては，第 2，3 層の低エコー性の軽度壁肥厚像として描出される

## 本症例のまとめ

非連続性病変(スキップ病変)は特徴的で，肥厚した病変と病変の間に正常の腸管壁が存在する．横断像で腸間膜側にみられる幅の狭い楔状の層構造消失(FDサイン)※は，縦走潰瘍を反映したもので本症における信頼性の高い所見である．

※FD sign：focal disappearance of the wall stratification sign

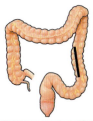
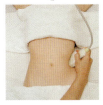
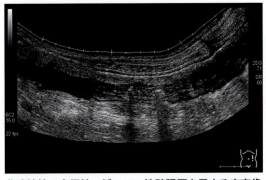
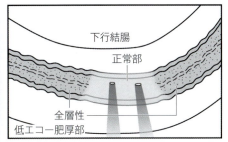

非連続性の全層性・低エコー性壁肥厚を呈する病変像

### ワンポイントアドバイス 潰瘍性大腸炎とクローン病の鑑別点

| パターン | 潰瘍性大腸炎 | Crohn病 |
|---|---|---|
| 罹患範囲 | ・連続性病変：左側大腸炎型，全大腸炎型 | ・非連続病変：小腸型，小腸大腸型，大腸型 |
| 層構造所見 | ・軽症〜中等症例：第2層の軽度肥厚<br>・重症例：第2・第3層の肥厚および第3層低エコー化の出現<br>重症度が増すに従い層構造の不明瞭化，潰瘍・白苔エコー | ・アフタ様病変，小潰瘍：第2層の軽度肥厚<br>・縦走潰瘍エコー像：長軸での線状白苔エコーの配列<br>・敷石像：内腔に凹凸を伴った縦走潰瘍エコー<br>・高度の全層性炎症性病変：全層性の強い低エコー性壁肥厚および層構造の不明瞭化 |
| 血流表示 | ・壁内血流シグナル：CD，UCとも活動期には増強<br>・拍動波(RI値)：CD，UCとも活動期には低値<br>・血管構築像：UC，炎症深達度の浅いCDでは正常血管構築像は保持<br>全層性に炎症の及んだCDでは線維化の進行とともに正常血管構築像が消失 | |
| 合併症 | ・中毒性巨大結腸症：内腔の拡張，壁の菲薄化，穿孔，狭窄 | 狭窄，裂溝，瘻孔，膿瘍 |
| その他 | ・リンパ節腫大：(+)，腹水：まれ | ・リンパ節腫大：(++)，腹水：(±) |

CD：Crohn's disease(クローン病)，UC：ulcerative colitis(潰瘍性大腸炎)

(長谷川雄一・浅野幸宏・伊能崇税：潰瘍性大腸炎，Crohn病の超音波像．Medical Technology 31：379-385，2003 より転載)

# 下部消化管❸ イレウス

何らかの原因により腸管の通過が障害された状態をいう．嘔吐，腹痛，排ガス・排便の停止を3主徴とする．機械的通過障害による機械的イレウスと，腸管の運動が侵された機能的イレウスに大別される．

【単純性イレウス】
器質的疾患により腸管に機械的閉塞をきたすが，腸間膜動静脈の循環障害を伴わないもの．術後の癒着性イレウス，大腸癌などが多い．症状は腹痛，嘔吐，腹部膨満感，発熱がみられる．単純X線写真において，閉塞部より口側の腸管に腸内容物とガスが貯留し，鏡面像(niveau形成)がみられる．絶食・補液，イレウス管を挿入し腸管内の減圧を図った後，器質的疾患の治療を行う．

【絞扼性イレウス】
器質的疾患により腸管に機械的閉塞をきたし，腸間膜動静脈に循環障害を伴い，腸管が壊死に陥る可能性があるもの．初期は単純X線にて鏡面像を認めないこともある．緊急手術を要することが多く，的確な診断が必要である．

【麻痺性イレウス】
周囲臓器の炎症の波及や，神経・筋疾患，薬剤，ショック，ストレスなどに影響を受けて腸管運動が麻痺したもの．

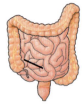

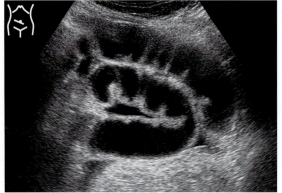
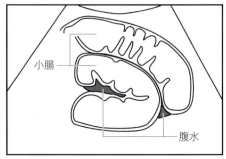

画像①

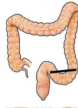

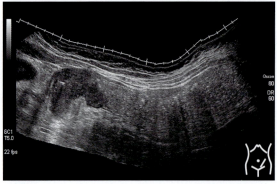
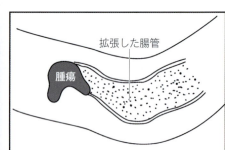

画像②

## これらの画像からわかるエコー所見

**【画像①】**
拡張した小腸は，いわゆるキーボードサインを呈する．リアルタイムでは蠕動とともに内容物の浮動が観察された．ごく少量の腹水も観察される．日常経験することの多い単純性腸閉塞像である．

**【画像②】**
著明な下行結腸の拡張がみられ，閉塞機転の検出のため肛側を観察していくと，不整肥厚を呈するＳ状結腸癌を認めた．

## これらの画像以外の特徴的エコー所見

① 腸管は液状成分に満たされ，拡張した像を呈する．小腸のKerckring襞によりピアノの鍵盤状を呈するキーボードサインは基本知識として覚えておきたい
② 拡張の程度，腸管壁の厚さ，襞(Kerckring襞，ハウストラ)，腸内容の運動性を観察する
③ 通常，単純Ｘ線写真において鏡面像がみられ，イレウスの診断は容易である
④ 大部分が液状成分に占められ拡張した腸管ではガスが少なく，いわゆるgasless abdomenと呼ばれ，鏡面像を認めないこともある．この場合は，絞扼性イレウスや腸間膜動脈血栓症による腸管壊死など重篤な病態であることが多い
⑤ 超音波検査は絞扼性イレウスの可能性を早期に示唆でき，慎重な経過観察により的確に診断できることが利点といえる
⑥ 単純性イレウスでは，拡張した腸管内容物が浮動(to and fro)して観察される．少量の腹水が描出されることもある
⑦ 絞扼性イレウスでは，腸管の拡張は強まり，内容物の浮動が減弱し，腹水が増量する傾向を示す．絞扼性イレウスが進行すると，拡張した限局性の腸管が認められ，内容物の浮動が停止し，腹水は急速に増量する．腸管壊死に至ると，Kerckring襞の崩壊，粘膜面に付着する高エコー，点状高エコーを含む混濁した内容物の沈殿がみられる

### 本症例のまとめ

イレウスにおける超音波検査の意義は，閉塞機転の描出と絞扼性との鑑別である．
閉塞機転は，拡張腸管と空虚な腸管の境界にある．腸管蠕動運動の有無は，絞扼性を判断する重要な項目である．

### ワンポイントアドバイス　イレウスの原因別分類

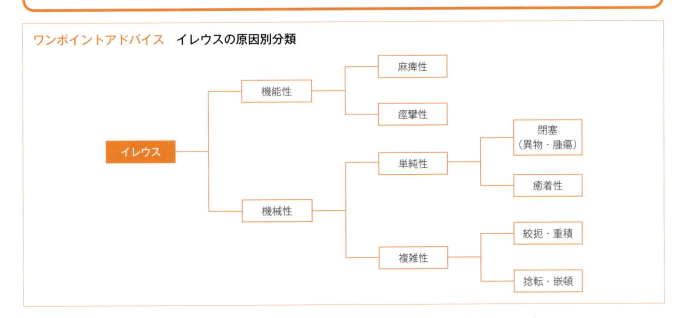

# 下部消化管❹ 腸重積

腸重積とは腸管の一部がそれに連なる腸管内腔に嵌入した状態であり、ほとんどは、肛門側へ向かって嵌入する。嵌入腸管の腸間膜は圧迫され、うっ血、浮腫、出血、腸液分泌増加の状態が引き起こされ、腸間膜動脈の血行障害をきたす。また、重積部を腫瘤として触知する。治療法としては、注腸バリウム法あるいはガストログラフィン注腸でＸ線透視しながら圧を加えて整復するか、整復不能例や発症後20時間以上を経過したものは手術による整復の適応となる。
症状には間欠的腹痛（啼泣）、嘔吐、血便の3つの主症状がある。
腸重積の約90％は小児に発生し、成人では少ない。一般に好発年齢は、新生児～2歳であり、特に6～9カ月頃に多い。小児の腸重積は原因不明のことが多く、70％が回盲部に発生する。
成人ではポリープ、腫瘍、腸炎、憩室、瘢痕などが原因になりやすく、特に好発部位はない。
発生部位は、回腸→結腸、回腸→回腸→結腸、回腸→盲腸であり、小腸→小腸、結腸→結腸はまれである。

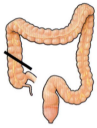
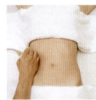
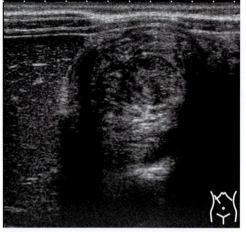
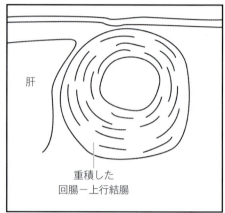
画像①

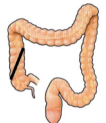
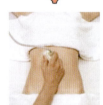
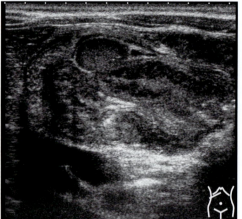

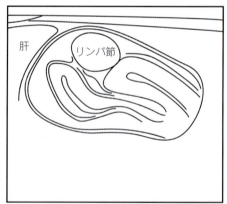
画像②

### これらの画像からわかるエコー所見
**【画像①】**
短軸像では、腸管壁が重積し、層状に認められるいわゆる multiple concentric ring sign を呈する典型的な腸重積像である。
**【画像②】**
長軸像では、浮腫性に肥厚した小腸がみられ、さらにその先進部には腫大した腸間膜のリンパ節がみられた。回盲部に発生し、先進部に腫大したリンパ節をもつ回腸→結腸型の腸重積症と判断した。

### これらの画像以外の特徴的エコー所見
① multiple concentric ring sign など典型画像を呈するので診断は容易であることが多い
② 必ず先進部の状態を観察することを心がける
③ 外筒周囲を取り巻くような高輝度エコーを認めた場合は、穿孔による遊離ガスも鑑別として考える必要がある

### 本症例のまとめ

乳幼児の場合は，腹痛により体動が激しくなり検査が困難となる場合もあり，本症を疑う際には回腸-結腸型が高頻度であることから，同部から検索に取り掛かるほうがよい．

成人の場合は，その先進部に腫瘍が存在することが多いので，典型画像で安心せず腫瘍検索に取り組むこと．

#### ワンポイントアドバイス　注腸造影所見

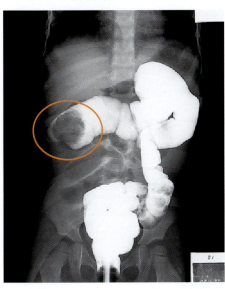 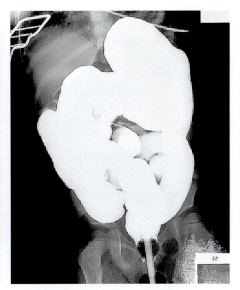

左図：整復を目的とした注腸造影所見では，上行結腸はカニのツメ状（○内）を呈し，腫瘤部には kerckring 襞が認められた．回腸結腸重積像である．

右図：整復された注腸像である．

# 下部消化管❺ 感染性腸炎

感染性腸炎に共通した超音波像の特徴は，腸管の浮腫性壁肥厚像や拡張像である．超音波像のみで感染性腸炎の起因菌を特定することは困難であるが，罹患の範囲や炎症の最も強い部位を超音波にて観察し，さらに食物摂取歴や薬剤服用歴，海外渡航歴などを詳細に聴取し，発症経過を参考にすることで，推定が可能であると考えている．感染性腸炎のなかでも，特に細菌性食中毒（サルモネラ腸炎・キャンピロバクター腸炎）の臨床像について解説する．

【サルモネラ腸炎】
わが国の細菌性食中毒原因の第1位であり，その発生は増加傾向にある．感染経路は感染動物の肉，鶏卵，乳製品を介しての感染が多い．組織浸潤性の高い細菌である．胃酸による殺菌を免れた菌が下部小腸に到達し，粘膜上皮細胞内に侵入し炎症を引き起こす．8〜48時間の潜伏期を経て嘔気，嘔吐が始まり，続いて下痢，発熱が出現する．血便が約25〜30％に認められ，重症例，遷延化例も認める．

【キャンピロバクター腸炎】
細菌性食中毒の約5％を占める．鶏や牛などの腸管に常在していることから調理不十分な鶏肉などの食材が食中毒の原因となる．組織浸潤性の高い細菌である．潜伏期間は2〜7日と長く，主要症状は下痢，血便，発熱，腹痛，嘔吐である．稀に腹膜炎，敗血症などを起こし重篤となることもあるが，一般的にはサルモネラ腸炎より軽症である．

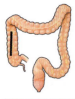

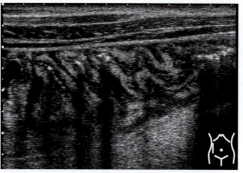

画像①　サルモネラ腸炎（上行結腸超音波像）

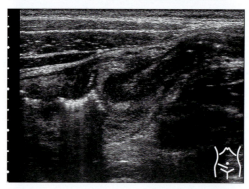
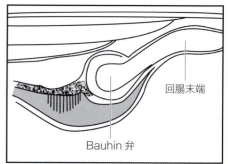

画像②　キャンピロバクター腸炎（回盲部超音波像）

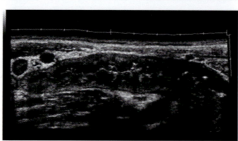

画像③　腸チフス（回盲部超音波像）

## これらの画像からわかるエコー所見

**【画像① サルモネラ腸炎】**
- 回腸末端から右側大腸または全結腸にかけ，強い浮腫性の壁肥厚像を認める．
- Bauhin弁は腫大し，回盲部のリンパ節腫大も伴うことが多い．

**【画像② キャンピロバクター腸炎】**
- 回腸末端から右側結腸または全結腸に，浮腫性の壁肥厚像が認められる．
- 回盲部のリンパ節腫大を伴うことが多い．
- サルモネラ腸炎と類似する超音波所見であるが，サルモネラ腸炎より腸管壁の浮腫性肥厚像はやや弱い．

**【画像③ 腸チフス】**
- 回腸末端に限局した粘膜・粘膜下層の強い低エコー性浮腫性肥厚（Peyer板の炎症を反映）を呈し，周囲のリンパ節の著しい腫大がみられる．
- サルモネラ腸炎，キャンピロバクター腸炎でも回腸末端炎の像を呈するが，本症に比べ腸管壁内のPeyer板の変化が少ないため低エコー化が若干弱く，周囲リンパ節の大きさも小さいことが鑑別となる．

## これらの画像以外の特徴的エコー所見

細菌性腸炎の多くは，下図のように大半は右半結腸に強い肥厚を呈する．回盲部リンパ節の腫大にも留意する．

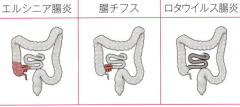

（長谷川雄一：コンパクト超音波 α シリーズ　消化管アトラス．ベクトルコア，2008，p125 より転載）

## 本症例のまとめ

菌腫により特徴的な超音波所見（右側結腸優位の肥厚）を呈することから，ある程度の起因菌推定は可能である．層構造は温存されている．
腸炎ビブリオは，腸液貯留による大腸の拡張（上行結腸）が主たる超音波像であり，肥厚は粘膜障害による軽度の虚血とする報告がある．

## ワンポイントアドバイス　薬剤性腸炎

薬剤のうち，抗生物質によって起こる大腸炎がほとんどで，ほぼ同義語的に抗生物質起因性大腸炎と呼ばれる．薬剤起因性大腸炎は，急性出血性大腸炎（acute hemorrhagic colitis：AHC）と偽膜性大腸炎（pseudomembranous colitis：PMC）に大別される．いずれも薬物投与による腸内細菌叢の変化が原因とされている．
起因薬剤としては，抗生物質，消炎鎮痛剤，抗癌剤，重金属，ステロイド，経口避妊薬などが挙げられる．
急性腸炎患者で本症を疑われた場合は，薬剤の使用歴についての注意深い病歴の聴取が重要なポイントとなる．

# 下部消化管❻ 虚血性大腸炎

虚血性大腸炎とは，主幹血管に明らかな閉塞がないにもかかわらず，大腸に種々の虚血性変化を生じる疾患である．一過性型，狭窄型，壊死型の3型に分類されることが多いが，不可逆性変化を伴う壊死型を除外し一過性型と狭窄型を狭義の虚血性大腸炎とする考え方もある．3型の発生頻度は異なるが，大部分（90％以上）が一過性型である．狭窄型はせいぜい数％程度で，壊死型はさらに少ないものと考えられる．

女性に多く（男：女＝1：2〜3），50歳以上の中年および高齢者に多いが，若年者にみられることも少なくない．従来，糖尿病，高血圧，動脈硬化など血管因子としての基礎疾患が本症の誘因として挙げられてきたが，これをもたない症例も多い．壊死型では動脈硬化性の基礎疾患を合併した高齢者が多いが，一過性型（特に若年者）では血管因子をもつ者はほとんどなく，誘因として腸管蠕動の亢進とそれに伴う管腔内圧の上昇などの腸管因子が重要である．

慢性便秘・宿便，発症前の一時的便秘，排便困難などを経験している患者が多い．腹部手術の既往，経口避妊薬，下剤による下痢，透析なども誘因になりうる．

典型例は突然の強い腹痛を自覚後，最初は固形の排便があり，これに頻回の下痢が続き，さらに血便を認めるようになるというものである．腹痛と下血はほとんどの症例で認められ，嘔気を認めることもある．

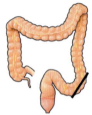

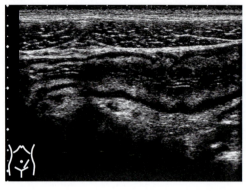
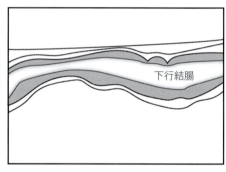

### これらの画像からわかるエコー所見
① 下行〜S状結腸に限局した浮腫性壁肥厚像がみられ，第3層粘膜下層は肥厚し，一部浅層から中層までの低エコー化が認められた
② 病変が区域性であり，炎症の主座が粘膜下層であることから虚血性大腸炎と判断した

### これらの画像以外の特徴的エコー所見
① 虚血性大腸炎の超音波の基本像は炎症の主座が粘膜下層にあるため，第3層の低エコー浮腫性肥厚である．比較的均一な低エコーを呈する例，斑状性低エコーを混ずる例がみられる
② 高周波探触子による観察では，鮮明に粘膜下層の浅層から深層に低エコー化を認める．この低エコー化の強弱は，臨床所見を反映している
③ 区域性病変であり，炎症の最強点は罹患範囲のほぼ中心に位置していることが多い
④ 一過性型では5日から14日以内に浮腫性肥厚の消退がみられる
⑤ 狭窄型では14日以降も浮腫性肥厚が残る

### 本症例のまとめ
臨床症状と超音波所見から，虚血性大腸炎の診断自体はさほど困難ではない．
必ず病変を肛門側まで観察し，類似所見を呈する癌の狭窄による閉塞性腸炎を見逃さないようにすることが大切である．

# 下部消化管❼ 大腸憩室周囲炎

大腸憩室の発生機序は，血管が腸壁を貫く部位（結腸間膜紐の外側の2列，対結腸間膜紐の両側2列）が脆弱であるため，腸管内圧の上昇により粘膜が漿膜側に突出するとされている．
憩室の好発部位は，わが国では右側が約70％と多くを占めるが，欧米ではS状結腸憩室が約80％を占める（ただし高齢者では左側結腸が増加する）．
大腸憩室は内容物を排出する能力に乏しく，糞便は長期間停滞することになる．そこに憩室粘膜のびらん，炎症が生じ，微小穿孔をきたし，憩室周囲の炎症として始まる．
大腸憩室炎は，憩室粘膜の炎症よりむしろ憩室周囲組織の炎症であると考えられている．
憩室炎を合併する頻度は大腸憩室症全体の10～20％とされている．
症状は腹痛，発熱であり，罹患部位が右側大腸である場合は理学所見上，急性虫垂炎との鑑別が困難なこともある．

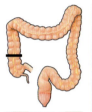

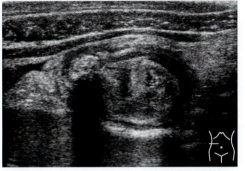

画像①

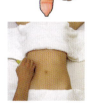
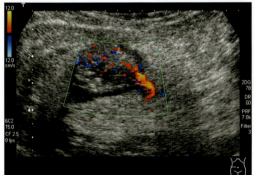

画像②

### これらの画像からわかるエコー所見
**【画像①】**
上行結腸横断走査（短軸面）にて腸管外へ突出する腫瘤像がみられる．
腫瘤内は高エコーで音響陰影を伴う．
周囲脂肪織の肥厚がみられる．
**【画像②】**
カラードプラにて弧状の血管エコー像が観察された症例．

### これらの画像以外の特徴的エコー所見
①腸管壁より腸管外へ突出する低エコー腫瘤像（憩室の炎症，または膿瘍形成像）
②腫瘤内高エコー像（浸出物，糞石）
③腫瘤より連続する腸管壁（固有筋層および粘膜下層）の肥厚
④腫瘤周囲高エコー域（周囲脂肪織炎）
⑤弧状の血管エコー

### 本症例のエコー所見のまとめ
臨床上重要となるのが，虫垂炎との鑑別である．
大腸憩室周囲炎を考える場合，結腸に壁肥厚を認めたら必ず横断走査（短軸面）に切り替え，前述の特徴的エコー所見の確認を行う．腸管壁より腸管外へ突出する低エコー腫瘤像が確認できれば，診断は比較的容易である．

# 下部消化管❽ 大腸癌

大腸癌は大腸（結腸・直腸）に生じる上皮性悪性腫瘍である．大腸粘膜の上皮より発生し，大部分が腺癌である．
50〜70歳代に多い．
好発部位はS状結腸〜直腸で約80％を占め，残り約20％が盲腸〜上行結腸にみられる．
発生部位により症状が異なり，右側結腸は一般に自覚症状に乏しく，左側結腸ではイレウス症状が出やすいとされる．

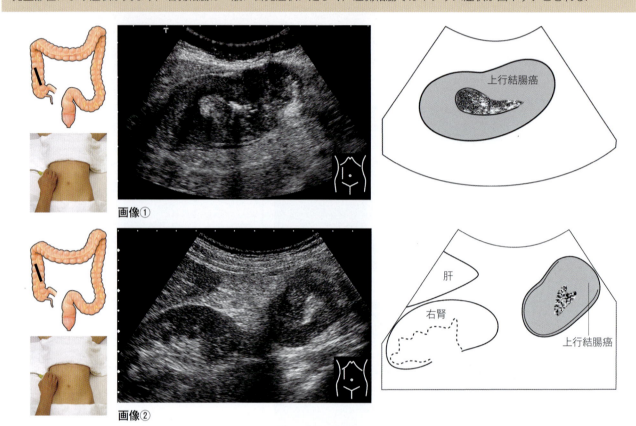

### これらの画像からわかるエコー所見

【画像①】
上行結腸に全周性の壁肥厚が認められ，内腔は狭窄していた．壁は硬化し蠕動は消失，また内腔の内容物による高エコー域を認めた．いわゆるpseudokidney signを呈する2型進行癌である．

【画像②】
右腎臓と対比した上行結腸癌である．
pseudokidney signたる所以がよく理解できる．

### これらの画像以外の特徴的エコー所見

①層構造の消失した限局性壁肥厚
②進行癌の典型例では，肥厚した消化管壁が低エコーの腫瘤を形成し，その内腔には消化管内容やガスが高エコーとして描出され，いわゆるpseudokidney signを呈する
③内腔が著明に狭窄した状態では，pseudokidney signはみられない．サインに固執しない詳細な画像解析が大切である
④周囲リンパ節の腫大
⑤漿膜面の変形は，癌の壁外浸潤を考える根拠となる

### 本症例のエコー所見のまとめ

進行癌の典型的な画像であり，比較的容易な診断が可能である．
他臓器などへの遠隔転移の有無についても注意して観察する．

# 虫垂❶ 急性虫垂炎

虫垂の非特異的急性化膿性炎症である（虫垂内腔の閉塞，虫垂粘膜への細菌感染を起因とする炎症である）．虫垂内腔の閉塞は，粘膜下リンパ濾胞の過形成，糞便うっ滞，糞石，食物残渣などにより生じる．リンパ路のドレナージが閉塞し，虫垂粘膜の浮腫をきたし，細菌感染を伴い粘膜にびらんを形成する．また，急性腹症のなかで最も頻度の高い疾患とされる．
痛みは，上腹部と臍を中心とする内臓痛から，右下腹部に限局する体性痛へと移行する．
虫垂炎は，カタル性と蜂窩織炎性および壊疽性に分類される．

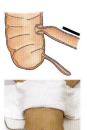
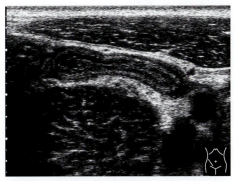
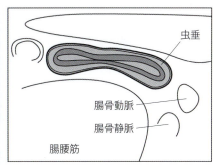

**画像①　蜂窩織炎性虫垂炎**

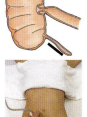
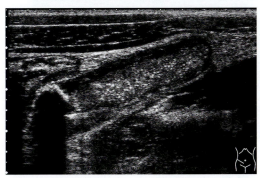
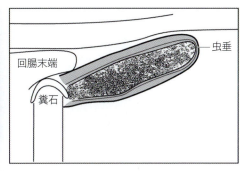

**画像②　壊疽性虫垂炎**

## これらの画像からわかるエコー所見

**【画像①　蜂窩織炎性虫垂炎】**
短軸径9mmと腫大した虫垂．層構造は比較的連続性が保たれ，第3層粘膜下層の肥厚が明瞭．周囲脂肪織の肥厚がみられる．

**【画像②　壊疽性虫垂炎】**
短軸径13mmと腫大した虫垂．虫垂口部に糞石を認め層構造は不連続で第3層粘膜下層は消失している．

## これらの画像以外の特徴的エコー所見

**【直接所見】**
①腫大した虫垂像（target sign, fish eye sign）

**【間接所見】**
②虫垂結石（糞石）の存在
③回盲部，上行結腸への炎症の波及による浮腫性壁肥厚
④限局性腸管麻痺像
⑤回盲部付近のリンパ節腫大
⑥腸間膜や大網などの炎症波及による周囲高エコー域
⑦回盲部周囲およびダグラス窩腹水貯留
⑧虫垂周囲の膿瘍形成

## 本症例のまとめ（病理学的病期分類とエコー所見）

虫垂短軸径6mm以上を病的腫大と判定する．
- カタル性虫垂炎：層構造の連続性は保たれ，第3層粘膜下層に軽度の肥厚を認めるもの．
- 蜂窩織炎性虫垂炎：層構造は比較的連続性が保たれ，第3層粘膜下層の肥厚がより明瞭となるもの．
- 壊疽性虫垂炎：層構造は乱れ不連続となる．第3層粘膜下層が消失する例もある．

# 疾患ではないが知っておくべきエコー所見

## ① フリーエアー（腹腔内遊離ガス）

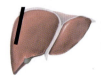
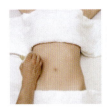
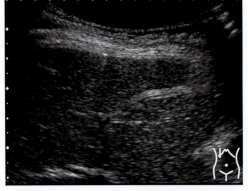
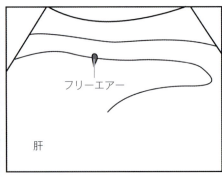

**画像①**

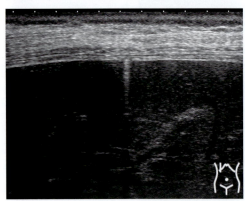
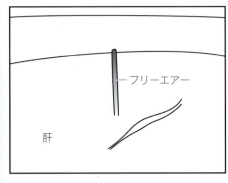

**画像②**

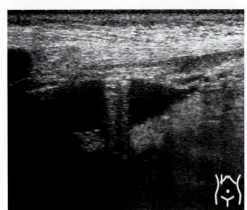
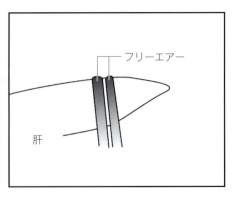

**画像③**

遊離ガスの量がごく微量であっても大量であっても，同定困難なことが多い．
特に十二指腸潰瘍穿孔を考える場合，十二指腸周囲や肝被膜直上を丁寧に観察する必要がある．
画像①：コンベックス型プローブで，肝被膜上に高輝度点状エコーとして描出された．
画像②：リニア型プローブで，肝被膜上にコメット様エコーとして描出された．
画像③：リニア型プローブで，肝被膜上に複数のコメット様エコーとして描出された．

❷ 経口腸管洗浄剤服用後の拡張腸管

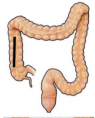
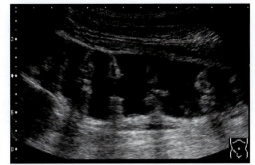
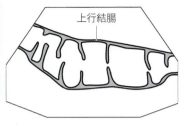

大腸内視鏡検査前処置の経口腸管洗浄剤服用下では，洗浄剤により拡張してみられることもある（服用30分以後の上行結腸像）．

**ワンポイントアドバイス　知っておきたい胃脱気水充満法**

・脱気水（準備できなければペットボトルの水あるいはお茶）を500 ml以上飲用する．実際には全量飲めないことが多いので，飲めるだけ飲んでもらう．
・病変の占拠部位に応じた体位（坐位，臥位，右，左半側臥位）をとり，観察する．

【胃脱気水充満法の走査方法】
各部位の走査手順は通常観察と同様である．あらかじめ胃X線，内視鏡所見での病変の存在部位を把握しておき，適切な体位で観察することが必要である．右側臥位では水が十二指腸へ流出してしまうため，飲水の追加が必要となる場合がある．

①坐位での走査
胃体下部・前庭部・胃角部に病変が存在するときに有用（図1，2）．坐位により脱気水を胃角部に集中させる．X線撮影の立位充満像に近い伸展状態となる．

②右半側臥位での走査
前庭部，幽門部，十二指腸球部に病変が存在するときに有用（図3，4）．右側臥位により水を前庭部に集中させる．

③左半側臥位での走査
噴門部，穹窿部，胃体上部に病変が存在するときに有用（図5～7）．左側臥位により，水を噴門～体上部に集中させる．

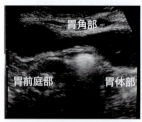 
図1

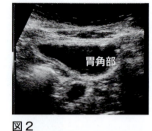 
図2

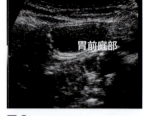 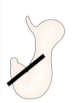
図3

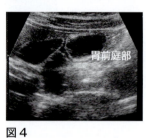 
図4

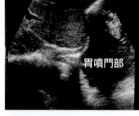 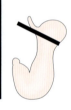
図5

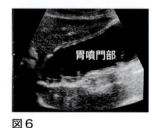 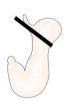
図6

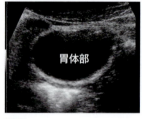 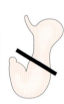
図7

# IV章

# 心臓

種村　正・岡庭　裕貴

# ❶ 大動脈弁狭窄症

大動脈弁口の狭小化により左室 - 大動脈間に圧較差が生じ，左室が肥大する疾患．初期は求心性肥大により左室拡張機能が低下する．病因には加齢による動脈硬化（主に石灰化），リウマチ性，先天性（主に二尖弁）がある．

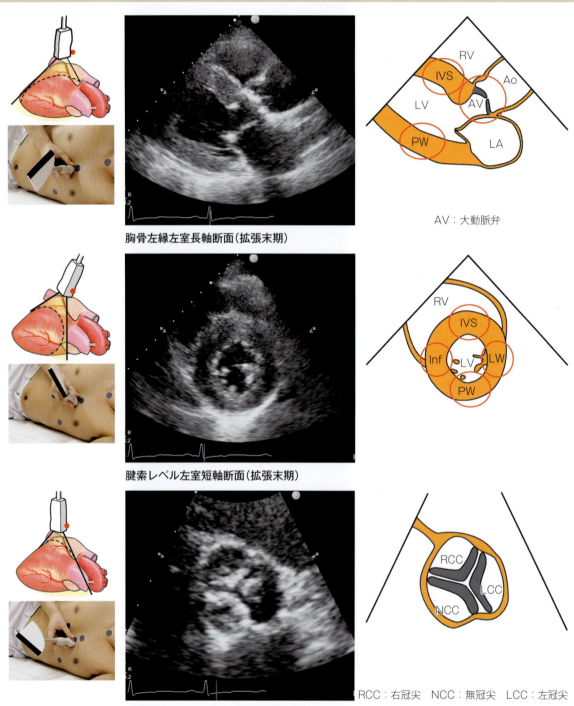

胸骨左縁左室長軸断面（拡張末期）

AV：大動脈弁

腱索レベル左室短軸断面（拡張末期）

大動脈弁口レベル短軸断面（収縮早期）

RCC：右冠尖　NCC：無冠尖　LCC：左冠尖

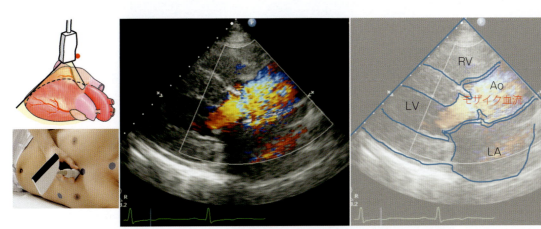

胸骨左縁左室長軸断面（収縮中期）

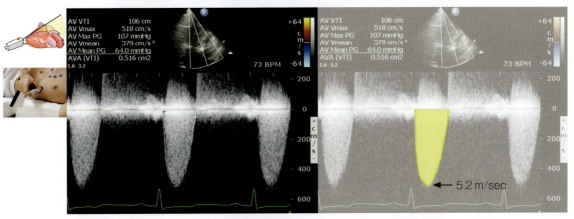

連続波ドプラ法による大動脈弁通過血流波形

### これらの画像からわかるエコー所見
①大動脈弁が三尖とも肥厚しエコー輝度が高い（石灰化）
②大動脈弁口が狭小化しているが交連部の癒合がない
③左室壁がほぼ全周性に肥大している
④上行大動脈が拡張し，モザイク血流が認められる
⑤大動脈弁口最大血流速度が5.2 m/secと高速化している

### これらの画像以外の特徴的エコー所見
①大動脈弁の可動性が低下する
②左室駆出率は正常であるが拡張機能が低下する
③重症例では上行大動脈が拡張する（狭窄後拡張）

### 本症例のエコー所見のまとめ

AVA＝0.5 cm$^2$（連続の式），0.6 cm$^2$（planimetry法），Vmax＝5.2 m/sec，MPG＝61 mmHg
IVST 17 mm，PWT 15 mm，LVDd 40 mm，LVDs 25 mm，FS 38％，EF 68％
LAD 45 mm，AoD 37 mm，AsAoD 39 mm，LV mass 308 g，LV mass index 189 g/m$^2$
E/A 0.61，DcT 283 msec，E/E' 27.4，RVSP 31 mmHg
MR ＋　AR ＋　TR ±　PR ±
動脈硬化性の高度大動脈弁狭窄で左室求心性肥大がある．左室駆出率は正常であるが，拡張機能が軽度低下している．
上行大動脈と左房が軽度拡張している．弁逆流は軽度ARのみ認められる．

### ワンポイントアドバイス　大動脈弁狭窄症の重症度

| | 軽度 | 中等度 | 高度 |
|---|---|---|---|
| 大動脈弁口最大血流速度（m/sec） | <3.0 | 3.0〜4.0 | >4.0 |
| 収縮期平均圧較差（mmHg） | <25 | 25〜40 | >40 |
| 弁口面積（cm$^2$） | >1.5 | 1.0〜1.5 | <1.0 |
| 弁口面積係数（cm$^2$/m$^2$） | － | － | <0.6 |

(Bonow RO, et al: ACC/AHA 2006 guidelines for the management of patients with valvular heart disease: a report of the American College of Cardiology/American Heart Association Task Force on Practice Guidelines. J Am Coll Cardiol 48: e1-e148, 2006をもとに作成)

## ❷ 僧帽弁狭窄症

僧帽弁口の狭小化により左房-左室間に圧較差が生じ，左房が拡張する疾患．心房細動や左房内血栓を合併しやすい．病因にはリウマチ性，僧帽弁輪石灰化，先天性（主にパラシュート僧帽弁）があり，リウマチ性が最も多い．近年はリウマチ熱の減少に伴いリウマチ性が減少し，僧帽弁狭窄症自体が減少傾向にある．

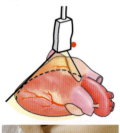
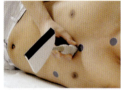
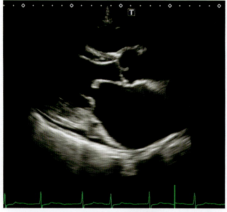

胸骨左縁左室長軸断面（拡張早期）

MV：僧帽弁　Subepi fat：心外膜下脂肪
PE：心膜液　CS：冠状静脈洞

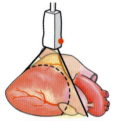
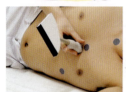
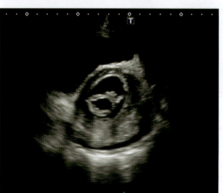

僧帽弁口レベル短軸断面（拡張早期）

MVO：僧帽弁口

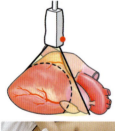
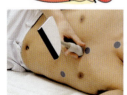
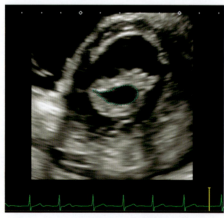
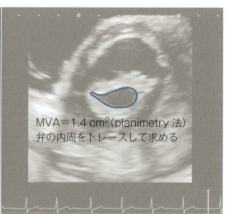

僧帽弁口レベル短軸断面（拡大像）

MVA＝1.4 cm² (planimetry法)
弁の内周をトレースして求める

MVA：僧帽弁口面積

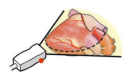
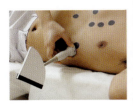
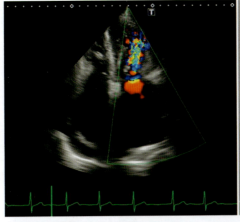
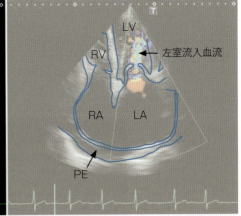

心尖部四腔断面（拡張早期）

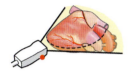
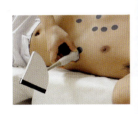
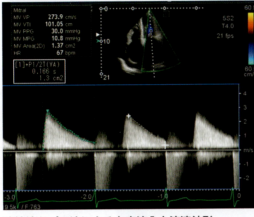
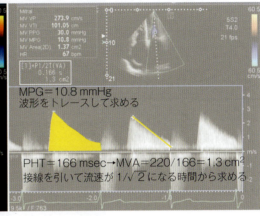

連続波ドプラ法による左室流入血流速波形

### これらの画像からわかるエコー所見
①僧帽弁が肥厚して弁口が狭小化している
②僧帽弁前尖がドーミングしている
③左房，右房が拡張している
④左室流入血流がモザイクパターンを呈している
⑤左房－左室間のMPGが上昇しPHTが延長している
⑥少量の心膜液が貯留している

### これらの画像以外の特徴的エコー所見
①弁下組織の肥厚，短縮，癒合が認められる
②左房内にモヤモヤエコーが認められる
③左房内血栓が認められることがある
④左房圧上昇から二次性肺高血圧を生じ，三尖弁逆流が認められることが多い

### 本症例の計測値とエコー所見のまとめ

MVA＝1.4 cm$^2$（planimetry法），1.3 cm$^2$（PHT法），MPG＝10.8 mmHg
IVST 9 mm，PWT 9 mm，LVDd 54 mm，LVDs 36 mm，FS 34％，EF 62％
LAD 56 mm，AoD 36 mm，Aortic root 40 mm，LV mass 211 g，LV mass index 129 g/m$^2$
RVSP 60 mmHg　　MR ＋　　AR ±〜＋　　TR ±〜＋　　PR ±
リウマチ性の中等度僧帽弁狭窄症で逆流は軽度．心房細動を伴っており両心房が拡張している．左房内血栓は認められない．左室内径は正常上限で収縮機能は正常．右室収縮期圧が60 mmHgと上昇している．弁下病変は軽度で経皮経管的僧帽弁交連切開術（PTMC）の適応と考えられる．

### ワンポイントアドバイス

**僧帽弁狭窄症の重症度評価**
軽　度：弁口面積 1.6〜2.0 cm$^2$　平均圧較差＜5 mmHg
中等度：弁口面積 1.0〜1.5 cm$^2$　平均圧較差 5〜10 mmHg
高　度：弁口面積＜1.0 cm$^2$　平均圧較差＞10 mmHg

**経皮経管的僧帽弁交連切開術（PTMC）**
僧帽弁狭窄症に対するカテーテル治療．
僧帽弁口に風船の付いた井上バルーンを挿入し，そこでふくらませることにより交連部を裂開し狭窄を解除する．

## ❸ 僧帽弁閉鎖不全症（僧帽弁逆流）

僧帽弁の閉鎖が不完全になり，左房から左室に入るべき血液の一部が左房に逆流して，左房と左室が拡張する疾患．病因には僧帽弁逸脱，腱索断裂，リウマチ性，感染性心内膜炎，先天性（クレフト）などの弁や腱索自体に障害がある一次性と，左室拡張によるテザリングが原因の機能性逆流（二次性）がある．

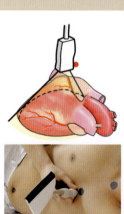
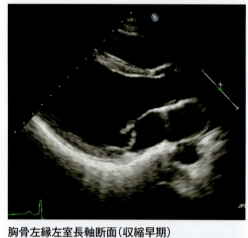
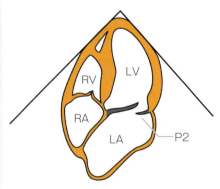

P2：僧帽弁後尖 middle scallop
DAo：下行大動脈

胸骨左縁左室長軸断面（収縮早期）

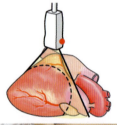
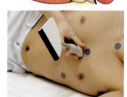
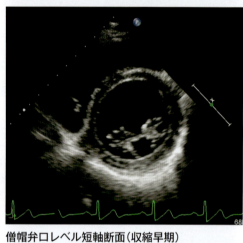

僧帽弁口レベル短軸断面（収縮早期）

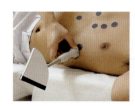
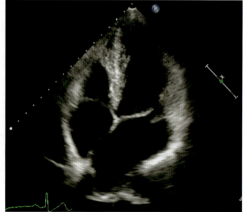
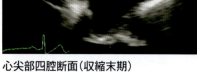

心尖部四腔断面（収縮末期）

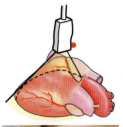
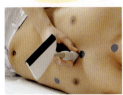
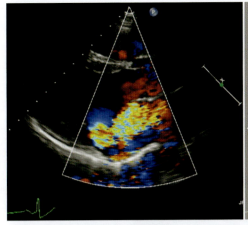
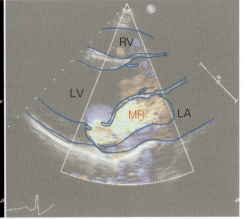

胸骨左縁左室長軸断面（収縮後期）

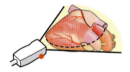
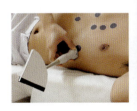
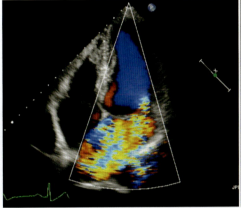
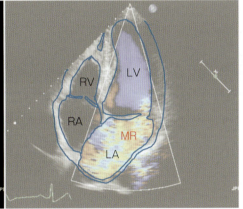

心尖部四腔断面（収縮後期）

### これらの画像からわかるエコー所見
①僧帽弁後尖のP2領域が逸脱している
②左房，左室が拡張している
③高度の僧帽弁逆流が認められる
④僧帽弁逆流は左房前壁側に向かって吹いている
　（通常，逸脱している弁の対側方向に吹く）

### これらの画像以外の特徴的エコー所見
①容量負荷により左房圧が上昇し，肺うっ血を生じる
②肺うっ血から二次性肺高血圧を生じる
③肺高血圧になると右室が拡張し，三尖弁逆流を生じる
④左室駆出率は代償期では正常であるが，非代償期では低下する

### 症例の計測値とエコー所見のまとめ

IVST 9 mm, PWT 8 mm, LVDd 64 mm, LVDs 43 mm, FS 33%, EF 60%
LAD 39 mm, LAVI 51 ml/m$^2$, AoD 30 mm, Aortic root 26 mm, LV mass 266 g, LV mass index 158 g/m$^2$
E/A 2.98, DcT 236 ms, E/E' 9.0, RVSP 28 mmHg　　MR 3+　　AR −　　TR ±　　PR ±
僧帽弁逆流の定量評価（volumetric法）：逆流量 65 ml，逆流率 51%，逆流弁口面積 0.43 cm$^2$
僧帽弁後尖のP2領域が逸脱し高度の僧帽弁逆流が生じている．左室は拡張しているが駆出率は正常．
心尖部断面で左房が拡張している．右室収縮期圧は正常．僧帽弁形成術の適応と考えられる．

### ワンポイントアドバイス　僧帽弁逆流の重症度評価
定性評価は vena contracta 幅や逆流ジェットの拡がりから視覚的に行われるが，中等度以上では volumetric 法や PISA 法などの定量評価を行うことが望ましい（無理な症例もある）．
**定量評価**　軽　度：逆流量＜30 ml　　逆流率＜30%　　逆流弁口面積＜0.20 cm$^2$
　　　　　　中等度：逆流量 30〜59 ml　逆流率 30〜49%　逆流弁口面積 0.20〜0.39 cm$^2$
　　　　　　高　度：弁流量≧60 ml　　逆流率≧50%　　逆流弁口面積≧0.40 cm$^2$

# ❹ 大動脈弁閉鎖不全症（大動脈弁逆流）

大動脈弁の閉鎖が不完全になり，左室から大動脈に駆出されるべき血液の一部が左室に逆流して，左室が拡張する疾患．病因には，弁自体が障害される動脈硬化性，先天性（主に二尖弁），リウマチ性，弁逸脱，感染性心内膜炎などと，大動脈が障害されるマルファン症候群，大動脈解離，大動脈炎症候群などがある．

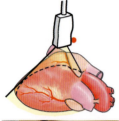
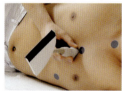
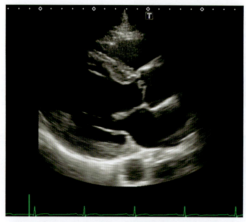
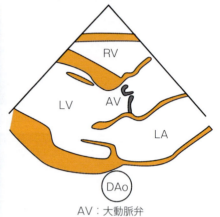

胸骨左縁左室長軸断面（拡張後期）

AV：大動脈弁

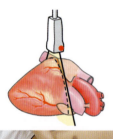
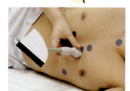
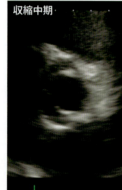
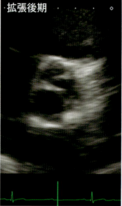
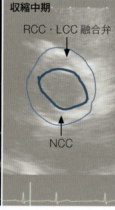
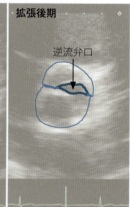

大動脈弁口レベル短軸断面

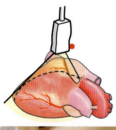
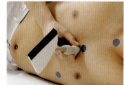
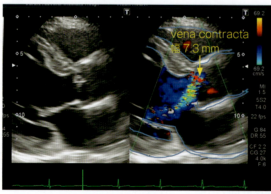
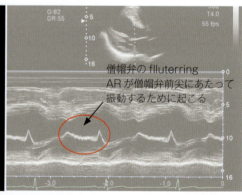

胸骨左縁左室長軸断面（拡張後期）　　　僧帽弁のMモード像

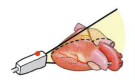
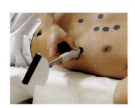
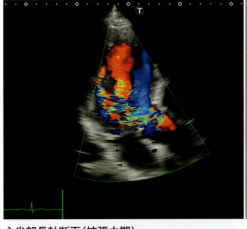
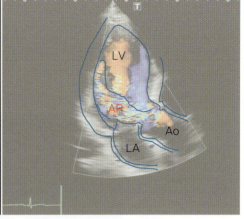

心尖部長軸断面（拡張中期）

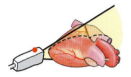
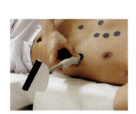
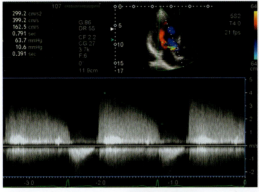

連続波ドプラ法による大動脈弁逆流波形

### これらの画像からわかるエコー所見
①大動脈弁が二尖弁である
②右冠尖・左冠尖融合弁である前側の弁が逸脱している
③左室が拡張している（遠心性肥大がある）
④大動脈弁逆流が高度で僧帽弁前尖に向かって吹く
⑤大動脈弁逆流のPHTが中等度短縮している

### これらの画像以外の特徴的エコー所見
①大動脈弁に器質的異常がなくても大動脈の基部が拡張すれば逆流が生じる
②高度逆流では腹部大動脈に全拡張期逆流が生じる
③急性の高度逆流では左室の拡張を伴わないことが多い

### 本症例の計測値とエコー所見のまとめ

IVST 13 mm, PWT 13 mm, LVDd 69 mm, LVDs 45 mm, FS 35%, EF 60%
LAD 43 mm, AoD 39 mm, Aortic root 38 mm, LV mass 536 g, LV mass index 313 g/m$^2$
E/A 1.32, DcT 217 ms, E/E' 15.4, RVSP 27 mmHg　　MR －　　AR 3＋　　TR ±　　PR －
AR vena contracta 幅 7.3 mm, AR PHT 391 msec, 腹部大動脈全拡張期逆流 ＋
大動脈弁逆流の定量評価（volumetric法）：逆流量 98 ml, 逆流率 57%, 逆流弁口面積 0.44 cm$^2$
大動脈は二尖弁で右冠尖・左冠尖に相当する弁が逸脱している．ARは高度で逆流は僧帽弁前尖～下壁に向かう．左室駆出率は正常であるがARが衝突する下壁の収縮が軽度低下している．症状があれば手術を考慮してください．

### ワンポイントアドバイス　大動脈弁逆流の重症度評価
定性評価は逆流ジェットの拡がりから視覚的に行われるが，定性指標のなかではvena contracta幅が最も有用である（軽度＜3 mm，中等度 3～6 mm，高度＞6 mm）．

**定量評価**　軽　度：逆流量＜30 ml　　逆流率＜30%　　逆流弁口面積＜0.10 cm$^2$
　　　　　　中等度：逆流量 30～59 ml　逆流率 30～49%　逆流弁口面積 0.10～0.29 cm$^2$
　　　　　　高　度：弁口面積≧60 ml　　逆流率≧50%　　逆流弁口面積≧0.30 cm$^2$

## ❺ 三尖弁閉鎖不全症（三尖弁逆流）

三尖弁の閉鎖が不完全になり，右房から右室に入るべき血液の一部が右房に逆流して，右房と右室が拡張する疾患．病因には，リウマチ性，先天性（Ebstein 奇形など），弁逸脱，感染性心内膜炎，外傷性など弁自体に障害がある場合と，肺高血圧症や右室梗塞などで右室が拡張することによって生じる場合がある．

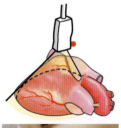
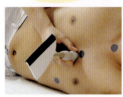
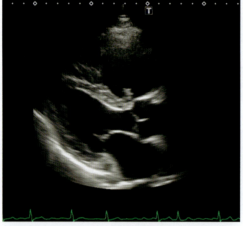
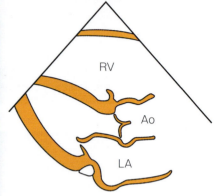

胸骨左縁左室長軸断面（拡張末期）

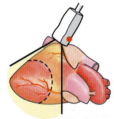
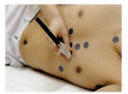
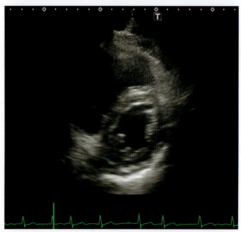
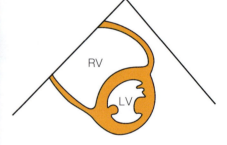

乳頭筋レベル左室短軸断面（拡張末期）

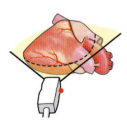
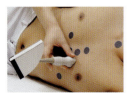
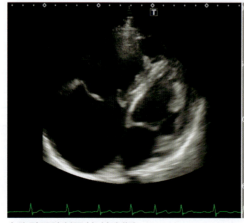
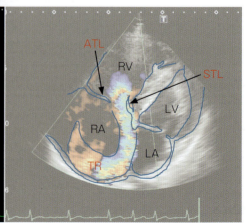

左胸壁四腔断面（収縮中期）

ATL：三尖弁前尖　STL：三尖弁中隔尖

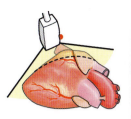
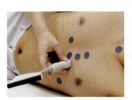
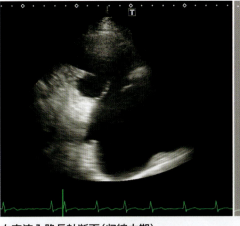
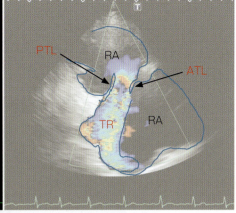

右室流入路長軸断面（収縮中期）　　　　　　PTL：三尖弁後尖

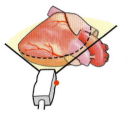
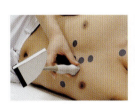
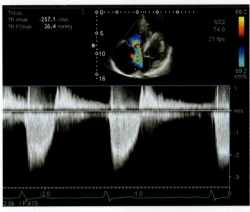

連続波ドプラ法による三尖弁逆流速波形

### これらの画像からわかるエコー所見
①三尖弁前尖が逸脱している
②右室と右房が拡張している
③高度の三尖弁逆流が認められる
④右室－右房間圧較差は 26 mmHg である

### これらの画像以外の特徴的エコー所見
①右室容量負荷により心室中隔の奇異性運動が認められる
②下大静脈拡張，呼吸性変動低下が認められる
③肝静脈拡張，収縮期逆行性血流が認められる

### 本症例の計測値とエコー所見のまとめ

IVST 11 mm, PWT 10 mm, LVDd 43 mm, LVDs 28 mm, FS 35%, EF 64%
LAD 40 mm, AoD 39 mm, Aortic root 33 mm, LV mass 176 g, LV mass index 96 g/m$^2$
DcT 171 ms, E/E' 11.5, RVSP 36 mmHg, MR ±　AR －　TR ±3+　PR ±
三尖弁の前尖逸脱による TR 高度．右室，右房拡張．右室収縮機能正常．左室収縮機能は正常であるが心室中隔の奇異性運動が認められる．下大静脈が 23 mm と拡張しているが呼吸性変動があり，右房圧，右室収縮期圧は正常範囲内と推察される．

### ワンポイントアドバイス　二次性三尖弁逆流

僧帽弁逆流，高血圧，心筋梗塞，心筋症などの左心系心疾患では，左房圧が上昇すると肺うっ血が生じる．肺うっ血が生じると代償的にうっ血を改善しようとして肺高血圧になる．肺高血圧になると右室が拡張して三尖弁逆流が生じる．これを二次性三尖弁逆流という．右室や三尖弁自体に異常がない病的な三尖弁逆流は二次性三尖弁逆流である．

# ❻ 人工弁機能不全

人工弁自体や人工弁周囲に生じた異常によって人工弁の機能が障害される病態．障害には狭窄と逆流がある．病因には血栓，パンヌス，感染性心内膜炎，構造的劣化（生体弁）などがある．

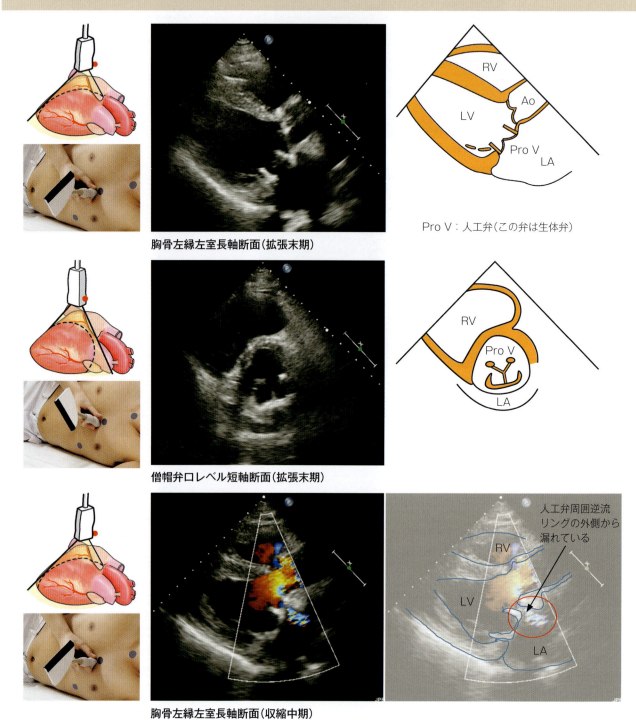

胸骨左縁左室長軸断面（拡張末期）

Pro V：人工弁（この弁は生体弁）

僧帽弁口レベル短軸断面（拡張末期）

胸骨左縁左室長軸断面（収縮中期）

人工弁周囲逆流
リングの外側から
漏れている

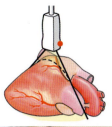
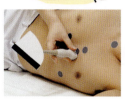
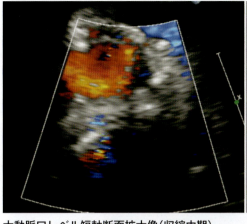
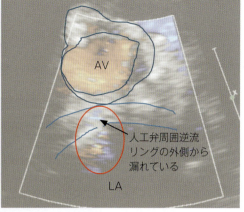

大動脈弁レベル短軸断面拡大像(収縮中期)

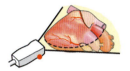
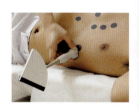
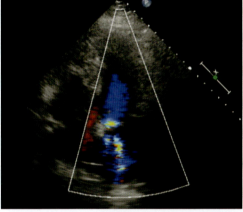
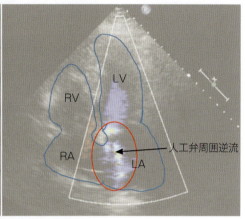

心尖部四腔断面(収縮中期)

### これらの画像からわかるエコー所見
①僧帽弁が生体弁に置換されている
②人工弁周囲逆流が認められる
③MRの重症度は視覚的評価で中等度
④左房が拡張している

### これらの画像以外の特徴的エコー所見
①感染に伴う人工弁周囲逆流の場合は疣腫，弁輪膿瘍，人工弁離開による動揺が認められることがある
②人工弁周囲逆流が2箇所以上から生じることがある

### 本症例の計測値とエコー所見のまとめ

IVST 12 mm, PWT 11 mm, LVDd 52 mm, LVDs 33 mm, FS 37%, EF 66%
LAD 60 mm, AoD 38 mm, Aortic root 39 mm, LV mass 279 g, LV mass index 159 g/m$^2$
左室流入血流 MPG 4.7 mmHg, PHT 107 ms, RVSP 42〜56 mmHg　MR 2+　AR −　TR ±　PR ±
僧帽弁は生体弁で置換されており，人工弁周囲から僧帽弁逆流が生じている．人工弁の音響陰影で逆流シグナルがよく見えないが，中等度と考えられる．正確に評価するには経食道エコーを行って下さい．
左室収縮機能は正常．術後の心膜癒着による軽度のconstrictionが認められる．

### ワンポイントアドバイス　人工弁機能不全が疑われたとき
多方向からアプローチしたり，人工弁を拡大したりして注意深く観察することが重要である．人工弁機能不全の原因の多くが，血栓，パンヌス，人工弁感染，構造的劣化(生体弁)である．また，異常を発見するきっかけとなるものは，狭窄，逆流，弁周囲の異常構造物である．検査を進めながらこれらの異常の有無とその原因を診断していく．

# ❼ 感染性心内膜炎

弁膜や心内膜，大血管の内膜に細菌集蔟を含む疣腫（vegetation）を形成し，菌血症，心障害（弁逆流，心機能低下など），塞栓症（心筋梗塞，脳梗塞など）など多彩な臨床症状を呈する全身性敗血症性疾患である．

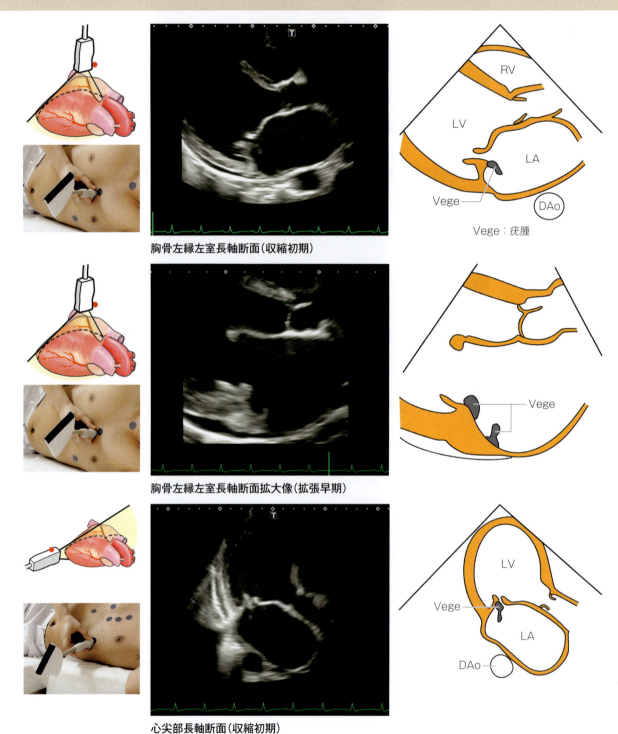

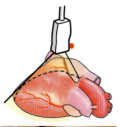
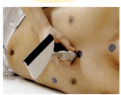
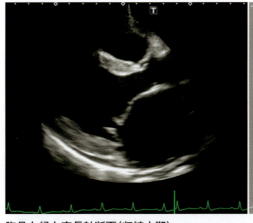
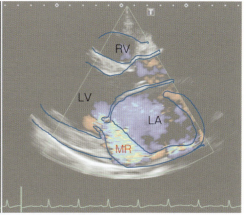

胸骨左縁左室長軸断面（収縮中期）

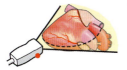
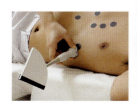
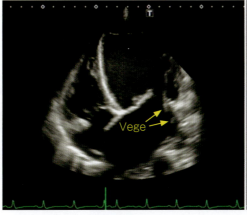
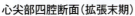
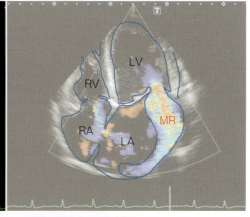

心尖部四腔断面（拡張末期）　　心尖部四腔断面（収縮中期）

### これらの画像からわかるエコー所見
①僧帽弁後尖が肥厚し，疣腫が認められる
②MRジェットが衝突する左房壁にも疣腫が認められる
③MRは高度．弁尖の変化と左室拡張によるテザリングが原因
④左房，左室が拡張している

### これらの画像以外の特徴的エコー所見
①新しい疣腫はエコー輝度が低く，古いものはエコー輝度が高いことが多い
②異常血流（高速血流）のあたる場所に付きやすい
③人工物（人工弁・ペースメーカーリード）に付くことがある

### 本症例の計測値とエコー所見のまとめ

IVST 7 mm，PWT 8 mm，LVDd 67 mm，LVDs 45 mm，FS 33%，EF 58%
LAD 55 mm，AoD 21 mm，Aortic root 26 mm，LV mass 247 g，LV mass index 176 g/m²
E/A 2.19，DcT 158 ms，E/E' 22.0，RVSP 58 mmHg　MR 3+　AR ±　TR ±　PR ±
僧帽弁後尖と弁輪付近の左房側，および左房壁に可動性に富む疣腫（vegetation）が認められる．MRは高度で弁尖の肥厚・短縮，左室拡張によるテザリングが原因と考えられる．左室は下壁に局所壁運動低下が認められるが，駆出率は正常．右室収縮期圧が58 mmHgと上昇している．

### ワンポイントアドバイス　感染性心内膜炎が疑われたとき
発熱があり臨床的に感染性心内膜炎が疑われるとき，あるいは否定したいときに心エコーがオーダーされる．心エコーではまず疣腫を探し，検出した場合はその大きさや可動性，エコー輝度を評価する．人工弁では人工弁周囲逆流や弁輪膿瘍もチェックする．新たに出現した弁逆流は重要な間接所見で，本症を診断する契機となることが多い．

## ❽ 急性心筋梗塞

冠動脈の閉塞による心筋虚血により，心筋に障害をきたした状態．

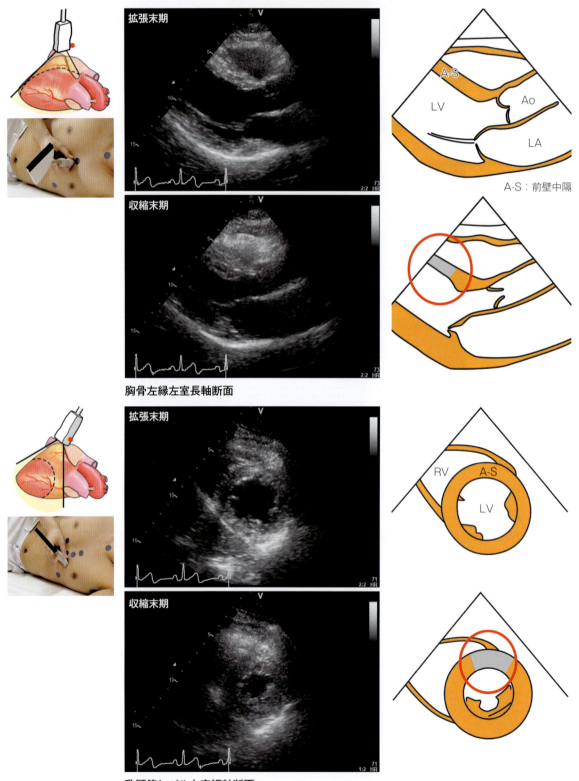

胸骨左縁左室長軸断面

A-S：前壁中隔

乳頭筋レベル左室短軸断面

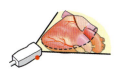
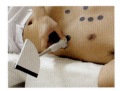
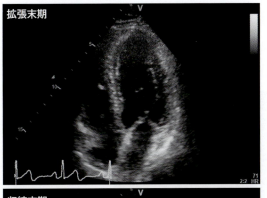
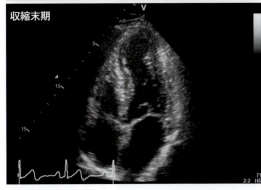
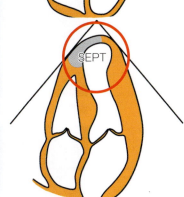

拡張末期

収縮末期

心尖四腔断面

SEPT：中隔

### これらの画像からわかるエコー所見
①左室前壁中隔および中隔中位〜心尖部全域にかけて，thickening が消失している
②壁の菲薄化やエコー性状の変化は認めない
③他壁の壁運動は良好

### これらの画像以外の特徴的エコー所見
①壁運動異常は冠動脈の走行と一致する
②合併症
　1）心室中隔穿孔：右室内にモザイクシグナルが検出される
　2）乳頭筋断裂：僧帽弁弁尖に付着する塊エコーと重度の僧帽弁逆流を生じる
　3）心破裂：心周囲に echo free space を検出
　4）右室梗塞：RCA の梗塞例に合併することが多く，右室の壁運動異常と心拍出量の低下を生じる

### 本症例のエコー所見のまとめ
左室前壁中隔および中隔中位〜心尖部全域にかけて壁運動異常を認め，壁の菲薄化やエコー性状の変化を認めないことから，左冠動脈前下行枝を責任血管とする急性冠症候群[注] が疑われる．

### ワンポイントアドバイス　左室壁運動異常の評価
左室の壁運動異常を評価する場合，以下の3点がポイントとなる．
①心内膜の動き
②壁厚増加の有無
③壁のエコー性状
また，胸痛など胸部症状に加え，左室壁運動異常が冠動脈の走行と一致している場合，急性冠症候群が疑われる．

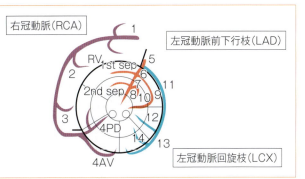

注）急性冠症候群：急性冠動脈閉塞により引き起こされる虚血性心疾患の総称．
　　閉塞の程度により，不安定狭心症から非 ST 上昇心筋梗塞，ST 上昇心筋梗塞まで様々である．

# ❾ 陳旧性心筋梗塞

心筋梗塞発症から1カ月以上経過した状態．壊死した心筋は，菲薄化しエコー輝度が上昇する．

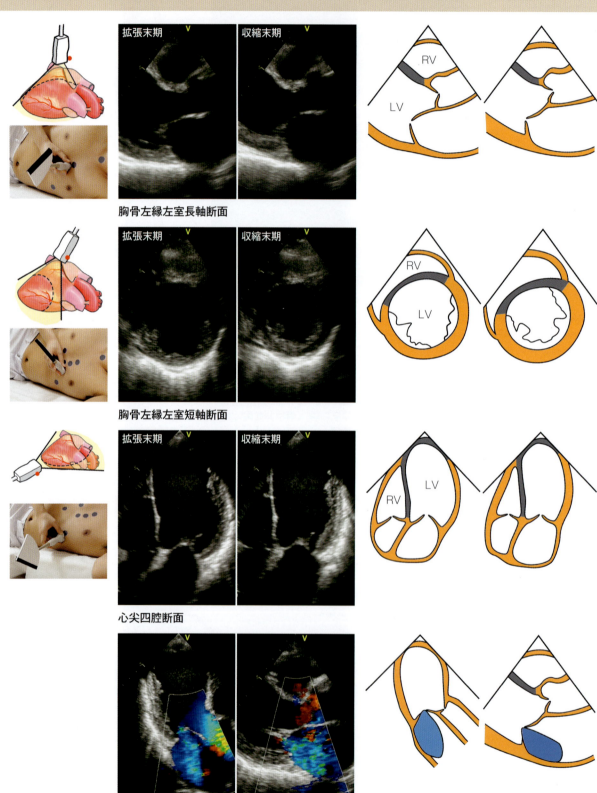

胸骨左縁左室長軸断面

胸骨左縁左室短軸断面

心尖四腔断面

心尖長軸断面　　胸骨左縁左室長軸断面

### これらの画像からわかるエコー所見
① 左室が拡大している
② 前壁中隔全域および中位中隔・中位前壁から心尖全域にかけて thickening が消失している
③ 同部は菲薄化し，エコー輝度が亢進している
④ 他壁は壁厚保たれて有効収縮が観察されるが収縮は小さい
⑤ 左室拡大により腱索が牽引され僧帽弁逆流が生じている（テザリング）

### これらの画像以外の特徴的エコー所見
① 壁運動異常は，冠動脈の走行と一致する
② 壊死し線維化した心筋は，菲薄化しエコー輝度が上昇する（scar）
③ 梗塞部が外方に突出し心室瘤を形成する場合がある
④ 壁運動が低下した部位には壁在血栓が生じやすい

### 本症例のエコー所見のまとめ

AOD 28 mm，LAD 53 mm，IVST 8 mm，PWT 9 mm，LVDd 61 mm，LVDs 45 mm，FS 26％，EF 36％（modified Simpson），E/A 5.6，DcT 119ms，MR ＋，推定右室収縮期圧 61 mmHg
左室は拡張末期径 61 mm と拡大し，全体に壁運動が低下している．特に，左冠動脈前行下枝の支配領域は，thickening が消失し akinesis と判断される．同部は菲薄化しエコー輝度も亢進していることから，左冠動脈前行下枝の陳旧性心筋梗塞が疑われる．僧帽弁接合面は心尖部方向に偏位し，テザリングによると考えられる僧帽弁逆流が観察される．

### ワンポイントアドバイス　左室リモデリング
心筋梗塞発症後，心負荷の増加により左室が拡大し，壁運動が低下した状態．
心筋梗塞後，心機能低下を代償するために壁応力が増加し，非梗塞領域は心筋細胞の肥大，間質の線維化が起こる．その結果，左室の心筋重量の増加・拡大が生じ（遠心性肥大），ひいては左室駆出率・拡張能の低下を引き起こす．

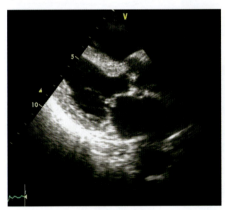
心筋梗塞発症時

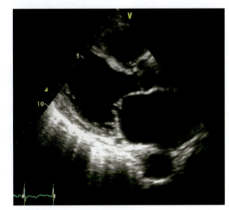
3か月後

### ワンポイントアドバイス　急性心筋梗塞と陳旧性心筋梗塞の鑑別
急性冠症候群に陥った直後の心筋は，thickening が低下（消失）するのみで，壁厚や壁エコー性状に変化はない．一方，完全に壊死し線維化した心筋は，菲薄化しエコー輝度が上昇する（scar）．

## ⑩ 拡張型心筋症

心筋の収縮不全と左室内腔の拡大を特徴する疾患.

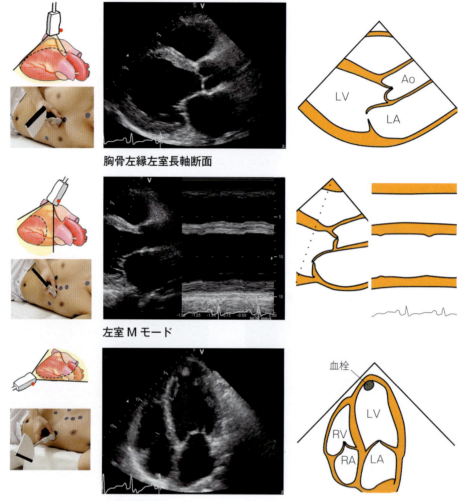

胸骨左縁左室長軸断面

左室Mモード

心尖四腔断面

**これらの画像からわかるエコー所見**
①左室内腔は球状に拡大する
②左室壁の肥厚は認めない
③肥大形式は遠心性肥大に分類される
④左室壁はびまん性に壁運動が低下している
⑤心尖部に血栓を認める

**これらの画像以外の特徴的エコー所見**
①左室拡張能が低下する(ドプラ法による拡張能評価必要)
②左房容積が増加する
③左室の拡大に伴うテザリングにより僧帽弁逆流を生じることがある
④心不全に陥っている場合には,推定肺動脈圧,推定肺動脈楔入圧が上昇する

**本症例のエコー所見のまとめ**

IVST 12 mm, PWT 11 mm, LVDd 66 mm, LVDs 57 mm, FS 10 %, EF 20 %(MOD法), LV mass 330 g, LV mass index 201 g/m$^2$
AoD 35 mm, LAD 53 mm, MR 2+, AR ±, TR ±, PR ±
E/A 2.87, DcT 121 msec, E/E' 12.3, RVSP 42 mmHg, Pcwp 20 mmHg
左室は拡大し,びまん性に壁運動が低下している.左室流入血流は拘束型と判断され,推定肺動脈圧,推定肺動脈楔入圧の上昇を認める.

## ⑪ 肥大型心筋症

高血圧や弁膜症などの明らかな原因がないにもかかわらず，心室壁の肥大と拡張機能障害をきたす心筋疾患である．心室壁が局所的に肥大することが特徴で，約半数に遺伝子異常を伴う．

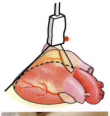
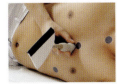
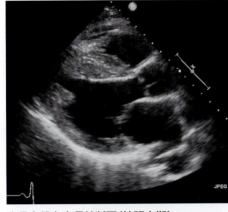
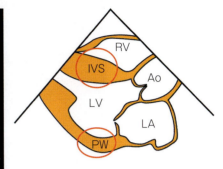

胸骨左縁左室長軸断面（拡張末期）

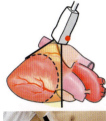
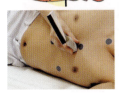
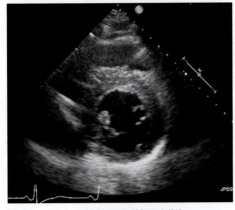
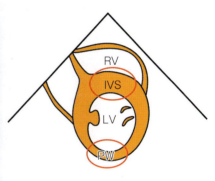

腱索レベル左室短軸断面（拡張末期）

### これらの画像からわかるエコー所見
①心室中隔が後壁より肥大している
②心室中隔基部より中央部のほうが厚い
③左室拡張末期径は正常

### これらの画像以外の特徴的エコー所見
①左室壁が不均等に肥大する
②左室駆出率は正常であるが拡張機能が低下する
③左室流出路に狭窄血流が認められない（左室内に 3 m/sec 以上の血流速がある場合は閉塞性肥大型心筋症という）

### 本症例のエコー所見のまとめ

IVST 20 mm，PWT 11 mm，LVDd 51 mm，LVDs 27 mm，FS 40%，EF 77%
LAD 46 mm，AoD 34 mm，AsAoD 30 mm，LV mass 422 g，LV mass index 226 g/m$^2$
E/A 3.63，DcT 165 msec，E/E' 13.8，RVSP 45 mmHg
MR ＋　AR ±　TR ±　PR ±
心室中隔～左室心尖部が肥大している（非対称性中隔肥大）．左室収縮は正常であるが拡張機能が高度低下している．左室流出路狭窄は認められない．左房が軽度拡張している．

# ⑫ 閉塞性肥大型心筋症

肥大型心筋症のなかで，左室流出路に狭窄が存在する病態．

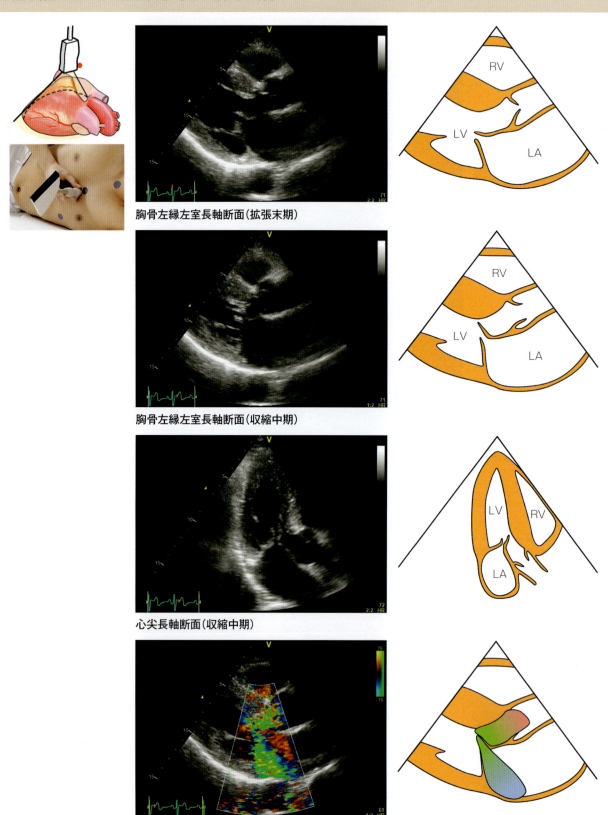

胸骨左縁左室長軸断面（拡張末期）

胸骨左縁左室長軸断面（収縮中期）

心尖長軸断面（収縮中期）

胸骨左縁左室長軸断面（収縮中期）

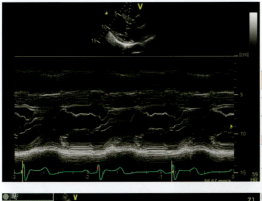
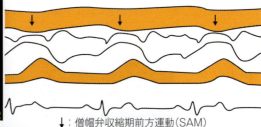

↓：僧帽弁収縮期前方運動（SAM）

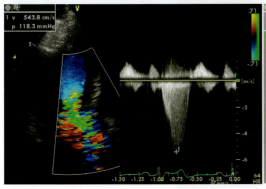
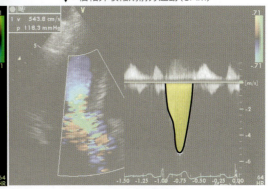

**これらの画像からわかるエコー所見**
①心室中隔が後壁よりも肥厚している
②僧帽弁収縮期前方運動（systolic anterior motion：SAM）が認められる
③左室流出路狭窄が生じている
④僧帽弁逆流が生じている

**これらの画像以外の特徴的エコー所見**
①大動脈弁収縮期半閉鎖（mid-systolic semiclosure）が認められる
②左室駆出率は正常であるが，拡張機能が低下する

### 本症例のエコー所見のまとめ

LV は基部中隔から前壁にかけて中等度肥厚する．他壁も軽度肥厚する．収縮は良好．左室流出路は狭小化し，明らかな SAM が観察される．

### ワンポイントアドバイス　左室流出路血流と僧帽弁逆流のドプラ波形の鑑別点

中等度以上の僧帽弁逆流が存在する場合，連続波ドプラ法で左室流出路血流速波形を記録する際に，左室流出路血流と僧帽弁逆流のドプラ波形が重なることがあり，両者を鑑別する必要がある．一般に，左室流出路血流は，圧較差の増大する収縮中期から後期に出現するが，僧帽弁逆流は，収縮中期にピークを有する．また，僧帽弁逆流はシグナルの持続が長く，Ⅱ音を超えて認められるのが特徴である．

## ⑬ 心アミロイドーシス

アミロイド(線維性異常蛋白)が心筋細胞間質に沈着することによって生じる続発性心筋症(蓄積症)の一つ．心筋壁の肥厚と心筋重量が増加し，機能的には拡張障害が主体とした病態を呈する．

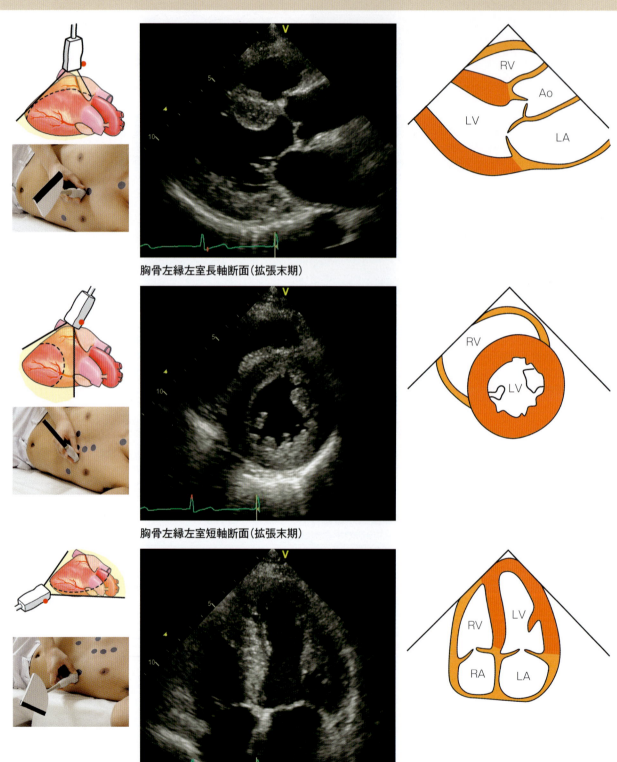

胸骨左縁左室長軸断面(拡張末期)

胸骨左縁左室短軸断面(拡張末期)

心尖四腔断面(拡張末期)

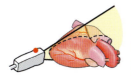
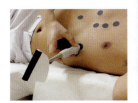
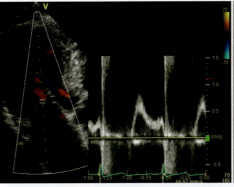
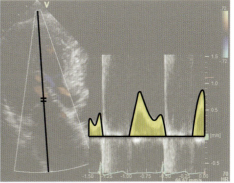

左室流入血流

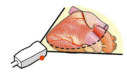
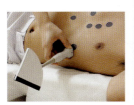
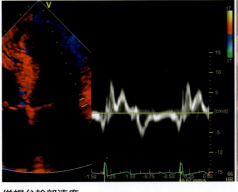
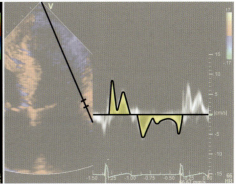

僧帽弁輪部速度

### これらの画像からわかるエコー所見
① 心はびまん性に肥厚している
② 心筋エコー輝度がやや増強している
③ 左室拡張末期径は正常
④ 左室拡張機能が低下している
⑤ 左房が拡大している

### これらの画像以外の特徴的エコー所見
① 心膜腔液が貯留する
② 心筋が顆粒状に輝度亢進する（granular sparkling pattern）
③ 進行とともに収縮能も低下する

### 本症例のエコー所見のまとめ

74歳男性．IVST 17 mm, PWT 17 mm, LVDd 42 mm, LVDs 30 mm, FS 29%, EF 57%（modified Simpson）, RWT 0.81, LV mass index 182 g/m², LAVI 92 ml/m², E/A 2.1, DcT 198 ms, E/E' 14, S/D 0.4, MR +, RVSP 32 mmHg
左室は全体がほぼ均一に中等度肥厚する．心筋エコー輝度もやや増強し，心アミロイドーシスなどの続発性心筋症が疑われる．左室駆出率は正常に保たれているが，左室流入血流は年齢に不相応な偽正常化パターンと判断され，左房圧の上昇が示唆される（本症例は心筋生検の結果，心アミロイドーシスであった）．

### ワンポイントアドバイス　顆粒状心筋（granular sparking pattern）
心筋のエコー輝度が増強し，顆粒状の高エコーが不均一に観察される状態．現在，主流となっているハーモニックイメージでは，アミロイドーシスでなくても同様の所見が得られる場合がある．この場合，ファンダメンタルイメージングでも確認し，ハーモニックを外した場合にも同様の所見が得られる場合を顆粒状心筋と判断する．

### ワンポイントアドバイス　心アミロイドーシスを疑う所見
心アミロイドーシスは心にアミロイドが沈着した状態であり，左室壁は肥厚するが，起電力が低下するため心電図上低電位となる．したがって，左室壁が肥厚しているが，低電位である場合には，心アミロイドーシスが疑われる．また，心電図V1〜V4誘導でQSパターンを呈することも本症の特徴である．

（Rahman JE, et al: Noninvasive diagnosis of biopsy-proven cardiac amyloidosis. J Am Coll Cardiol 43: 410-415, 2004）

## ⑭ 心サルコイドーシス

原因不明の全身性肉芽腫性病変をきたす疾患.

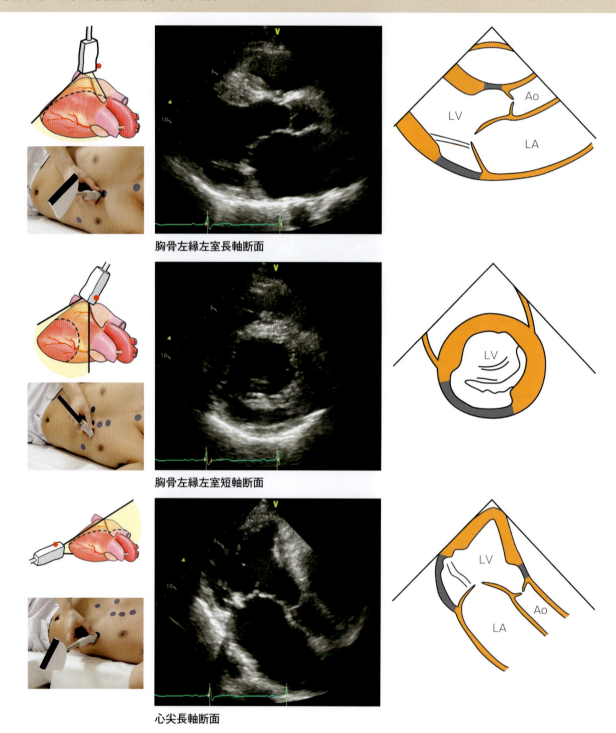

胸骨左縁左室長軸断面

胸骨左縁左室短軸断面

心尖長軸断面

### これらの画像からわかるエコー所見
① 心室中隔の基部および基部から中位の後下壁が菲薄化し、thickening が消失している
② 他壁は軽度～中等度肥厚している

### これらの画像以外の特徴的エコー所見
① 初期には、炎症や間質浮腫が存在する部位に一致して心室壁が肥厚する。炎症が消褪し、病変部の線維化が進むと、壁の菲薄化を生じる
② びまん性に病変が拡がると拡張型心筋症様を呈する

### 本症例のエコー所見のまとめ
左室は中隔基部と基部～中位の後下壁は、壁菲薄化し thickening が消失する。冠動脈の走行と異なることから、心サルコイドーシスが疑われる。その他の領域は軽度～中等度肥厚する。菲薄部分を除き有効収縮が観察される。

### ワンポイントアドバイス　サルコイドーシスの診断
サルコイドーシスの診断は、組織診断群と臨床診断群に分かれ、臨床診断群では、組織学的に非乾酪性類上皮細胞内芽腫は証明されていないが、2つ以上の臓器において「サルコイドーシス病変を強く示唆する臨床所見」に相当する所見があり、全身反応を示す検査所見の6項目中2項目以上を認めた場合を臨床診断とする。
（津田富康・他：サルコイドーシスの診断基準と診断の手引き．サルコイドーシス 27：89-102, 2007）

【サルコイドーシスによる心臓病変を示唆する臨床所見】
主徴候と副徴候に分け、以下の1, 2をいずれかを満たす場合
1. 主徴候4項目中2項目以上が陽性の場合
2. 主徴候4項目中1項目が陽性で、副徴候5項目中2項目以上が陽性の場合
(1) 主徴候
　1) 高度房室ブロック
　2) 心室中隔基部の菲薄化
　3) $^{67}$Ga-citrate シンチグラフィでの心臓への異常集積
　4) 左室収縮不全（左室駆出率 50％未満）
(2) 副徴候
　1) 心電図異常：心室不整脈（心室頻拍，多源性 or 頻発する心室性期外収縮），右脚ブロック，軸偏位，異常 Q 波のいずれかの所見
　2) 心エコー図：局所的な左室壁運動異常あるいは形態異常（心室瘤，心室壁肥厚）
　3) 核医学検査：心筋血流シンチグラフィでの灌流異常
　4) Gadolinium 造影 MRI による心筋の遅延造影所見
　5) 心内膜心筋生検：中等度異常の心筋間質の線維化や単核細胞浸潤

【全身反応を示す検査所見】
1. 両側肺門リンパ節腫脹
2. 血清 ACE 活性高値
3. ツベルクリン反応陰性
4. $^{67}$Ga-citrate シンチグラフィにおける著明な集積所見
5. 気管支肺胞洗浄検査でリンパ球増加または CD4/CD8 比高値
6. 血清あるいは尿中カルシウム高値

### ワンポイントアドバイス　超音波検査における心サルコイドーシスを疑う所見
心サルコイドーシスによる心病変は、中隔の基部をはじめ、左室の後下壁基部や、右室などあらゆる場所に生じる。冠動脈と一致しない局所性の菲薄化や瘤形成・壁運動異常などが診断のポイントとなる。

## 15 たこつぼ心筋症

急性心筋梗塞に類似した症状と心電図異常を呈しながら，それに伴う左室の壁運動異常が冠動脈の走行と合致せずにあたかも「たこつぼ（蛸壺）」様の壁運動異常を生じる病態．

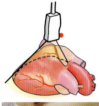
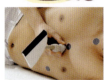
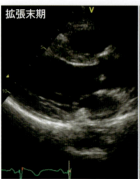
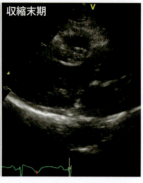
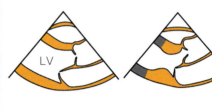

胸骨左縁左室長軸断面

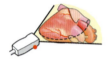
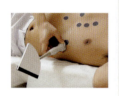
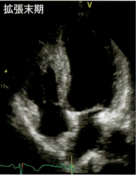
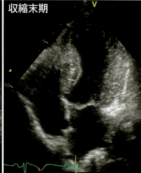
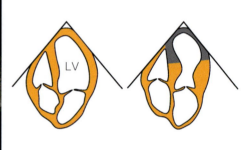

心尖四腔断面

### これらの画像からわかるエコー所見
①左室は中位～心尖部に限局した壁運動異常を生じている
②心基部は逆に過収縮をしている

### これらの画像以外の特徴的エコー所見
①心尖部の壁運動異常は，通常時間の経過とともに正常化する
②本症とは逆に，心基部～中位に壁運動異常を生じ，心尖部が逆に過収縮を呈する症例もある
③右室心尖部に壁運動異常を生じる症例もある

### 本症例のエコー所見のまとめ

IVST 10 mm，PWT 10 mm，LVDd 44 mm，LVDs 27 mm，FS 39％，EF 57％（modified Simpson），RVSP 27 mmHg，E/A 0.59，DcT 219 ms
左室は中位～心尖部に限局して thickening が消失し，akinesis を呈する．壁厚変化やエコー性状の変化は認めない．基部は逆に過収縮し，たこつぼ心筋症が疑われる．

### ワンポイントアドバイス　たこつぼ型心筋症の特徴
①左室壁運動異常の出現部位は冠動脈の走行と一致せず，一般に各領域とも心尖から中位近傍まで観察される．
②基部レベルの壁運動は過収縮している．
③壁運動異常程度の割には，CK の上昇が軽度である．
④精神的ショックや興奮後に発症しやすい．

## ⑯ 大動脈解離

大動脈壁が中膜のレベルで剥離し，二腔（真腔：true lumen，偽腔：false lumen）になった状態．
真腔と偽腔の間には剥離内膜（flap）が観察される．

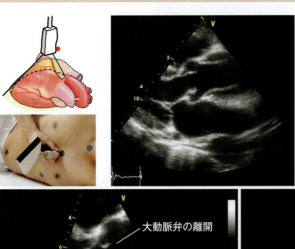
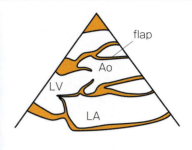
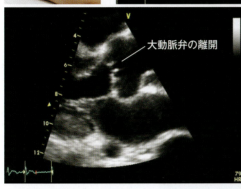
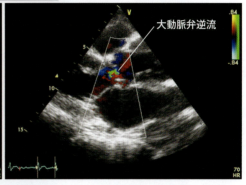

胸骨左縁左室長軸断面

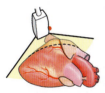
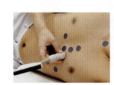
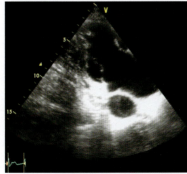
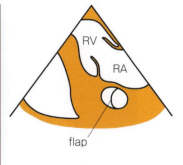

右室流入路断面

### これらの画像からわかるエコー所見
①上行大動脈に flap が観察される
②大動脈弁の離開を認める
③大動脈弁逆流を認める
④下行大動脈に flap が観察される

### これらの画像以外の特徴的エコー所見
①心膜腔液貯留およびこれに伴う心タンポナーデ
②大動脈解離が分枝血管に波及した場合，急性動脈閉塞を生じる場合がある
③偽腔が血栓閉塞している場合には，大動脈壁が二重に観察される
④偽腔開存型では，真腔から偽腔への入口部（entry），偽腔から真腔への再入口部（re-entry）が観察される

### 本症例のエコー所見のまとめ

上行大動脈および下行大動脈に可動性に富む flap が観察され，DeBakey Ⅰ型の大動脈解離と判断される．大動脈弁輪の拡張により，大動脈弁が離解し大動脈弁逆流が生じている．

## ⑰ 急性肺塞栓症

深部静脈などに生じた血栓が，静脈を介して肺に飛び，塞栓症を発症した病態．

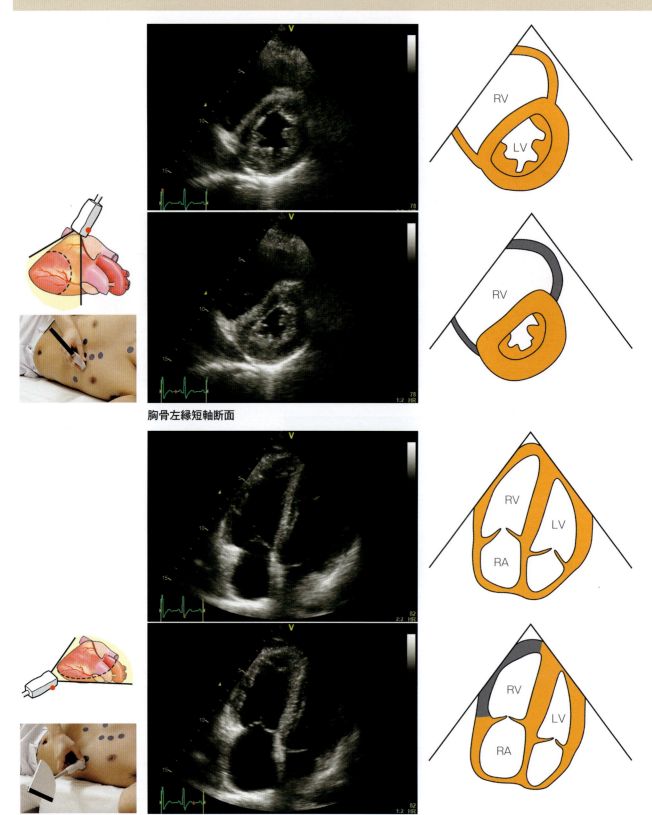

胸骨左縁短軸断面

左胸壁四腔断面

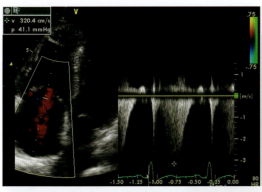
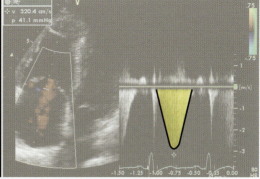
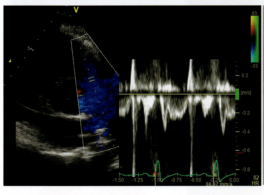
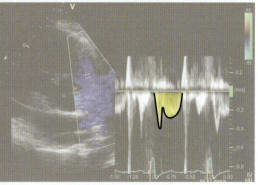

### これらの画像からわかるエコー所見
①右室右房が拡大する
②右室は心尖部を除き壁運動が低下している(McConnell's sign)
③推定右室収縮期圧は，41＋15(IVCから推定される右房圧) mmHg と上昇している
④心室中隔は，拡張早期に右室より圧排され扁平化する
⑤右室駆出血流は収縮早期にピークを有する二峰性をなす

### これらの画像以外の特徴的エコー所見
①右心系に血栓を認める場合がある
②肺血管抵抗が上昇する
③下大静脈～下腿静脈に血栓があるか否かを評価する必要がある(同時に凝固能の評価も重要)

### 本症例のエコー所見のまとめ

右室の拡大と壁運動異常(McConnell's sign)を認め，肺血管抵抗の上昇を伴って推定右室収縮期圧が上昇していることから，肺塞栓症が疑われる．

### ワンポイントアドバイス　下大静脈からの右房圧の推定

下大静脈径・呼吸性変動の有無により，右房圧は下記のように推定される．

| 下大静脈径(呼気末) | 吸気による径の縮小率 | 推定右房圧 |
| --- | --- | --- |
| ≦2.1 cm | >50% | 3 mmHg |
|  | <50% | 8 mmHg |
| >2.1 cm | >50% |  |
|  | <50% | 15 mmHg |

(Rudski LG, Lai WW, Afilalo J, et al: Guidelines for the echocardiographic assessment of the right heart in adults: a report from the American Society of Echocardiography endorsed by the European Association of Echocardiography, a registered branch of the European Society of Cardiology, and the Canadian Society of Echocardiography. J Am Soc Echocardiogr 23: 685-713, 2010 より引用)

吸気による径の短縮率は自然呼吸下で観察．
平静呼吸を基本として，必要があれば鼻をすする程度のわずかな吸気をしてもらう．
右房圧＝15 mmHg と判定するときは，右室流入血流速度波形の拘束型パターン，三尖弁輪 E/E'>6，肝静脈血流速度波形の拡張期優位パターンなども参考にして判定する．

## ⑱ 急性心膜炎（心タンポナーデ）

細菌やウイルス感染などにより心膜に炎症を起こした病態.
炎症により心膜腔液が貯留し，大量に貯留した場合には心タンポナーデに陥る場合がある.

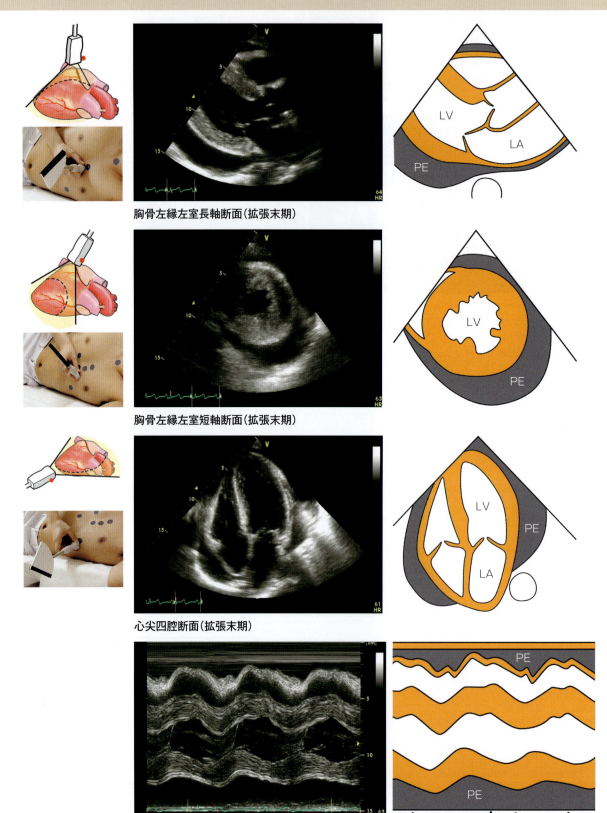

胸骨左縁左室長軸断面（拡張末期）

胸骨左縁左室短軸断面（拡張末期）

心尖四腔断面（拡張末期）

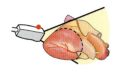
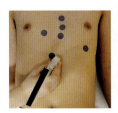
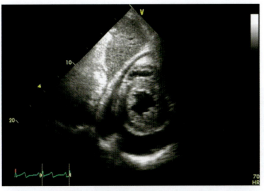

心窩部左室短軸断面（拡張末期）

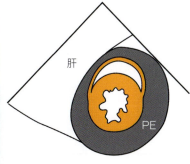

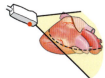
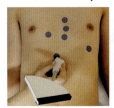
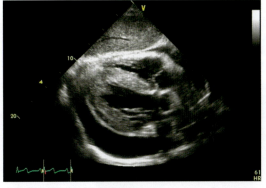

心窩部四腔断面（拡張末期）

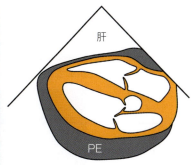

### これらの画像からわかるエコー所見
① 心周囲に大量の心膜腔液が貯留している
② 右室前壁には虚脱(collapse)が観察される
③ 左室は全体に軽度肥厚する

### これらの画像以外の特徴的エコー所見
① 大量に貯留すると心は振り子様運動を呈する
② 心拡張障害により右室・左室流入血流の呼吸性変動が増加する
③ 心タンポナーデに陥ると IVC が怒張する
④ 炎症が心筋に波及し心筋炎を併発する場合もある
⑤ 心筋炎を併発している場合には，壁運動異常や浮腫に伴う壁厚の増加を認める

### 本症例のエコー所見のまとめ

IVST 14 mm, PWT 13 mm, LVDd 39 mm, LVDs 24 mm, FS 24%, EF 65%（modified Simpson），RVSP 32 mmHg
心周囲に大量に貯留する心膜腔液が観察される（LV 後方 25 mm，右室前方 12 mm，LV 心尖部後方 28 mm）．右室前壁は拡張早期に虚脱(collapse)し，心膜腔圧の上昇が疑われる．また心は振り子様運動を呈し，心タンポナーデに陥っているものと判断される．

### ワンポイントアドバイス　振り子様運動
心膜腔液の中で心臓が大血管に支持された状態で振り子様に運動する現象．短軸像で観察をすると反時計方向の回旋運動(IVS と LVPW が，収縮期には後方に，拡張期に前方に動く)として観察される．

### ワンポイントアドバイス　心膜腔液の貯留量の評価方法

| 貯留量 | echo-free spase がみられる部位 |
|---|---|
| 50 ml | 左室後壁後方に心周期を通じて echo-free space が観察される |
| 100～200 ml | 右室全前壁にも echo-free space が観察される |
| 200～400 ml | echo-free space が心尖部方向に拡がる |
| 500 ml 以上 | 心尖部全体に echo-free space が観察される |

貯留量が少量であっても右室に虚脱(collapse)がある場合には，急速に増加している可能性があり，注意が必要である．

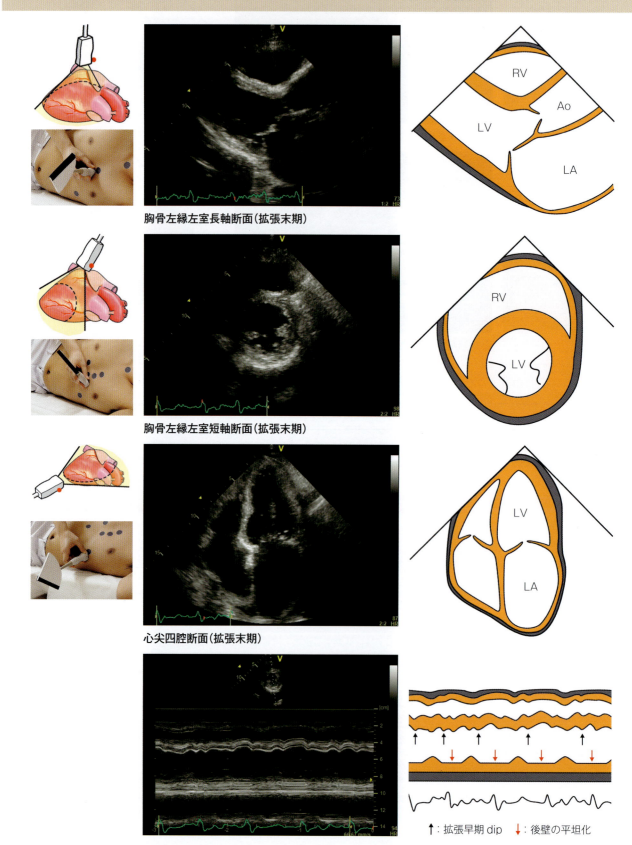

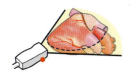
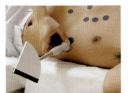
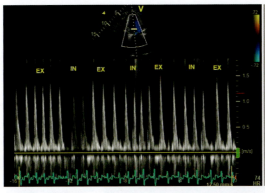
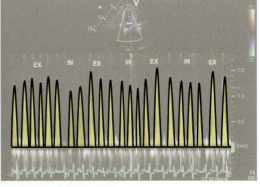

左室流入血流

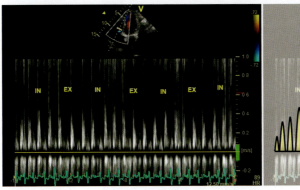
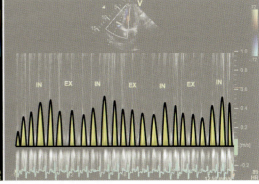

右室流入血流

### これらの画像からわかるエコー所見
① 心膜が肥厚している
② 左房拡大し，左室が狭小化している
③ 心室中隔に拡張早期 dip を認め，後壁は拡張期に平坦化している（dip and plateau）
④ 左室流入血流，右室流入血流に呼吸性変動を認める

### これらの画像以外の特徴的エコー所見
① 心膜癒着サイン
② 心膜の石灰化
③ 心室中隔の呼吸性変動（septal bounce）

### 本症例のエコー所見のまとめ

IVST 9 mm，PWT 11 mm，LVDd 41 mm，LVDs 28 mm，FS 32%，EF 55%（modified Simpson），LAVI 60 ml/m$^2$，RVSP 32 mmHg＋8 mmHg，IVC 径は 18 mm で呼吸性変動は消失．
心膜は肥厚し，左室に拡張制限が生じている．左室流入血流および右室流入血流に有意な呼吸性変動も観察されることから，収縮性心膜炎と判断される．

### ワンポイントアドバイス　心エコー図検査における収縮性心膜炎
収縮性心膜炎における心エコー図検査所見は多種多彩であり，必ずしもすべての所見が認められるわけではない．一つでも当てはまる所見があった場合には，疑って検査を進める必要がある．

## ⑳ 心房中隔欠損症

心房中隔の形成不全に起因し，心房中隔の一部が欠損した病態．

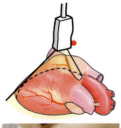
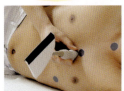
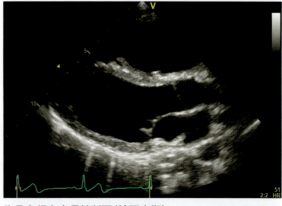
胸骨左縁左室長軸断面（拡張末期）
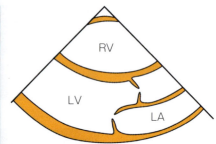

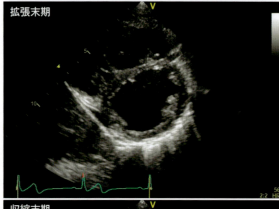
拡張末期
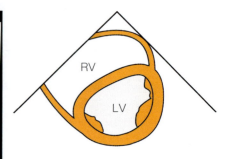

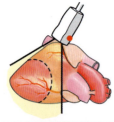
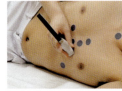
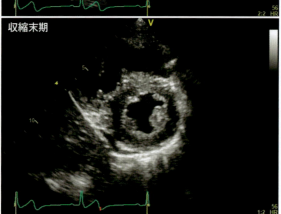
収縮末期
胸骨左縁左室短軸断面
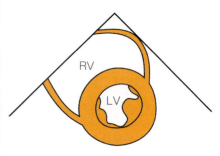

### これらの画像からわかるエコー所見
① 心房中隔二次孔位に左右短絡が観察される
② 右房・右室が拡大する
③ 心室中隔は拡張期に右室より圧排され扁平化する

### これらの画像以外の特徴的エコー所見
① 肺体血流比（Qp/Qs）が1.5を超える場合には外科治療またはカテーテル治療の対象となる
② 肺血管抵抗が上昇し，Eisenmenger化すると，右左短絡を生じる

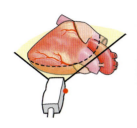
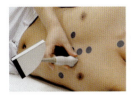
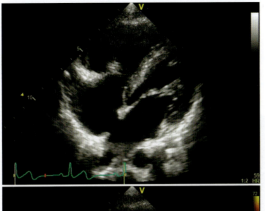
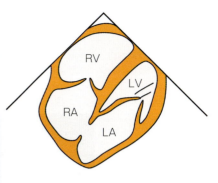
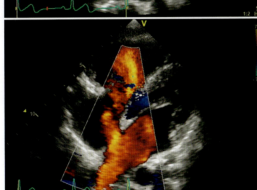
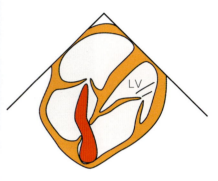

左胸壁四腔断面（拡張早期）

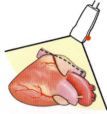
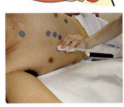
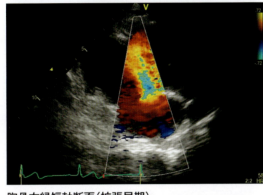
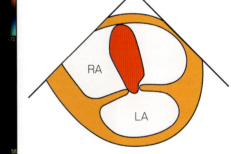

胸骨右縁短軸断面（拡張早期）

### これらの画像からわかるエコー所見

心房中隔二次孔位に左右短絡を認め，心房中隔欠損（二次孔欠損型）と診断できる．肺体血流比（Qp/Qs）は2.0，三尖弁逆流から推定される右室収縮期圧は35 mmHgと軽度上昇するのみであることから，外科的治療またはカテーテル治療の対象と判断された．

### ワンポイントアドバイス　心房中隔欠損の分類

欠損孔の部位により，下記の5型に分類される．

| | |
|---|---|
| ①二次孔欠損型 | 卵円窩を含む心房中隔の中央に欠損孔が存在するもの． |
| ②一次孔欠損型 | 房室弁直上に欠損孔が存在するもの．<br>房室中隔欠損（心内膜床欠損）でみられる． |
| ③上位静脈洞型 | 上大静脈流入部に欠損孔が存在するもの．<br>部分肺静脈欠損を合併することが多い． |
| ④下位静脈洞型 | 下大静脈流入部に欠損孔が存在するもの． |
| ⑤冠静脈洞欠損型 | 冠静脈洞に欠損孔が存在するもの（unroofed coronary sinusとも呼ばれる）．<br>左上大静脈遺残を合併することがある． |

静脈洞型は，左側臥位では検出することが困難であることが多く，右側臥位による右胸壁からの観察が必要となる．

## ㉑ 心室中隔欠損症

心室中隔の一部が欠損し，左室−右室の交通が生じた病態．

〈症例1〉

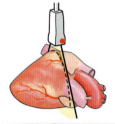
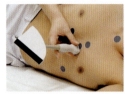
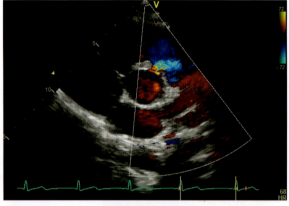

大動脈弁口レベル左室短軸断面（収縮期）

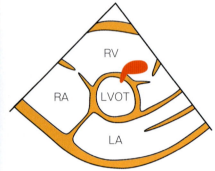

〈症例2〉

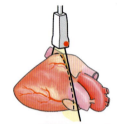
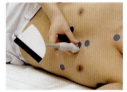
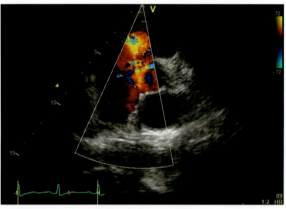

大動脈弁口レベル左室短軸断面（収縮期）

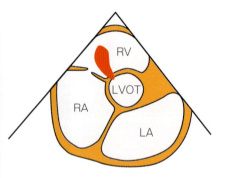

〈症例3〉

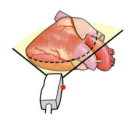
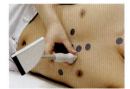
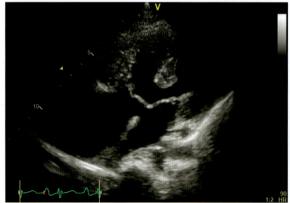

左胸壁四腔断面（収縮中期）

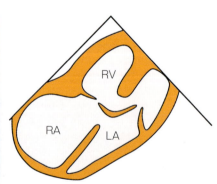

〈症例4〉

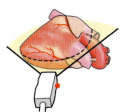
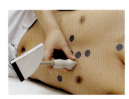
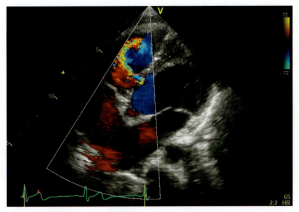
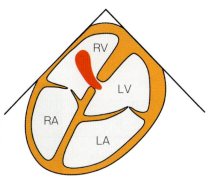

左胸壁四腔断面(収縮中期)

### これらの画像からわかるエコー所見
症例1：肺動脈弁直下に左右短絡を認める
症例2：膜性部に左右短絡を認める
症例3：房室中隔に欠損を認める
　　　　（心房中隔欠損：一次孔欠損を伴う）
症例4：筋性部に左右短絡を認める

### これらの画像以外の特徴的エコー所見
①肺血管抵抗が上昇し，Eisenmenger化すると，右左短絡を生じる
②肺動脈弁下欠損では，大動脈弁の逸脱・変性が生じて大動脈弁閉鎖不全を発症することがある
③筋性部型では，収縮期に欠損孔が縮小し収縮期血流が観察されない場合がある．また，多孔性の場合もある

### 本症例のエコー所見のまとめ
症例1：肺動脈弁直下に左右短絡を認め，両大血管下型と判断される．
症例2：膜性部に左右短絡を認め，膜性部周囲型と判断される．
症例3：房室中隔に欠損を認め，共通房室管型と判断される（心房中隔欠損：一次孔欠損を伴う）．
　　　　右室壁は肥厚しており，肺高血圧に陥っていると判断される．
症例4：筋性部に左右短絡を認め，筋性部型と判断される．

### ワンポイントアドバイス　心室中隔欠損症の分類
欠損孔の部位により，以下の4つの型に分類される（Kirklinの分類）
①両大血管下型（肺動脈弁直下型・漏斗部筋性部型）
②膜性部周囲型
③共通房室管型
④筋性部型

### ワンポイントアドバイス　Eisenmenger症候群
肺血管抵抗が全身血管抵抗と同等もしくはそれ以上に増大し右左短絡に陥った状態．チアノーゼや赤血球増多，多臓器合併症をきたす．

### ワンポイントアドバイス　心室中隔欠損症と心拡大
心室の容量負荷は拡張期に蓄えられる血流量に左右される．心室中隔欠損症では，短絡血流の大部分が収縮期に短絡するため，右室拡大はなく左室拡大をきたす．
また，肺高血圧を伴うと右室拡大となる．

## ㉒ 左房粘液腫

心臓の原発性腫瘍の一つで，ほとんどが良性腫瘍である．
多くは心房中隔に茎を有し，左房に発生する．

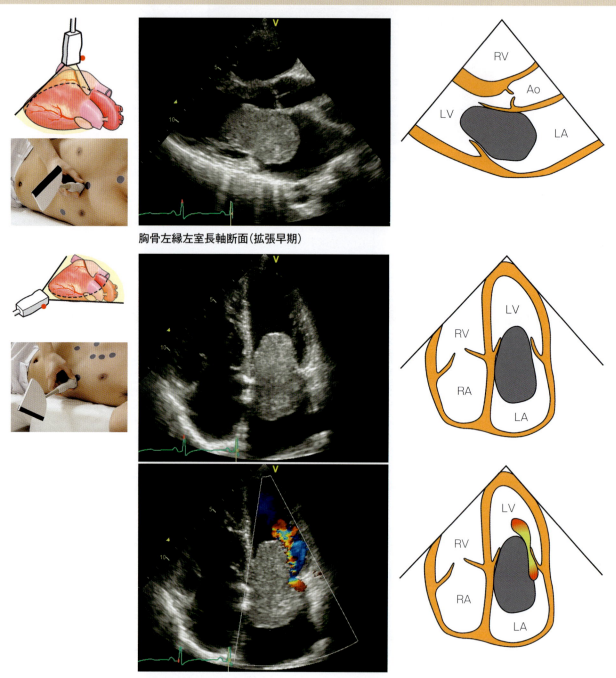

胸骨左縁左室長軸断面（拡張早期）

心尖四腔断面（拡張早期）

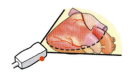
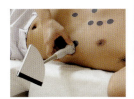
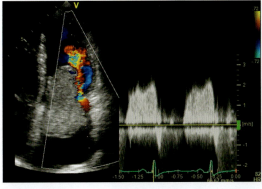
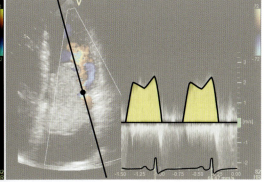

左室流入血流

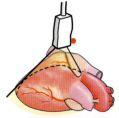
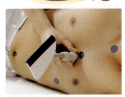
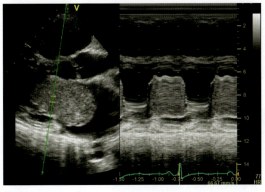
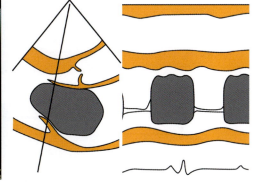

僧帽弁Mモード

### これらの画像からわかるエコー所見
① 左房内に 64×38 mm 大の腫瘤を認める
② 心房中隔に茎を有し，拡張期には腫瘤の一部が左室に嵌頓する
③ 腫瘤により左室流入障害を生じている

### これらの画像以外の特徴的エコー所見
① 腫瘤内部が不均一な症例もある
② 腫瘤の辺縁が軟らかいゼリー状を呈する場合もあり，この場合には，塞栓症を発症しやすい
③ 左房に次いで，右房，左室に生じる
④ カラードプラ法にて腫瘤への栄養血管が観察できる場合もある

### 本症例のエコー所見のまとめ

IVST 9 mm, PWT 7 mm, LVDd 49 mm, LVDs 34 mm, FS 31 %, EF 55 %(modified Simpson), RVSP 62 mmHg, Pcwp 21 mmHg, MR 2+
LA 内に 64×38 mm 大の腫瘤を認める．心房中隔卵円窩に茎を有し，左房粘液腫が疑われる．腫瘤辺縁は整で，腫瘤内部はほぼ均一で心筋よりやや輝度が亢進している．可動性に富み拡張期には一部が左室に嵌頓している．また，腫瘤により左室流入障害を生じ，肺高血圧症を合併している．

### ワンポイントアドバイス　左房粘液腫と左房内血栓の鑑別

粘液腫と血栓とは，形態や可動性・血流のうっ滞によるモヤモヤエコーの有無などから鑑別できることが多いが，他の心臓腫瘍を含めエコー所見から組織学的特徴を診断することは困難である．

|  | 左房粘液腫 | 左房内血栓 |
|---|---|---|
| 好発部位 | 多くは心房中隔の卵円窩<br>ほかに左房後壁，前壁，左心耳の順に多い | 左心耳<br>左房後壁 |
| 形　態 | 球形，卵形 | 壁在性（球形，卵形はまれ） |
| 表　面 | 多くは平滑あるいは小葉状 | さまざま |
| 可動性 | 可動性の有するものは心周期に合わせて規則的に可動する | 表面が振動する程度．可動性を有するものは心臓の中を不規則に動く |
| 形　態 | 有茎性が原則（無茎のものは例外） | 無茎性が原則 |
| 経　過 | 抗凝固療法に影響しない | 抗凝固療法により退縮 |

# ㉓ 心内血栓（左房内血栓）

心房細動や僧帽弁狭窄症など，左房内に血液がうっ滞する場合に生じやすい．

〈症例1〉

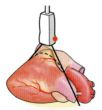
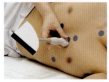
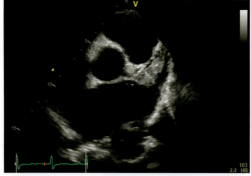
大動脈弁口レベル左室短軸断面（収縮期）
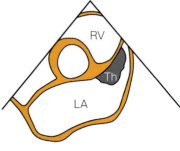
Th：thrombus 血栓

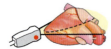
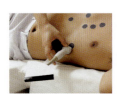
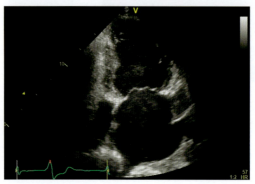
心尖二腔断面（拡張末期）

〈症例2〉

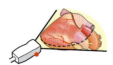
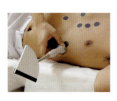
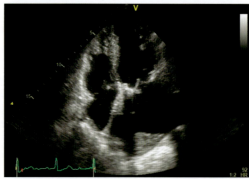
心尖四腔断面（拡張末期）
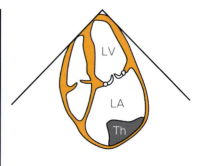

### これらの画像からわかるエコー所見
症例1：左心耳内に血栓を認める
症例2：左房上壁に付着する血栓を認める

### これらの画像以外の特徴的エコー所見
①左房内にモヤモヤエコーを認める場合がある
②可動性を有する血栓は塞栓症を発症しやすい

### ワンポイントアドバイス　左心耳
左心耳内面には櫛状筋と呼ばれる隆起があり，血栓と見誤りやすい．

# ㉔ 高血圧性心疾患

動脈硬化や腎臓病などによる高血圧が原因で左心壁が肥大し，心臓に機能障害（主に拡張障害）が起こる疾患である．

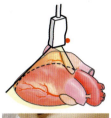
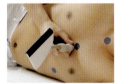
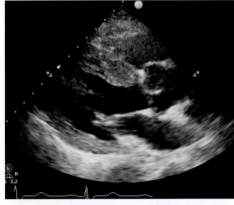

胸骨左縁左室長軸断面（拡張末期）

IVS：心室中隔　　PW：後壁

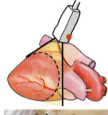
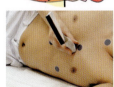
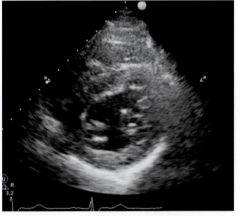
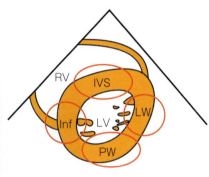

腱索レベル左室短軸断面（拡張末期）

Inf：下壁　　LW：側壁

### これらの画像からわかるエコー所見
①左室壁が全周性に肥大している
②左室拡張末期径は正常
③左室求心性肥大に分類される

### これらの画像以外の特徴的エコー所見
①左室駆出率は正常であるが拡張機能が低下する
②左房容積が増加する
③上行大動脈が拡張する

### 本症例のエコー所見のまとめ

IVST 15 mm，PWT 14 mm，LVDd 47 mm，LVDs 28 mm，FS 40%，EF 70%
LAD 36 mm，AoD 40 mm，AsAoD 37 mm，LV mass 335 g，LV mass index 197 g/m$^2$
E/A 0.92，DcT 212 msec，E/E' 15.0，RVSP 36 mmHg
MR －　AR －　TR ±　PR －
左室求心性肥大．左室収縮は正常であるが，拡張機能が軽度低下している．

### ワンポイントアドバイス　高血圧心と肥大型心筋症の鑑別

肥大型心筋症　　高血圧心

絶対的な鑑別法ではないが，明らかに不均等肥大があるものは肥大型心筋症，均等に肥大しているのは高血圧心，心室中隔基部と中央部の厚みを比べたときに中央部が厚いのが肥大型心筋症である（図参照）．ただし，高血圧が加わった肥大型心筋症は鑑別が困難となる．

## 疾患ではないが知っておくべきエコー所見

### ❶ S字状中隔　sigmoid septum

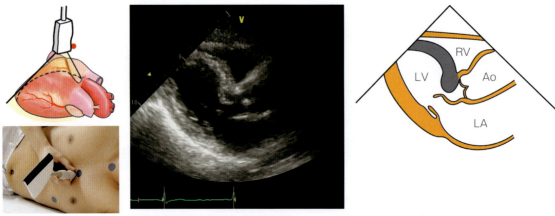

**胸骨左縁左室長軸断面（拡張中期）**

左室長軸像で心室中隔がS字の形に見える所見．加齢や動脈硬化で大動脈が心室中隔を押すことで生じるとされる．肥大した心室中隔基部が左室流出路に張り出すと流出路狭窄が生じることがある．

### ❷ 僧帽弁輪石灰化　mitral annular calcification

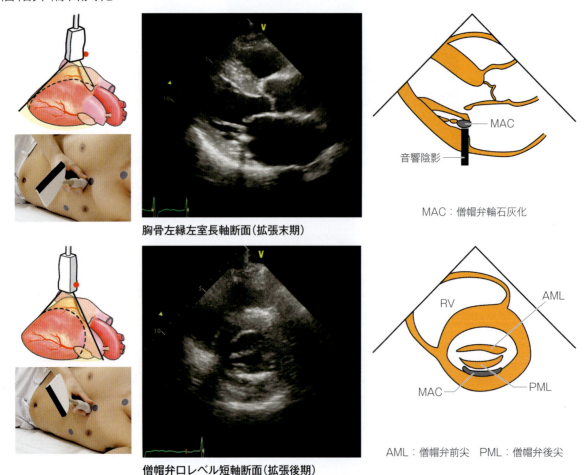

**胸骨左縁左室長軸断面（拡張末期）**

MAC：僧帽弁輪石灰化

**僧帽弁口レベル短軸断面（拡張後期）**

AML：僧帽弁前尖　PML：僧帽弁後尖

カルシウムが僧帽弁輪部に沈着して高輝度になっている所見（音響陰影を伴う）．高齢者や透析患者にみられることが多い．異常所見ではないが高度になると逆流や狭窄の原因になることがある．

### ❸ 大動脈弁石灰化　aortic valve calcification

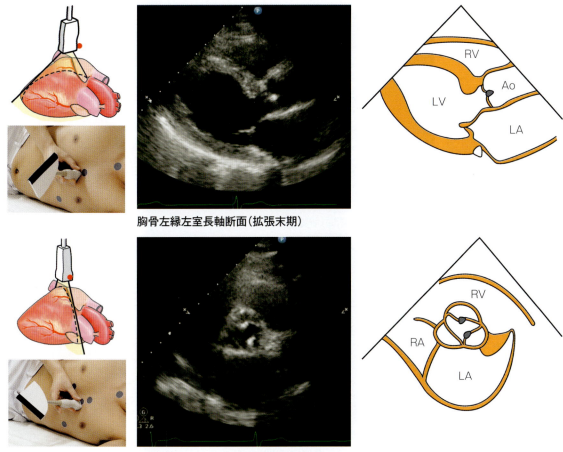

胸骨左縁左室長軸断面（拡張末期）

大動脈弁口レベル短軸断面（収縮中期）

大動脈弁にカルシウムが沈着して高輝度になっている所見．高齢者に多い．音響陰影がなくてもエコー所見として石灰化とすることが多い．これだけでは異常所見ではないが，進行すると逆流や狭窄の原因になる．

### ❹ クマジン稜　Coumadin ridge

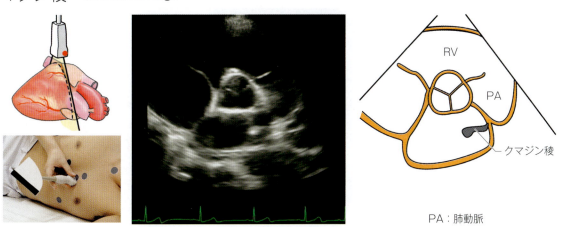

大動脈弁口レベル短軸断面（収縮中期）

PA：肺動脈

左心耳と左上肺静脈の間にある隔壁状の組織をいう．左房内に稜線のように突出しているが，これが目立つ症例では異常構造物と誤診されるので注意が必要である．

## ❺ 心外膜下脂肪　subepicardial fat

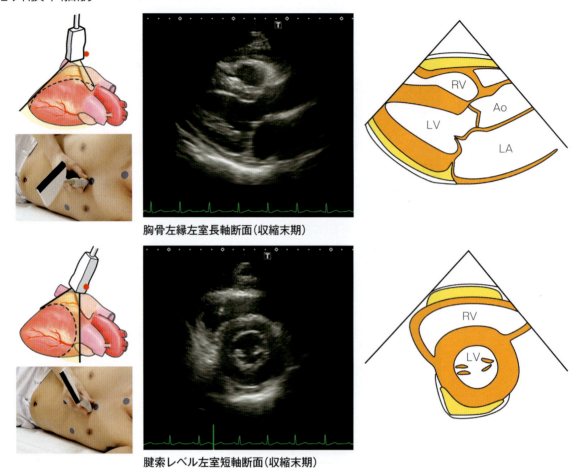

胸骨左縁左室長軸断面（収縮末期）

腱索レベル左室短軸断面（収縮末期）

心外膜下脂肪は心筋と心膜間の低エコー帯として描出され心膜液と間違えやすい．その厚みは心膜液に比べると心周期による変化が少なく，点状の内部エコーが認められることが特徴である．

## ❻ ユースタキウス弁　Eustachian valve

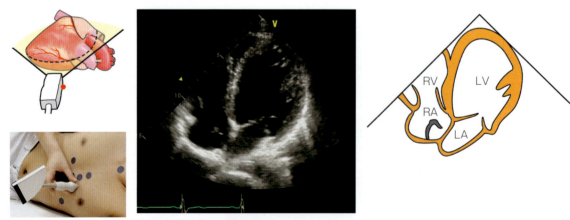

左胸壁四腔断面（拡張末期）

胎生期にあった下大静脈弁の遺残物である．下大静脈の右房開口部にあり，右房内に向かって伸びる可動性のある線上構造物として描出される．Chiari's network はこの弁が網目状になったもの．

## ❼ 心房中隔の脂肪腫様過形成　lipomatous hypertrophy

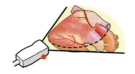
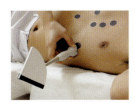
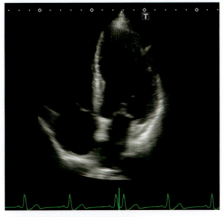
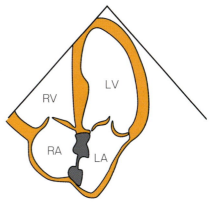

心尖部四腔断面（拡張末期）

脂肪浸潤により心房中隔が肥厚する過誤腫と考えられている．エコーでは心房中隔の高輝度の肥厚を指すことも多い．高齢者や肥満者に多く，卵円窩を残した心房中隔のダンベル型の肥厚が特徴である．

## ❽ 分界稜　Crista terminalis

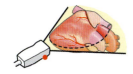
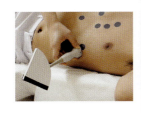
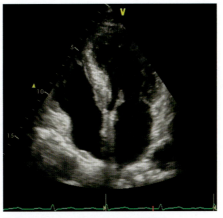
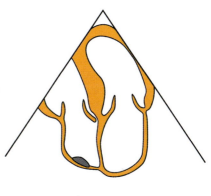

胸骨左縁左室長軸断面（拡張後期）

分界稜は右心耳と上大静脈を隔てる心筋線維束で，右房内に隆起している．これが発達した症例では右房内血栓や腫瘍と誤診されやすいので注意が必要である．

**【Ⅳ章の略語】**
A S：antero-septal（前壁中隔）
AML：anterior mitral leaflet（僧帽弁前尖）
Ao：aorta（大動脈）
AoD：aortic diameter（大動脈径）
AR：aortic regurgitation（大動脈弁逆流）
AsAoD：ascending aorta diameter（上行大動脈径）
ATL：anterior tricuspid leaflet（三尖弁前尖）
AV：aortic valve（大動脈弁）
AVA：aortic valve area（大動脈弁口面積）
CS：coronary sinus（冠状静脈洞）
DAo：descending aorta（下行大動脈）
DcT：E-wave deceleration time（E波減速時間）
E/A：early diastolic filling velocity/atrial filling velocity（E/A比）
E/E'：early diastolic filling velocity/early diastolic mitral annular velocity（E/E'比）
EF：ejection fraction（左室駆出率）
FS：fractional shortening（左室内径短縮率）
Inf：inferior（下壁）
IVC：inferior vena cava（下大静脈）
IVS：interventricular septum（心室中隔）
IVST：interventricular septal thickness（心室中隔壁厚）
LA：left atrium（左房）
LAD：left atrial dimension（左房径）
LAD：left anterior descending artery（左冠動脈前下行枝）
LAVI：left atrial volume index（左房容積係数）
LCC：left coronary cusp（左冠尖）
LCX：left circumflex coronary artery（左冠動脈回旋枝）
LV：left ventricle（左室）
LV mass：left ventricular mass（左室心筋重量）
LV mass index：left ventricular mass index（左室心筋重量係数）
LVDd：left ventricular end-diastolic dimension（左室拡張末期径）
LVDs：left ventricular end-systolic dimension（左室収縮末期径）
LVOT：left ventricular outflow tract（左室流出路）
LVPW：left ventricular posterior wall（左室後壁）
LW：lateral wall（側壁）
MAC：mitral annular calcification（僧帽弁輪石灰化）
MPG：mean pressure gradient（平均圧較差）
MR：mitral regurgitation（僧帽弁逆流）
MV：mitral valve（僧帽弁）
MVA：mitral valve area（僧帽弁口面積）
MVO：mitral valve oriface（僧帽弁口）
NCC：non-coronary cusp（無冠尖）
PA：pulmonary artery（肺動脈）
Pcwp：pulmonary capillary wedge pressure（肺動脈楔入圧）
PE：pericardial effusion（心膜液）
PHT：pressure half time（圧半減時間）
PML：posterior mitral leaflet（僧帽弁後尖）
PR：pulmonary regurgitation（肺動脈弁逆流）
Pro V：prosthetic valve（人工弁）
PTMC：Percutaneous transluminal(transvenous)mitral commissurotomy（経皮経管的僧帽弁交連切開術）
PTL：posterior tricuspid leaflet（三尖弁後尖）
PW：posterior wall（後壁）
PWT：posterior wall thickness（後壁壁厚）
Qp/Qs：pulmonary blood flow/systemic blood flow ratio（肺体血流比）
RA：right atrium（右房）
RCA：right coronary artery（右冠動脈）
RCC：right coronary cusp（右冠尖）
RV：right ventricle（右室）
RVSP：right ventricular systolic pressure（右室収縮期圧）
SAM：systolic anterior motion（僧帽弁収縮期前方運動）
SEPT：septum（中隔）
STL：septal tricuspid leaflet（三尖弁中隔尖）
Subepi fat：subepicardial fat（心外膜下脂肪）
Th：thrombus（血栓）
TR：tricuspid regurgitation（三尖弁逆流）
Vege：vegetation（疣腫）
Vmax：maximum velocity（最高流速）

# V章

# 血管
## 〈頸動脈・腎動脈〉

小谷　敦志

# 頸動脈❶ プラーク(隆起性病変)

頸動脈エコーでは，内中膜複合体(IMC)が血管内腔側へ隆起したり，血管の拡大(vascular remodeling)により同部位のIMCが局所的に1.5 mm以上となった場合をプラークと定義している．
頸動脈のプラークは，最大厚や隆起部の範囲を含めた大きさ，表面の形態，内部の性状，可動性などを評価する．これらは，動脈硬化性病変の評価・治療および経過観察において重要である．

## ❶ プラーク表面の形態

プラーク表面の形態は，①平滑なもの，②明らかな陥凹のある潰瘍，③そのどちらでもなく，表面に不規則な凹凸を認めるもの(不整)，の3つに分類して評価する．潰瘍はプラークの破綻を意味するため重要な所見で，陥凹部は大きさに関係なく，カラードプラ法での観察も含め，血管短軸および長軸断面にて明らかな陥凹を認めた場合に潰瘍と分類する．

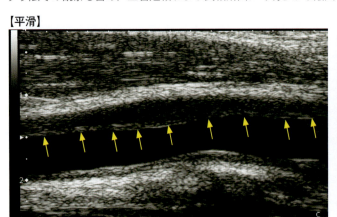

【平滑】

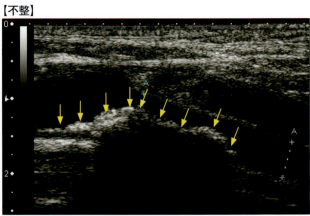

【不整】

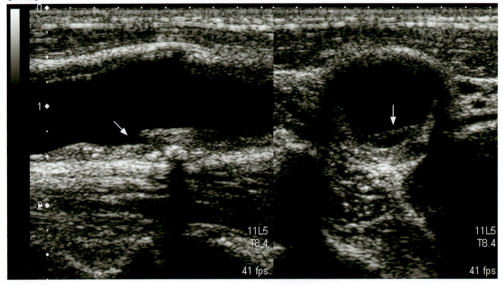

【潰瘍】

長軸断面　　　　　短軸断面

## ❷ プラークの内部性状分類

プラーク内部の性状は，エコー輝度から3つに分類し，さらに内部の均一性を加えた6つに分類する．
均一性は，内部の性状が2種類以上あるか否かで，均一か不均一として評価する．エコー輝度分類は，プラーク周囲のIMCを基準として，同等の輝度のものを等エコー輝度，それよりも高いものを高エコー輝度，低いものを低エコー輝度として評価する．

| エコー輝度 | 均一性 | | 評価の基準 |
| :---: | :---: | :---: | :--- |
| | 均一<br>（輝度分類が1種類のもの） | 不均一<br>（2種類以上の輝度が混在するもの） | |
| 高 | | | 音響陰影を伴うもの（石灰化病変） |
| 等 | | | 対象構造物とほぼ同程度のエコー輝度 |
| 低 | | | 対象構造物と比べ低輝度エコー，あるいは断層法で描出されずカラードプラ法でその存在がわかるもの |

（注）低輝度領域が認められる場合は，それを優先する．

### ●高輝度プラーク

【高輝度均一型】

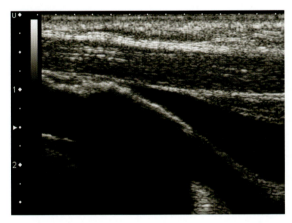
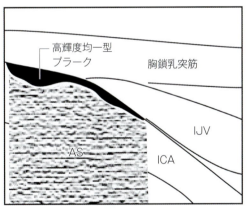

IJV：内頸静脈　ICA：内頸動脈
AS：acoustic shadow

【高輝度不均一型】

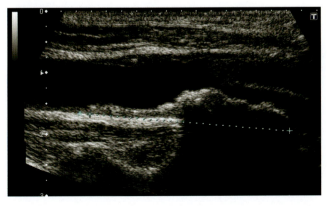
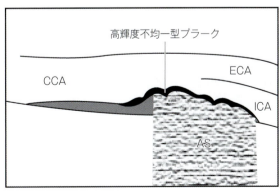

CCA：総頸動脈　ICA：内頸動脈　ECA：外頸動脈
AS：acoustic shadow

## ●等輝度プラーク

【等輝度均一型】

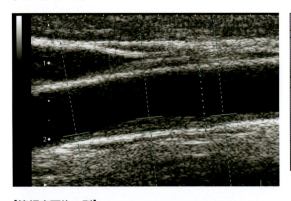
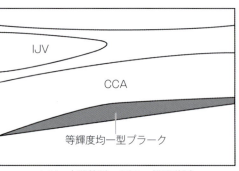

IJV：内頸静脈　CCA：総頸動脈

【等輝度不均一型】

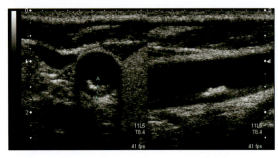
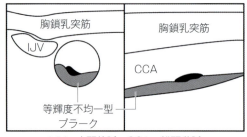

IJV：内頸静脈　CCA：総頸動脈

## ●低輝度プラーク

【低輝度均一型】

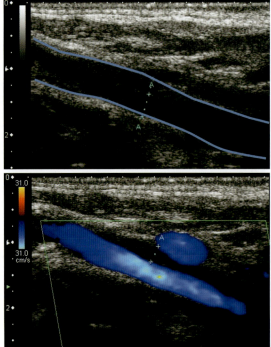
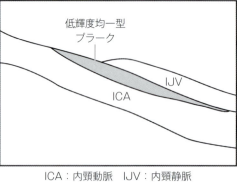

ICA：内頸動脈　IJV：内頸静脈

上段：断層像，下段：カラードプラ像

【低輝度不均一型】

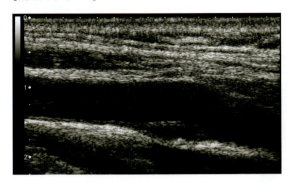
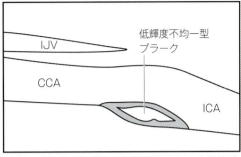

CCA：総頸動脈　ICA：内頸動脈　IJV：内頸静脈

### ❸ 可動性プラーク（mobile plaque）

プラーク全体やプラーク内部を含めたその一部が，心拍に合わせた可動性を有する場合がある．これらのプラークを"可動性プラーク（mobile plaque）"と呼ぶ．可動形態によって以下の種類などがある．

#### ● floating plaque（フローティングプラーク）

プラークの外側に付着した構造物が血流により可動するもの．

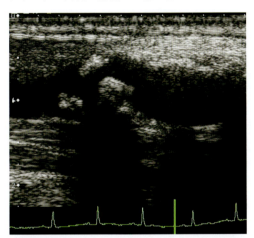
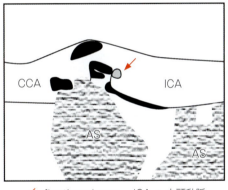

↗：floating plaque　ICA：内頸動脈
CCA：総頸動脈　AS：acoustic shadow

拡張期時相

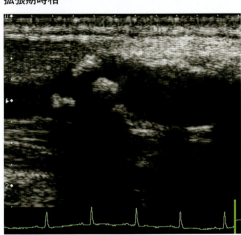
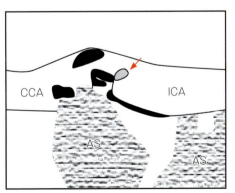

↗：floating plaque　ICA：内頸動脈
CCA：総頸動脈　AS：acoustic shadow

収縮期時相

● **jellyfish plaque（ジェリーフィッシュプラーク）**

プラークの一部あるいは全体が心拍とともに変形し，クラゲの伸縮運動のような動きを呈するもの．伸縮運動のような動きをjellyfishサインといい，これを有するプラークを"jellyfish plaque"と表現する．

【プラークの一部で表面のみにjellyfishサインがみられるもの】

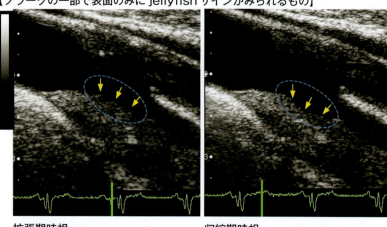

拡張期時相　　　収縮期時相

CS：頸動脈洞　ICA：内頸動脈
ECA：外頸動脈
◯↙：jellyfishサイン

【プラーク潰瘍部分全体にjellyfishサインがみられるもの】

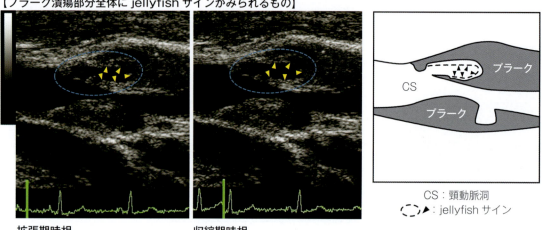

拡張期時相　　　収縮期時相

CS：頸動脈洞
◯▸：jellyfishサイン

---

**プラーク表面および内部性状のまとめ**

①プラーク表面性状において，潰瘍は破綻したプラークの形跡であるとされる．
②プラーク内部性状において，低エコー輝度プラークは粥腫や血腫とされ，脳梗塞発症の危険性が高いと報告されている．また，等エコー輝度プラークは線維性結合組織を内包し，高エコー輝度プラークは石灰化病変が中心となる．
③可動性プラークは，プラークの破綻やプラーク内出血を起こしているとされ，短時間の経過観察中にプラークの可動部分が剥離し形態変化を示すことがあるため，脳塞栓症を合併する可能性が高い．
④プラーク形態で，脳梗塞の危険性が高いものを高リスクプラーク（あるいは不安定プラーク）と呼ぶ．高リスクプラーク（あるいは不安定プラーク）には，低エコー輝度プラークや可動性プラークなどが含まれる．特に可動性プラークにおいて未治療の場合には，速やかに主治医への連絡が必要である．
⑤可動性プラークを検出した場合は，プラークの剥離をひき起こさないようにプローブでの圧迫操作などに注意し，可動性の状態を動画で記録する．

# 頸動脈❷ 総頸動脈狭窄症

狭窄とは頸動脈のIMCが過剰に肥厚しプラークとなり，プラークの肥厚がさらに進行して血流腔が狭くなる病態である．プラークが血管断面積の50％以上を占める病態を狭窄という．高度狭窄例では一過性脳虚血発作が起こることがある．脳循環血流低下以外のリスクとして，プラークの破綻による脳梗塞が挙げられる．

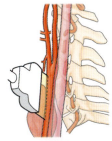
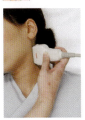
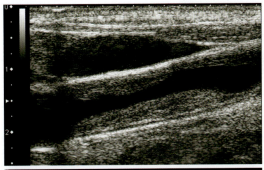
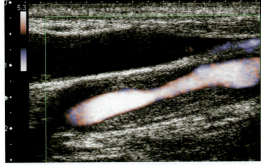
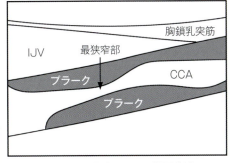

IJV：内頸静脈　　CCA：総頸動脈

左総頸動脈長軸断面（上段：断層像，下段：カラードプラ像）

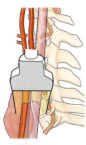
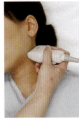
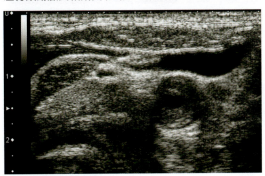
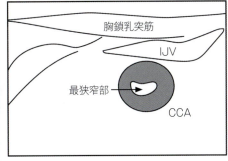

左総頸動脈短軸断面

IJV：内頸静脈　　CCA：総頸動脈

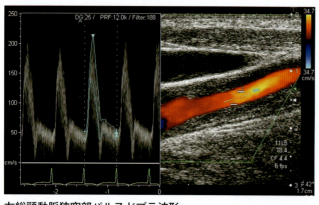

左総頸動脈狭窄部パルスドプラ波形

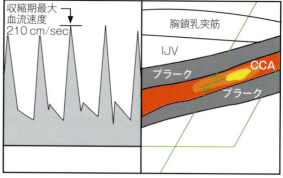

IJV：内頸静脈　CCA：総頸動脈

### これらの画像からわかるエコー所見
①左総頸動脈の近位壁と遠位壁に等エコー輝度プラークを認める
②視覚的に総頸動脈の血流腔の半分以上をプラークが占有しており狭窄病変を疑う
③短軸断面では，ほぼ中央部に狭窄腔を認める
④可動性や低エコー輝度部分は認めず，高リスクプラーク（不安定プラーク）ではないようである
⑤狭窄部と思われる部位で，血流速度の亢進を認める

### これらの画像以外のエコー所見
①頸動脈洞や対側の頸動脈にもプラークの存在を疑い検査する
②プラーク破綻による，内頸動脈の狭窄や閉塞病変がないかを観察する

### 本症例の計測値とエコー所見のまとめ
プラーク病変長は約 7 cm である．
狭窄率：長軸断面での径狭窄率 76％，短軸断面による面積狭窄率 94％．
最狭窄部の最高血流速度は 210 cm/sec．
左総頸動脈に等エコー輝度プラークによる狭窄を認める（プラークの可動性は認めない）．

### ワンポイントアドバイス　径狭窄率と面積狭窄率

**径狭窄率**
（長軸断面で計測）

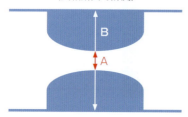

A：最狭窄部位の径
B：Aと同部位の血管径

$$径狭窄率(\%) = \frac{B-A}{B}$$

**面積狭窄率**
（短軸断面で計測）

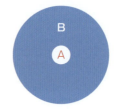

A：最狭窄部位の面積
B：Aと同部位の血管断面積

$$面積狭窄率(\%) = \frac{B-A}{B}$$

※計算式上，面積狭窄率＞径狭窄率となるため，算出方法を明記する必要がある．

## ピットフォール

### ・径狭窄率での算出が適切でないとき

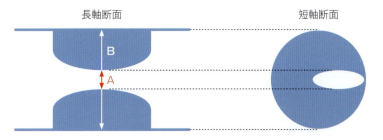

長軸断面で，狭窄腔の断面が左図のように見えても，短軸断面で右図のような狭窄断面であれば，長軸像では狭窄率を過小評価するため，面積狭窄率での算出が正しい．
必ず短軸断面で狭窄断面を確認し，適正な断面で計測することが必要である．

### ・面積狭窄率での算出が適切でないとき

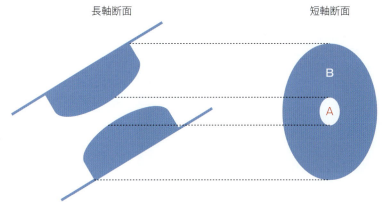

長軸断面で，血管走行が超音波ビームと直行しない場合では，短軸断面での血管断面は右図のような楕円として描出されるため，面積狭窄率での算出は適しない．
この場合は，長軸断面において径狭窄率で計測するか，あるいは，短軸径狭窄率（下記）で算出する．
いずれにしても，長軸での血管走行と，短軸断面での狭窄断面の両方を確認し，適正な断面で計測することが必要である．

### ワンポイントアドバイス　短軸径狭窄率の計測

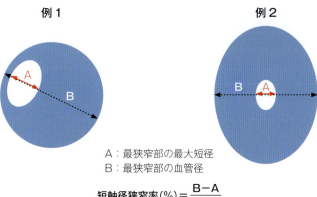

A：最狭窄部の最大短径
B：最狭窄部の血管径

$$短軸径狭窄率(\%) = \frac{B-A}{B}$$

# 頸動脈❸ 内頸動脈狭窄症

狭窄とは内頸動脈のIMCが過剰に肥厚しプラークとなり，プラークが血管内腔の50％以上を占める病態を狭窄という．血管造影検査で60％以上の狭窄が治療の適応となる．高度狭窄例では一過性脳虚血発作が起こることがある．脳循環血流低下以外のリスクとして，プラークの破綻による脳梗塞が挙げられる．頸動脈洞や内頸動脈はプラークの好発部位である．

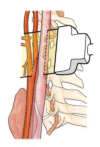
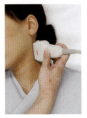
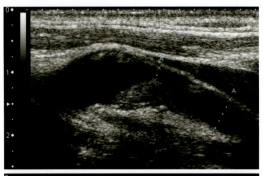
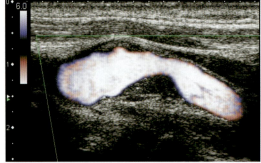
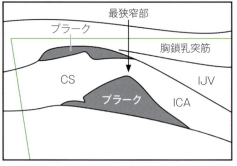

CS：頸動脈洞　ICA：内頸動脈　IJV：内頸静脈

左内頸動脈長軸断面（上段：断層像，下段：カラードプラ像）

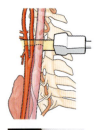
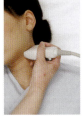
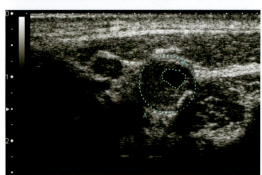
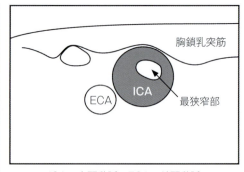

左内頸動脈最狭窄部の短軸断面

ICA：内頸動脈　ECA：外頸動脈

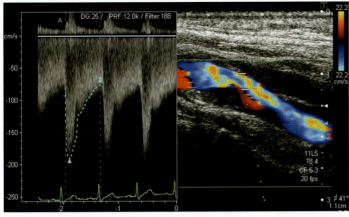
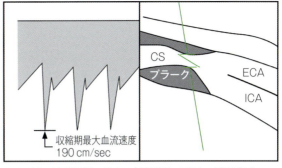

CS：頸動脈洞　ICA：内頸動脈　ECA：外頸動脈

左内頸動脈長軸断面最狭窄部のパルスドプラ波形

### これらの画像からわかるエコー所見
①左頸動脈洞から内頸動脈起始部にかけて等エコー（一部低エコー）輝度プラークを認める
②プラーク部分は視覚的に血管内腔の半分以上をプラークが占有しており，狭窄病変を疑う
③プラーク部分に加速血流を認める
④プラークの可動性は認めない

### これらの画像以外の特徴的エコー所見
①内頸動脈の狭窄が強くなるほど，患側の総頸動脈拡張期血流速度は低下する

### 本症例の計測値とエコー所見のまとめ
狭窄病変長は約 15 mm である．
長軸断面からの狭窄率は，European Carotid Surgery Trial（ECST）法で 72％，North American Symptomatic Carotid Endarterectomy Trial（NASCET）法で 63％．
短軸断面からの面積狭窄率は 88％．
最小血流腔部の最高血流速度は 190 cm/sec．
左内頸動脈起始部に等エコー輝度プラークを認める．

### ワンポイントアドバイス　RI と PI
抵抗係数（resistance index：RI）と拍動係数（pulsatility index：PI）は以下の式で算出できる．ともに高値の場合は末梢血管抵抗の増大を疑う．全時相の情報を含む PI のほうが末梢血管抵抗を反映するとされるが，心拍の影響や中枢側の血流状態の影響を受ける．

$$RI = \frac{最高流速 - 最低流速}{最高流速}$$

$$PI = \frac{最高流速 - 最低流速}{平均流速}$$

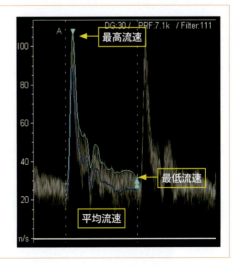

# 頸動脈❹ 内頸動脈閉塞症

内頸動脈の IMC が過剰に肥厚しプラークとなり血流腔が閉塞する場合や，他から遊離した血栓などの塞栓子によって閉塞する場合がある．病態としては，脳虚血となるため，半身の運動障害や知覚障害，言語障害をきたし，重症の場合では一過性脳虚血発作や脳梗塞となる．

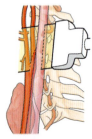
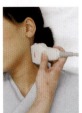
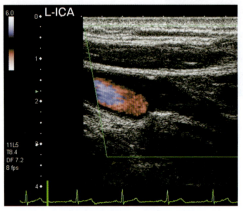
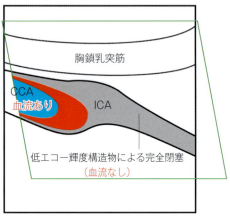

CCA：総頸動脈　ICA：内頸動脈

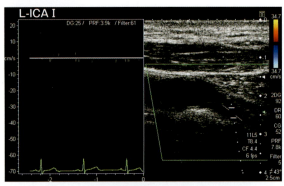
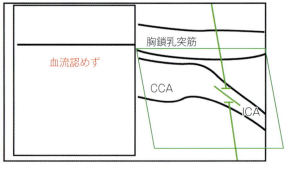

左頸動脈洞～内頸動脈長軸断面（上段：カラードプラ像，下段：パルスドプラ波形）

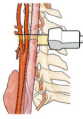
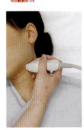
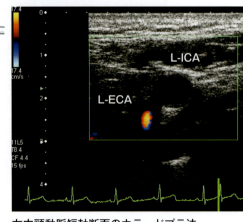
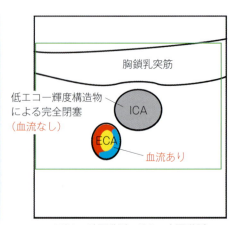

左内頸動脈短軸断面のカラードプラ法

ECA：外頸動脈　ICA：内頸動脈

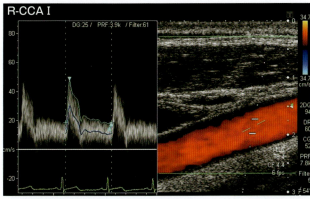

右総頸動脈長軸断面パルスドプラ波形

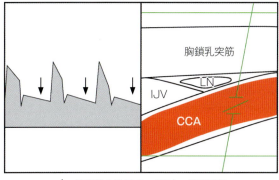

↓：拡張期血流速度　CCA：総頸動脈
LN：リンパ節　IJV：内頸静脈

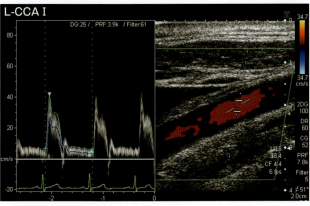

左総頸動脈長軸断面パルスドプラ波形

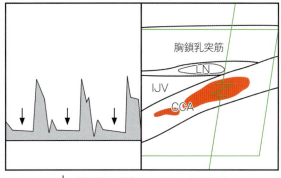

↓：拡張期血流速度　CCA：総頸動脈
LN：リンパ節　IJV：内頸静脈

### これらの画像からわかるエコー所見
①左内頸動脈内は低エコー輝度構造物（血栓）で完全閉塞している
②左内頸動脈内はカラードプラ法で血流が観察されない
③カラードプラ法よりも感度の高いパルスドプラ法においても，左内頸動脈には血流が観察されない
④左総頸動脈血流波形は右に比べ拡張期血流が低下している

### これらの画像以外の特徴的エコー所見
①脳の後方循環，前方循環からの側副路が発達することにより，椎骨動脈血流速度が上昇することがある
②健側の総頸動脈の血流速度が上昇することがある
③急性閉塞の場合は，血栓が充満することや可動性が確認されること（oscillating thrombus）などがある
④慢性期では内頸動脈や総頸動脈の血管径が健側に比べて細くなる
⑤慢性期は患側において外頸動脈が内頸動脈の側副路となり，血流波形の内頸動脈化となることがある

### 本症例の計測値とエコー所見のまとめ

左内頸動脈血流速度：0 m/sec．右総頸動脈血流速度：収縮期最大血流速度 47 cm/sec，拡張末期血流速度 20 cm/sec，平均血流速度 25 cm/sec，pulsatility index 1.08, resistance index 0.57, Doppler angle 54°．
左総頸動脈血流速度：収縮期最大血流速度 41 cm/sec，拡張末期血流速度 5 cm/sec，平均血流速度 14 cm/sec, pulsatility index 2.57, resistance index 0.87, Doppler angle 51°．
総頸動脈血流波形の左右拡張末期血流速度比（ED ratio）は 4.0 と高値．
左内頸動脈内に発症から時間経過が少ないと考えられる低エコー輝度構造物（血栓）がみられる．

### ワンポイントアドバイス　総頸動脈拡張末期血流速度の左右比：ED ratio
内頸動脈系の主幹動脈閉塞性病変では，総頸動脈での血流速度が対側に比べて低下する．健側の拡張末期血流速度を患側の同速度で除した値は拡張末期血流速度比（end diastolic velocity ratio：ED ratio）といわれ，主幹動脈閉塞病変の検出に有用である．塞栓性もしくは血栓性の内頸動脈閉塞では ED ratio≧1.4 となる．心原性塞栓症のみの検討では，内頸動脈閉塞で ED ratio≧4.0，中大脳動脈水平部閉塞では 1.3≦ED ratio＜4.0，中大脳動脈分枝閉塞では ED ratio＜1.3 と報告されている．側副血行路の左右差や，血管径の左右差の影響もあるため，実際のスクリーニングでは ED ratio≧1.4 をもって内頸動脈遠位部の閉塞性病変を疑う．ただし，本基準は急性塞栓症を対象としたエビデンスであることを知っておく必要がある．

# 頸動脈❺ 頸動脈ステント内挿術（CAS）前

血管内治療法である頸動脈ステント内挿術（carotid artery stenting：CAS）は，切開せずに血行再建が行えるため，切開術が困難な場合や手術の危険性が高い場合に適応となる．

**【CAS選択基準】**
- 頸動脈内膜剝離術（CEA）が困難，または危険因子をもつ場合（「頸動脈内膜剝離術（CEA）前」，149ページ参照）
- 18歳以上
- 片側または両側の動脈硬化性または再発頸動脈狭窄症
- 血管撮影または頸部超音波検査で確認された，症候性50％以上，無症候性80％以上の狭窄病変

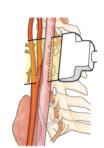
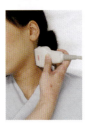
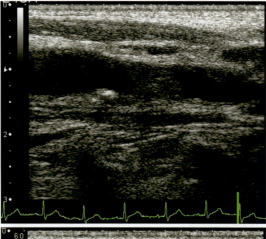
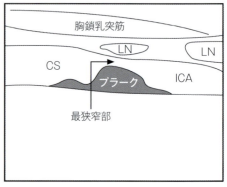

左内頸動脈長軸断面（上段：断層像，下段：カラードプラ像）

CS：頸動脈洞　ICA：内頸動脈　LN：リンパ節

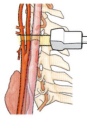
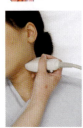
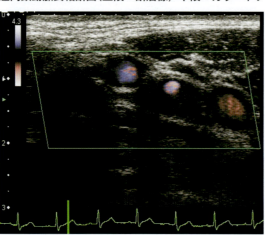
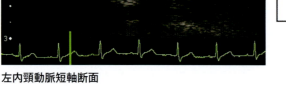

左内頸動脈短軸断面

ICA：内頸動脈　ECA：外頸動脈
IJV：内頸静脈　LN：リンパ節

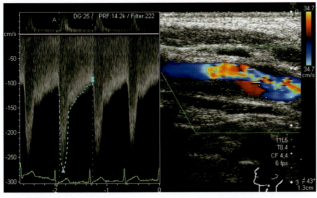
左内頸動脈長軸断面狭窄部のパルスドプラ波形

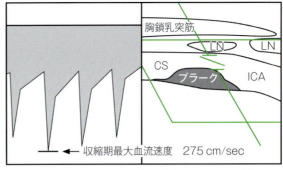

CS：頸動脈洞　ICA：内頸動脈　LN：リンパ節

### これらの画像からわかるエコー所見
①内頸動脈に等エコー輝度均一プラークを認める
②同プラーク部に有意狭窄を認める
③同プラークに可動性を認めない

### これらの画像以外の特徴的エコー所見
①内頸動脈の狭窄が強くなるほど，患側の総頸動脈拡張期血流速度は低下する

### 本症例の計測値とエコー所見のまとめ
プラーク病変長は約13 mm，狭窄部の血管径6.2 mm，血流腔径1.3 mm．
総頸動脈径8.2 mm，内頸動脈径5.6 mm，頸動脈に蛇行は認めない．
長軸断面からの狭窄率は，ECST法で80％，NASCET法で76％．
短軸断面からの面積狭窄率は91％．
狭窄部のパルスドプラ血流波形：
収縮期最大血流速度275 cm/sec，拡張末期血流速度157 cm/sec，平均血流速度102 cm/sec，pulsatility index 1.09，resistance index 0.63．
左内頸動脈起始部に治療対象となる有意狭窄を認める．

### ワンポイントアドバイス　CAS術前評価
①低エコー輝度プラークは不安定なプラークと考えられており，同側脳血管イベントの危険因子である．一方，石灰化高エコー輝度のプラークは拡張不良，ステント通過不能などの可能性が高い．また，プラーク体積が大きいものや，壁在血栓を有する可動性プラークは，遠位部塞栓の危険が高い．
②病変長を計測することで，ステント自体の長さを決めることができる．また，ステントサイズ決定のため総頸動脈と内頸動脈の内膜間距離を計測する．
③ステント遠位部に残存プラークを残さないよう遠位端の評価を行う．
④カテーテル挿入のために内頸動脈を含む頸動脈の蛇行を観察する．
⑤ステントが再閉塞した場合，浅側頭動脈－中大脳動脈バイパス術を行う可能性があるため，ステントによる外頸動脈の開存性を観察する．

【CASの周術期合併症の可能性のある疾患や状態】
　①80歳以上の高齢者
　②高度動脈硬化によりアプローチが困難な例
　③高度大動脈弁狭窄症
　④虚血性心疾患
　⑤徐脈低血圧禁忌例
　⑥拡張が困難な高度石灰化病変，高度屈曲病変
　⑦浮遊血栓や低輝度プラーク
　⑧抗血小板薬抵抗性患者
　⑨腎機能低下例　　　　　　　　　　など

# 頸動脈❻ 頸動脈ステント内挿術（CAS）後

CAS後数日間は，ステント内へのプラークの突出や血栓症が発生することがある．また，長期的にはステント内にプラークの異常増殖により再狭窄をきたすことがあることから，可能であれば術後1週間以内と，その後は数ヵ月おきに定期的に経過観察することが望ましい．

## ❶ 異常なし例

【頸動脈ステント留置1週間後】

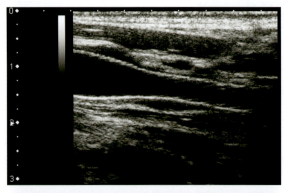
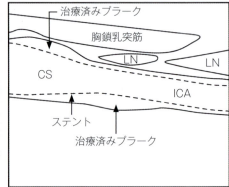
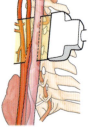
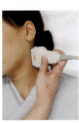
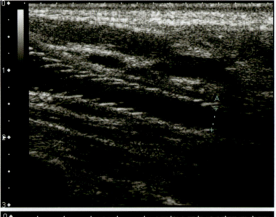
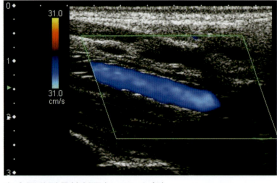
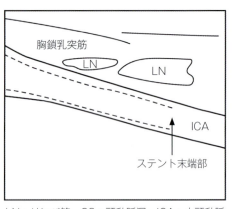

LN：リンパ節　CS：頸動脈洞　ICA：内頸動脈

左内頸動脈長軸断面（ステント部）
〔上段：断層像，中段：断層像（ステント末端部），下段：カラードプラ像（ステント末端部）〕

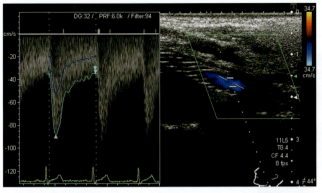

左内頸動脈長軸断面ステント末端部のパルスドプラ波形

ICA：内頸動脈　LN：リンパ節

【頸動脈ステント留置3カ月後】

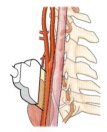

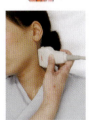

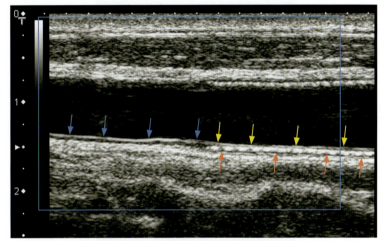

↓：ステント内内膜増殖　↑：ステント　↓：正常内膜

左総頸動脈長軸断面（ステント中枢端側）

### これらの画像からわかるエコー所見
①ステント内に異常構造物は認めない
②ステント内に異常血流は認めない
③頸動脈ステント留置3カ月後では，ステント内に新生内膜が形成されている

### これらの画像以外のエコー所見
①ステント留置後にもかかわらず，狭窄部のステント拡張が得られず，加速血流の残存がある場合は，狭窄ではなく有効血流腔の不良とし，内径を計測し経過観察する
②特にステント末端部の再狭窄に注意する

### 本症例の計測値とエコー所見のまとめ

ステント内に異常は認めない．
ステント末端内径は約3.8mm．
ステント内（末端部）のパルスドプラ血流波形：収縮期最大血流速度88cm/sec，拡張末期血流速度35cm/sec，平均血流速度51cm/sec，pulsatility index 1.04，resistance index 0.60．
左頸動脈ステント留置1週間後では，ステント内に異常を認めない．
左頸動脈ステント留置3カ月後では，ステント内に新生内膜が形成されているが，異常増殖は認めない．

## ❷ 異常例

**【ステント治療後3日後】**

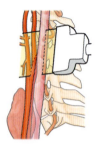
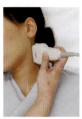
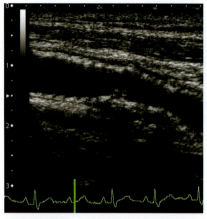

拡張末期時相

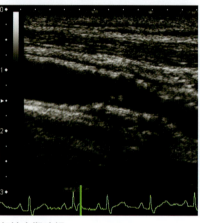

収縮中期時相
左内頸動脈ステント長軸断面

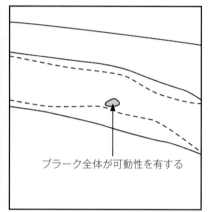

CS：頸動脈洞　ICA：内頸動脈

### これらの画像からわかるエコー所見
①ステント内に異常構造物を認める
②異常構造物全体が可動性を有する
③この異常構造物は比較的低エコー輝度を呈し、大きさは2.8 mmである

### これらの画像以外のエコー所見
特になし

### 本症例の計測値とエコー所見のまとめ
左内頸動脈ステント留置1日後に、ステント内に心拍動による血流に同期して可動する新鮮血栓を疑う異常構造物を認める．

### ワンポイントアドバイス　CAS術後評価
①術後1週間程度はステント内へのプラークの突出や血栓形成などの可動性プラークを認めることがあるため、注意して観察する．特に低エコープラークによる狭窄病変のステント治療後は、ステント内部構造物の有無を観察する．
②ステント内の血流異常がないかをカラードプラ法で観察する．
③ステント内径を計測する．狭い部分では血流速を計測する．
④ステント端のプラークが残存すると、同部位からプラークが増殖して再狭窄を起こす可能性があるため、血管径とプラークの有無を観察する．
⑤ステント内新生内膜の増殖は、術後数週間後から起こるが、内膜が過剰増殖する可能性があるため、6～12カ月おきに定期的に経過観察する．
⑥CAS後再狭窄の血流速度の基準：最高血流速度≧300 cm/secで≧70％径狭窄、最高血流速度≧175 cm/secで≧50％径狭窄とされている．

## 頸動脈❼ 頸動脈内膜剥離術（CEA）前

以下の適応において，手術前後の管理体制が整っている施設では，投薬による治療よりも脳梗塞の危険率を減少させることができる．

【頸動脈内膜剥離術（carotid endarterectomy：CEA）の適応】
①症候性頸動脈狭窄：手術リスクが6％以下の場合
　1）最適応
　　・過去6カ月以内の一過性脳虚血発作（TIA）または軽症の卒中発作で70％以上の狭窄
　2）適応
　　・過去6カ月以内のTIA，または軽症あるいは中等症の卒中発作で50〜60％の狭窄
　　・進行性脳卒中で70％以上の狭窄
　　・冠動脈バイパスが必要な例で，TIAを起こした70％以上の狭窄
②無症候性頸動脈狭窄：手術合併症が3％以下の場合
　1）最適応
　　・60％以上の狭窄
　2）適応
　　・冠動脈バイパスが必要な例で60％以上の狭窄

また，CEAは古くから行われている治療法であるが，以下の危険因子の場合には頸部動脈ステント内挿術（carotid artery stenting：CAS）を考慮する．

【CEAの危険因子】
①心臓疾患（うっ血性心不全，冠動脈疾患，胸部手術が必要など）
②重篤な呼吸器疾患
③対側頸動脈閉塞
④対側神経麻痺
⑤頸部直達手術，または頸部放射線の既往
⑥CEA再狭窄例
⑦80歳以上

【CEA前のプラーク例】

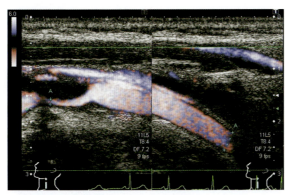

左内頸動脈長軸断面（カラードプラ像）

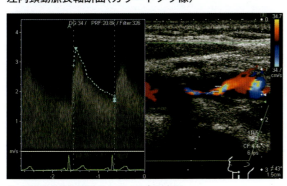

左内頸動脈狭窄部パルスドプラ波形

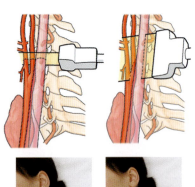
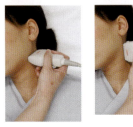
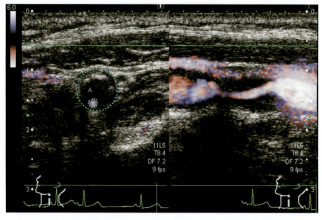
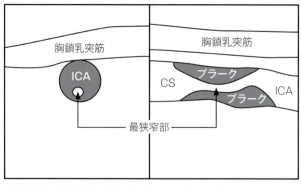

ICA：内頸動脈
CS：頸動脈洞

左内頸動脈最狭窄部（左：短軸断面，右：長軸断面）

### これらの画像からわかるエコー所見
①左頸動脈洞から内頸動脈の近位壁と遠位部壁の双方に等エコー輝度均一プラークを認める
②プラークの遠位端は内頸動脈起始部付近にある
③同プラーク部に有意狭窄を認める
④同プラークに可動性を認めない

### これらの画像以外のエコー所見
頸動脈分岐部の高さは，伴走する椎骨動脈をガイドに観察すると，第3頸椎付近に位置する．

### 本症例の計測値とエコー所見のまとめ
頸動脈洞における短軸断面からの面積狭窄率は69%．
内頸動脈に等エコー輝度均一プラークによる有意狭窄あり．
頸動脈洞を含むプラーク病変長は約2.1 cm，狭窄病変長は9.8 mm．
頸動脈に蛇行は認めない．
長軸断面からの狭窄率は，NASCET法で75%，短軸断面からの面積狭窄率は95%．
狭窄部のパルスドプラ血流波形：収縮期最大血流速度 339 cm/sec，拡張末期血流速度 185 cm/sec，平均血流速度 244 cm/sec
pulsatility index 0.63, resistance index 0.45.
左内頸動脈起始部に治療対象となる有意狭窄を認める．

### ワンポイントアドバイス　CEA術前評価
①低エコープラークは，高率に脳梗塞を起こす可能性があるため，プラーク内部性状を必ず評価する．また，可動性プラークや潰瘍などの有無も同時に評価する．
②治療対象病変が近位壁か遠位壁かを観察することで術前情報が増える．
③内膜剝離の範囲を決定するために，可能な限り狭窄病変長の計測と遠位端の評価を行う．
④カテーテル挿入のために内頸動脈を含む頸動脈の蛇行を観察する．
⑤可能であれば，分岐部が高位（分岐部第2頸椎）かどうかの観察を行う．
⑥術後再閉塞した場合，浅側頭動脈－中大脳動脈バイパス術を行う可能性があるため，外頸動脈の開存性を観察する．

# 頸動脈❽ 頸動脈内膜剥離術（CEA）後

内膜剥離術直後の観察は，ガーゼなどで検査野が狭いため，体位を工夫して検査を進める．内膜剥離術後1～2週間程度は血腫の増大を認めることがあるため，頸動脈周囲も注意して観察する．経過の観察は，剥離術後に内膜が増殖する可能性があるため，6～12カ月おきに定期的に検査を行う．

## ❶ 異常なし例

【術直後：「頸動脈内膜剥離術（CEA）前」（149ページ）と同症例】

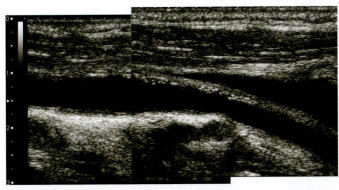
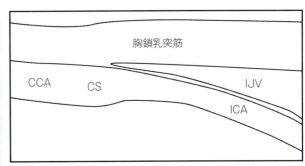

CCA：総頸動脈　CS：頸動脈洞　ICA：内頸動脈　IJV：内頸静脈

左頸動脈洞・内頸動脈長軸断面（内膜剥離術後）

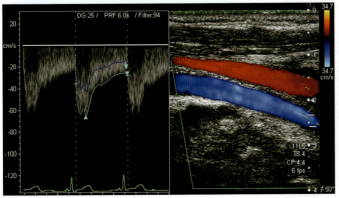

収縮期最大血流速度 65 cm/sec

ICA：内頸動脈　IJV：内頸静脈

左内頸動脈パルスドプラ波形

**これらの画像からわかるエコー所見**
①頸動脈洞から内頸動脈には異常はみられない
②内頸動脈血流波形に異常はない

**これらの画像以外のエコー所見**
①内膜剥離術後は，近位壁側に縫合糸を観察できることがあり，残存プラークと勘違いしないように注意する
②剥離断端に可動性プラークが残存すると，同部位からプラークが遊離して脳梗塞を起こす可能性があるため，可動性プラークの有無を観察する

### 本症例の計測値とエコー所見のまとめ

総頸動脈径 5.4 mm，頸動脈洞径 6.8 mm，内頸動脈径 4.5 mm．
内頸動脈血流波形：収縮期最大血流速度 65 cm/sec，拡張末期血流速度 35 cm/sec，平均血流速度 28 cm/sec，pulsatility index 0.90，resistance index 0.56．
内膜剥離術後の頸動脈洞から内頸動脈には異常はみられない．

## ❷ 異常例

【頸動脈内膜剝離術後の再狭窄例：術後咽頭癌放射線治療施行】

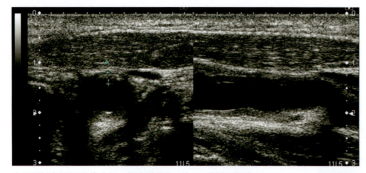

左頸動脈洞断層像（左：短軸断面，右：長軸断面）

CS：頸動脈洞　IJV：内頸静脈

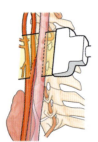

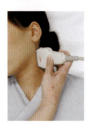

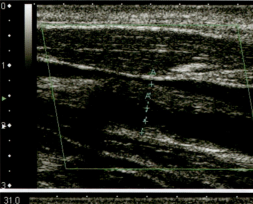

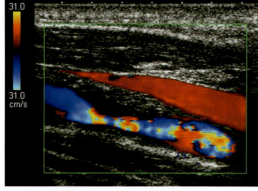

左内頸動脈長軸断面（上段：断層像，下段：カラードプラ像）

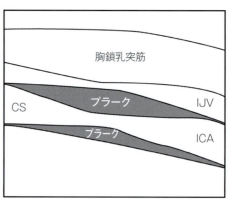

CS：頸動脈洞　ICA：内頸動脈　IJV：内頸静脈

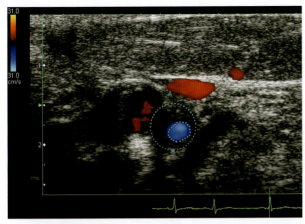
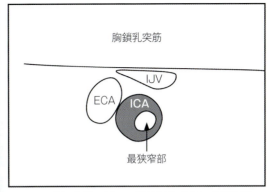

左内頸動脈短軸断面

ICA：内頸動脈　ECA：外頸動脈　IJV：内頸静脈

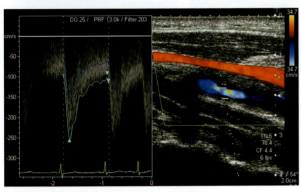
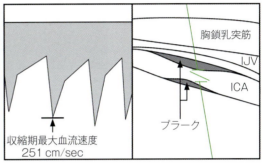

左内頸動脈最狭窄部のパルスドプラ波形

CS：頸動脈洞　ICA：内頸動脈　IJV：内頸静脈

### これらの画像からわかるエコー所見
① 左頸動脈洞から内頸動脈の近位壁と遠位壁の双方に等エコー輝度均一のプラーク増殖を認める
② 左内頸動脈起始部に有意狭窄を認める
③ 狭窄部に加速血流を認める

### これらの画像以外のエコー所見
本症例は放射線治療後であるため，対側の頸動脈病変の経過観察も同時に行う．

### 本症例の計測値とエコー所見のまとめ

頸動脈洞に 2.3 mm のプラーク増殖を認める．
内頸動脈長軸断面からの狭窄率は，NASCET 法で 58%，ECST 法で 73%．
内頸動脈狭窄部の短軸断面からの面積狭窄率は 80%．
狭窄部のパルスドプラ血流波形：
収縮期最大血流速度 251 cm/sec，拡張末期血流速度 114 cm/sec，平均血流速度 148 cm/sec
pulsatility index 0.93，resistance index 0.55
左内頸動脈起始部に治療対象となる有意狭窄を認める．

# 頸動脈⑨ 高安動脈炎（大動脈炎症候群）

めまいや頭痛などの症状から発見される高安動脈炎は，大動脈およびその基幹動脈，冠動脈，肺動脈に生じる病因不明の大血管炎である．狭窄病変，拡張病変の両方が起こり，鎖骨下動脈に狭窄や閉塞を生じると「脈なし病」と呼ばれる．男女比は約1：9で，わが国では若い女性に好発する．

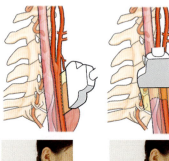
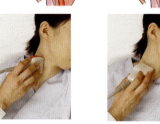
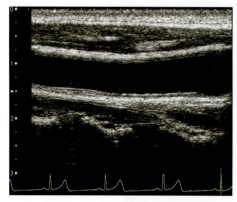
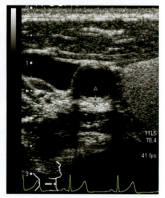
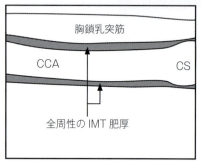
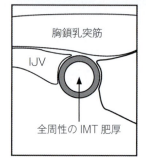

CCA：総頸動脈
CS：頸動脈洞
IJV：内頸静脈

右総頸動脈－頸動脈洞断層像（左：長軸断面，右：短軸断面）

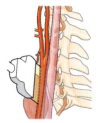
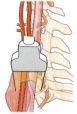

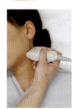
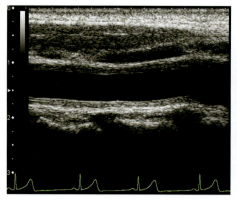
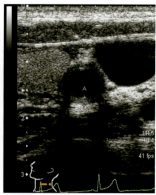
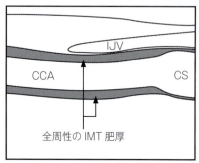
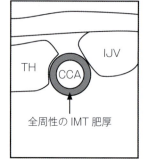

CCA：総頸動脈
CS：頸動脈洞
IJV：内頸静脈
TH：甲状腺

左総頸動脈－頸動脈洞断層像（左：長軸断面，右：短軸断面）

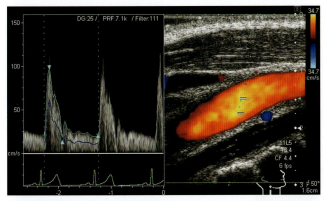
右総頸動脈のパルスドプラ波形

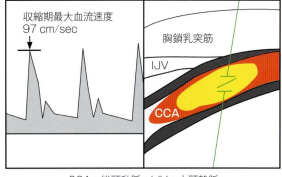

CCA：総頸動脈　IJV：内頸静脈

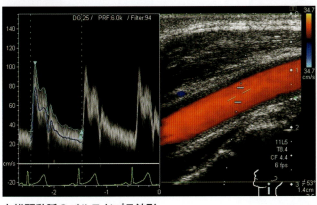
左総頸動脈のパルスドプラ波形

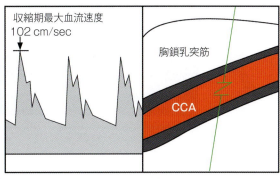

CCA：総頸動脈

### これらの画像からわかるエコー所見
①左右の総頸動脈に，全周性に均一な厚みのIMT肥厚（マカロニサイン）を認める．やや左側のほうが厚い
②総頸動脈パルスドプラ波形は，血管内腔の狭さを反映し左側のほうが血流速が速い
③頸動脈洞以遠には，IMT肥厚はみられない

### これらの画像以外のエコー所見
大動脈およびその基幹動脈に狭窄病変や拡張病変が起こるため，頸動脈エコーでは必ず両側の総頸動脈起始部を含めた鎖骨下動脈に異常がないかを観察する．

### 本症例の計測値とエコー所見のまとめ
総頸動脈のIMTは右1.3 mm，左1.5 mm．
右総頸動脈パルスドプラ血流波形：収縮期最大血流速度97 cm/sec，拡張末期血流速度22 cm/sec，平均血流速度37 cm/sec
pulsatility index 2.04，resistance index 0.77
左総頸動脈パルスドプラ血流波形：収縮期最大血流速度102 cm/sec，拡張末期血流速度35 cm/sec，平均血流速度53 cm/sec
pulsatility index 1.27，resistance index 0.66
高安動脈炎を疑う．

### ワンポイントアドバイス　高安動脈炎における壁肥厚
①弾性動脈に炎症を及ぼすため，総頸動脈洞を末梢端とする壁肥厚が特徴的とされているが，一部の症例では弾性動脈と筋性動脈の境界が内頸動脈起始部に及んでいる場合があるので，この部位にもマカロニサインが観察されることがある．
②粥状硬化症では変曲点を有する限局性の肥厚（プラーク）であるが，高安動脈炎では全周性肥厚のためプラークと呼ばず"壁肥厚"と呼称する．さらに，動脈外膜側より内膜側に進展する血管炎であるため，初期の壁肥厚は外膜〜中膜にみられる．

# 頸動脈⓾ 大動脈弁不全

全身の血液循環は心拍出がきっかけとなる．大動脈では直ちに収縮期と拡張期の特徴的な波形となる．したがって，頸動脈に限らず血管エコーでは，パルスドプラ波形から観察領域よりも中枢側や，末梢側の病変を推定することが可能である．ただし，心拍出に異常がある場合にはその限りではない．両側の頸部動脈で同じようなパルスドプラ波形が得られた場合には，心ポンプ機能を考慮し判断することが重要である．

### ❶ 重症大動脈弁閉鎖不全症

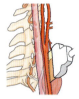
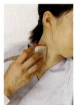
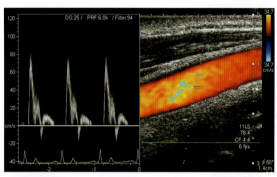

右総頸動脈パルスドプラ波形

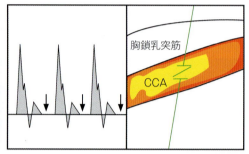

CCA：総頸動脈　↓：拡張期末期血流の消失

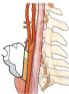
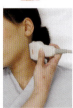
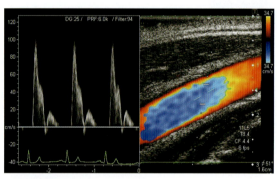

左総頸動脈パルスドプラ波形

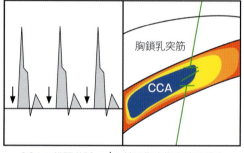

CCA：総頸動脈　↓：拡張期末期血流の消失

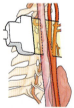
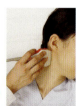
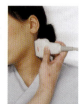

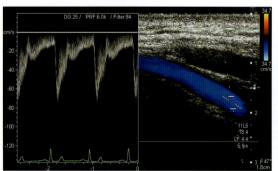

右内頸動脈パルスドプラ波形

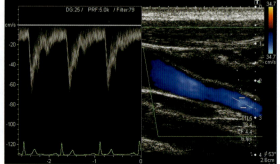

左内頸動脈パルスドプラ波形

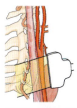
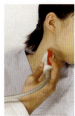
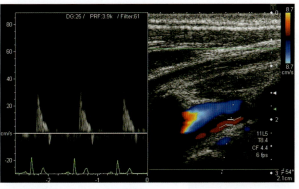

右椎骨動脈パルスドプラ波形

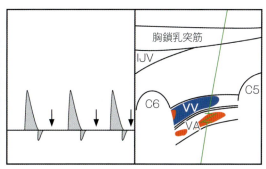

VA：椎骨動脈　VV：椎骨静脈　C6：第6頸椎
C5：第5頸椎　IJV：内頸静脈
↓：拡張期末期血流の消失

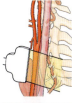
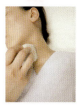
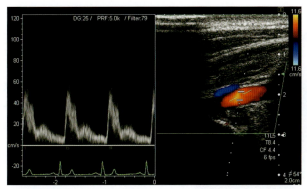

左椎骨動脈パルスドプラ波形

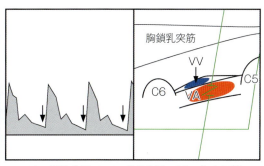

VA：椎骨動脈　VV：椎骨静脈　C6：第6頸椎
C5：第5頸椎　↓：拡張期末期血流低下あり

### これらの画像からわかるエコー所見
①両側総頸動脈で拡張末期血流は消失しており，RIは1.0である
②両側内頸動脈では，拡張期血流速度は明らかな低下はなく保たれている
③両側椎骨動脈では，拡張期血流速度が10 cm/sec以下に低下している

### これらの画像以外のエコー所見
①大動脈弁閉鎖不全症では，先述のED ratioなどの拡張血流速度を用いた末梢血管病変の推測は不向きである

### 本症例の計測値とエコー所見のまとめ

右総頸動脈：収縮期最大血流速度79 cm/sec，拡張末期血流速度0 cm/sec，平均血流速度24 cm/sec pulsatility index 3.35，resistance index 1.0.
左総頸動脈：収縮期最大血流速度97 cm/sec，拡張末期血流速度0 cm/sec，平均血流速度24 cm/sec pulsatility index 3.01，resistance index 1.0.
右内頸動脈：収縮期最大血流速度75 cm/sec，拡張末期血流速度16 cm/sec，平均血流速度33 cm/sec pulsatility index 1.80，resistance index 0.79.
左内頸動脈：収縮期最大血流速度62 cm/sec，拡張末期血流速度14 cm/sec，平均血流速度29 cm/sec pulsatility index 1.69，resistance index 0.77.
右椎骨動脈：収縮期最大血流速度28 cm/sec，拡張末期血流速度0 cm/sec，平均血流速度5 cm/sec pulsatility index 5.77，resistance index 1.00.
左椎骨動脈：収縮期最大血流速度55 cm/sec，拡張末期血流速度9 cm/sec，平均血流速度23 cm/sec pulsatility index 2.01，resistance index 0.84.
左右の頸部動脈すべてにおいて拡張期末期血流の消失，あるいは拡張期血流速度の低下を認めるため，大動脈弁逆流を疑う．心エコーによる精査が望ましい．

## ❷ 大動脈弁狭窄症

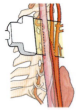
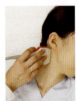
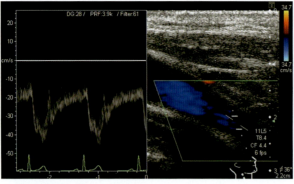

右内頸動脈パルスドプラ波形

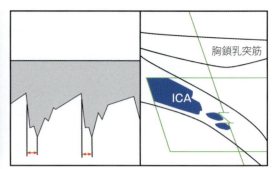

ICA：内頸動脈　⟷：収縮期加速時間の延長

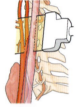
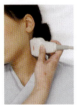
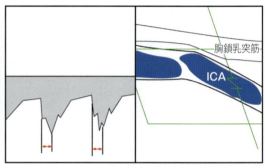

左内頸動脈パルスドプラ波形

ICA：内頸動脈　⟷：収縮期加速時間の延長

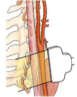
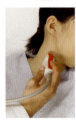
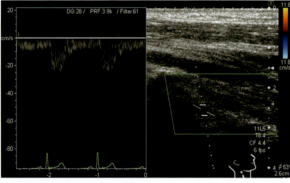

右椎骨動脈パルスドプラ波形

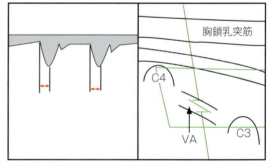

VA：椎骨動脈　C4：第4頸椎　C3：第3頸椎
⟷：収縮期加速時間の延長

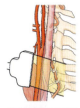
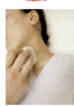
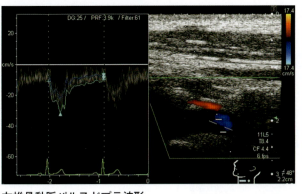

左椎骨動脈パルスドプラ波形

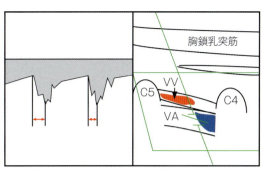

VA：椎骨動脈　VV：椎骨静脈　C5：第5頸椎
C4：第4頸椎　⇄：収縮期加速時間の延長

### これらの画像からわかるエコー所見
①頸部動脈のすべての波形で acceleration time（収縮期加速時間）の延長がみられる
②左右差のない頸部動脈の収縮期血流速度の軽度低下がみられる
③頸部動脈の拡張期血流速度の低下はみられない

### これらの画像以外の特徴的エコー所見
①本例は大動脈二尖弁であり，その弁口面積は 1.02 cm$^2$，弁口を通過する最大血流速度は 4.9 m/sec と高値を示す中等度大動脈弁狭窄であった

### 本症例の計測値とエコー所見のまとめ

右総頸動脈：収縮期最大血流速度 50 cm/sec，拡張末期血流速度 13 cm/sec，平均血流速度 26 cm/sec
pulsatility index 1.41，resistance index 0.74．
左総頸動脈：収縮期最大血流速度 47 cm/sec，拡張末期血流速度 16 cm/sec．平均血流速度 28 cm/sec
pulsatility index 1.08，resistance index 0.65．
右内頸動脈：収縮期最大血流速度 47 cm/sec，拡張末期血流速度 17 cm/sec，平均血流速度 29 cm/sec
pulsatility index 1.05，resistance index 0.63．
左内頸動脈：収縮期最大血流速度 31 cm/sec，拡張末期血流速度 11 cm/sec，平均血流速度 18 cm/sec
pulsatility index 1.04，resistance index 0.63．
右椎骨動脈：収縮期最大血流速度 26 cm/sec，拡張末期血流速度 6 cm/sec，平均血流速度 12 cm/sec
pulsatility index 1.71，resistance index 0.78．
左椎骨動脈：収縮期最大血流速度 31 cm/sec，拡張末期血流速度 10 cm/sec，平均血流速度 17 cm/sec
pulsatility index 1.25，resistance index 0.68．
左右の頸部動脈すべてにおいて，左右差のない収縮期加速時間の延長を認めることより大動脈弁狭窄症を疑う，心エコーによる精査が望ましい．

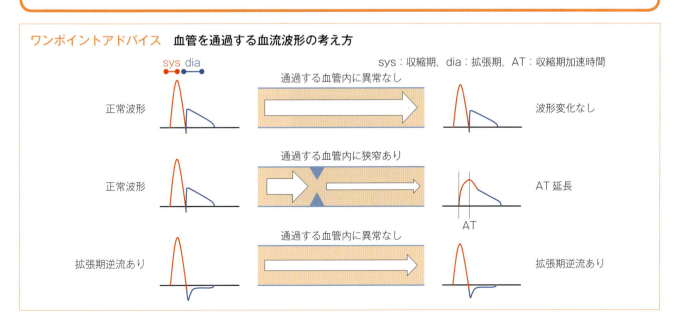

ワンポイントアドバイス　血管を通過する血流波形の考え方

sys：収縮期，dia：拡張期，AT：収縮期加速時間

# 頸動脈⑪ 鎖骨下動脈閉塞症・狭窄症

鎖骨下動脈閉塞症や狭窄症を含む，鎖骨下盗血現象の病因で最も頻度が多いのは粥状硬化である．それ以外に高安動脈炎（大動脈炎症候群）や，側頭動脈炎などの血管炎，先天性血管異常，血栓塞栓症，外傷，Fallot四徴症などで施行されるBlalock-Taussig shunt術後に起こるとされている．

鎖骨下動脈盗血現象の結果，脳底動脈循環不全に起因するめまいや失神，患側上肢の脈圧低下や筋力低下を招来した状態を鎖骨下動脈盗血症候群（subclavian steal syndrome：SSS）という．ただし，鎖骨下動脈盗血現象があるにもかかわらず，無症状の場合が64〜85%と報告されているため，頸動脈エコー検査時に発見されることが珍しくない．

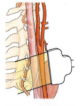
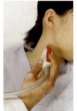
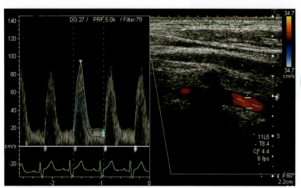

右椎骨動脈パルスドプラ波形

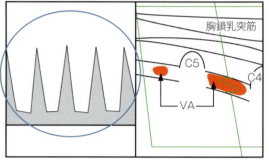

VA：椎骨動脈　C5：第5頸椎　C4：第4頸椎
◯：完全逆行性血流波形

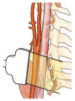
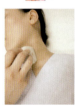
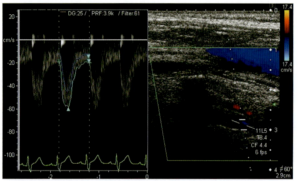

左椎骨動脈パルスドプラ波形

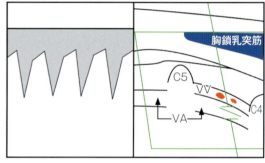

VA：椎骨動脈　VV：椎骨静脈
C5：第5頸椎　C4：第4頸椎

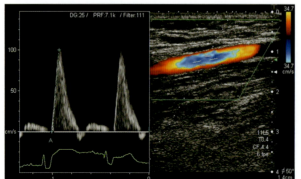

右上腕動脈パルスドプラ波形

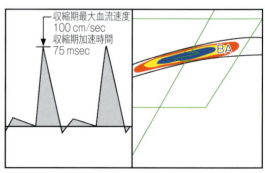

BA：上腕動脈

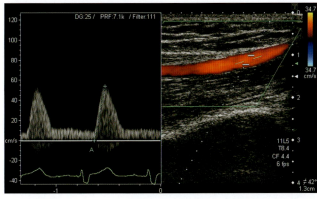
左上腕動脈パルスドプラ波形

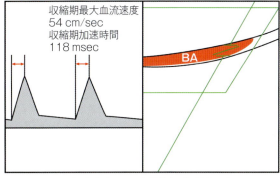
BA：上腕動脈　↔：収縮期加速時間の延長

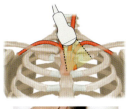

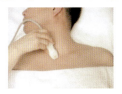

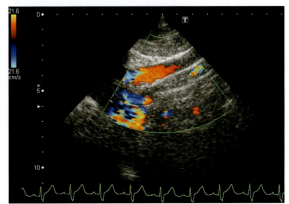
大動脈弓部（左鎖骨下動脈起始部）アプローチ

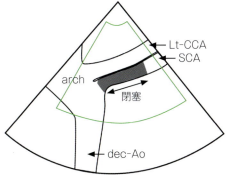
arch：大動脈弓部　Lt-CCA：左総頸動脈
SCA：左鎖骨下動脈　dec-Ao：下行大動脈

### これらの画像からわかるエコー所見
① 右椎骨動脈血流は通常より速度が速い
② 左椎骨動は完全逆行性血流である
③ 左上腕動脈血流は対側に比べて，血流速度が遅く，収縮期加速時間が延長している
④ 左鎖骨下動脈起始部に血流を認めない

### これらの画像以外のエコー所見
① 鎖骨下動脈盗血症候群の発生は，左鎖骨下動脈起始部の病変が6～7割程度と最も多いが，約2～3割に腕頭動脈分岐直後の右鎖骨下動脈の病変，1割程度に腕頭動脈起始部の病変がある．このため，右椎骨動脈の血流波形が異常であった場合は，これらの病態も考慮したアプローチが必要となる

### 本症例の計測値とエコー所見のまとめ

右椎骨動脈：収縮期最大血流速度 64 cm/sec，拡張末期血流速度 16 cm/sec，平均血流速度 33 cm/sec
pulsatility index 1.50，resistance index 0.76．
左椎骨動脈：収縮期最大血流速度 −53 cm/sec，拡張末期血流速度 −6 cm/sec．平均血流速度 −20 cm/sec
pulsatility index 2.38，resistance index 0.88．
右上腕動脈：収縮期最大血流速度 100 cm/sec，収縮期加速時間 75 msec．
左上腕動脈：収縮期最大血流速度 54 cm/sec，収縮期加速時間 118 msec．
左鎖骨下動脈閉塞に伴う左鎖骨下動脈盗血現象．

### ワンポイントアドバイス　鎖骨下動脈盗血現象と鎖骨下動脈盗血症候群

鎖骨下動脈盗血現象(subclavian steal phenomenon：SSP)とは，椎骨動脈起始部より中枢の鎖骨下動脈や，腕頭動脈の閉塞性病変のため，同側の椎骨動脈が逆行し患側上肢を栄養(脳血流を盗血)する現象であり，椎骨脳底動脈循環不全に陥りめまいや失神が生じる．患側上肢の脈圧低下や筋力低下を招来すれば，鎖骨下動脈盗血症候群(subclavian steal syndrome：SSS)という．

鎖骨下動脈盗血現象の臨床的診断基準は以下のとおりである．
①上肢運動によって誘発される一過性の脳幹部虚血発作
②患側橈骨動脈の脈拍の微弱，さらに脈拍が上肢運動でさらに減弱
③患側鎖骨下動脈または椎骨動脈近傍の収縮期血管雑音，さらに同血管雑音が上肢運動でさらに増強
④上肢収縮期血圧の 20 mmHg 以上の左右差

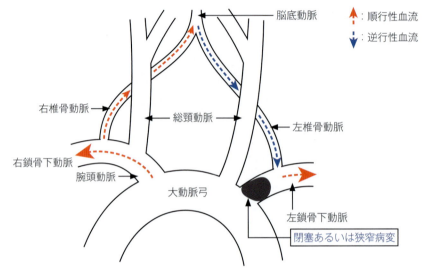

**左鎖骨下動脈狭窄における盗血現象のしくみ**

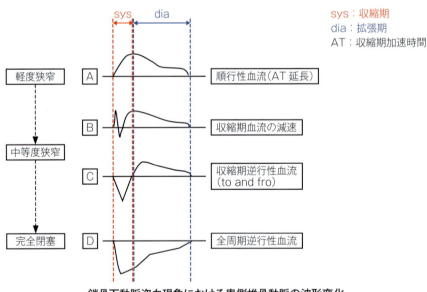

**鎖骨下動脈盗血現象における患側椎骨動脈の波形変化**

# 腎動脈❶ 慢性腎不全

数カ月〜数十年の単位で徐々に腎機能が低下し，末期腎不全である尿毒症に至る不可逆的な疾患で，血清クレアチニン 2 mg/dl 以上，あるいは糸球体濾過値が 30〜50％以下になった状態である．原因疾患には糖尿病性腎症，慢性糸球体腎炎，腎硬化症などがある．一般に，腎機能低下に伴い腎臓の皮質は菲薄化し，表面は不整となり腎臓は萎縮する．一方，糖尿病では腎萎縮はみられにくい．

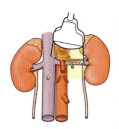
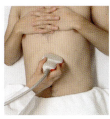
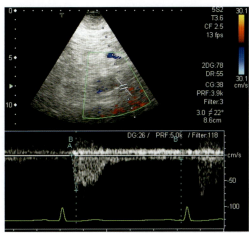

左腎動脈起始部パルスドプラ波形

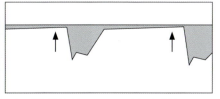

↑：拡張期血流速度低下　　AA：腹部大動脈
　　　　　　　　　　　　 LRA：左腎動脈起始部

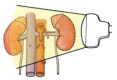

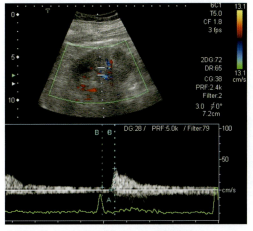

左腎実質内区域動脈パルスドプラ波形

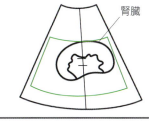

腎臓

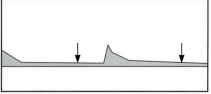

↓：拡張期血流速度低下

## これらの画像からわかるエコー所見
①患側である左腎動脈起始部の拡張期血流速度が低下（末梢血管抵抗が高いことが推察される）を認める
②患側腎内動脈において拡張期血流速度の低下がみられる
③患側の左腎皮質は高エコー輝度を呈し，腎表面の形態が不整であり，腎臓の萎縮を認める

## これらの画像以外の特徴的エコー所見
①患側の腎内血流は減少し，血流速度も低下するため，カラードプラ法による腎内血流の観察は描出不良となる
②病変の進行度合いによって腎萎縮に差異がみられる

## 本症例の計測値とエコー所見のまとめ

患側である左腎動脈起始部の最大血流速度 68 cm/sec，拡張末期血流速度 9 cm/sec，resistance index　0.86．
左腎実質内区域動脈血流：最大血流速度 34 cm/sec，拡張末期血流速度 4 cm/sec，resistance index　0.83．
左腎長径：78 mm
腎内血流における resistance index が＞0.8．
高度の腎実質障害の疑い．

# 腎動脈❷ 腎動脈狭窄症

腎動脈狭窄による腎灌流圧の低下により，傍糸球体からレニン分泌が亢進し，レニン－アンギオテンシン系が亢進することによって腎血管性高血圧を生じる．腎血管性高血圧症は全高血圧の約1%を占め，中高年による動脈硬化性が最も多く，次いで若年の女性に多い線維筋性異型性が大半を占める．狭窄病変は，動脈硬化性では腎動脈起始部，線維筋性異型性では遠位部に生じる．

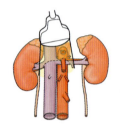
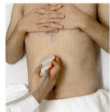
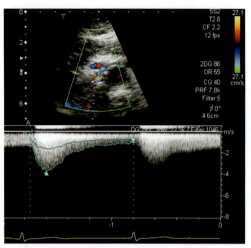
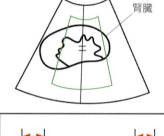

AA：腹部大動脈　RRA：右腎動脈起始部
LRA：左腎動脈起始部

右腎動脈起始部連続波ドプラ波形

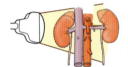
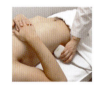
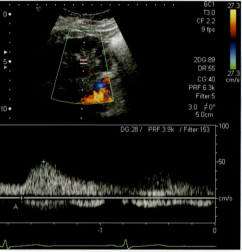
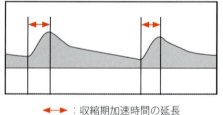

腎臓

⟷：収縮期加速時間の延長

右腎実質内区域動脈パルスドプラ波形

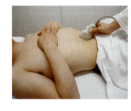
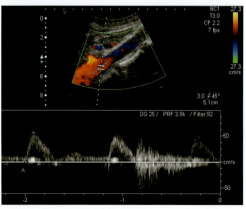
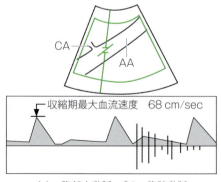

収縮期最大血流速度　68 cm/sec

AA：腹部大動脈　CA：腹腔動脈

腹部大動脈パルスドプラ波形

| これらの画像からわかるエコー所見 | これらの画像以外の特徴的エコー所見 |
|---|---|
| ①右腎動脈起始部に加速血流を認める<br>②患側の右腎実質内区域動脈血流波形の収縮期加速時間が延長し狭窄後波形を呈している | ①動脈硬化性腎動脈狭窄症は主に腎動脈近位部に狭窄が生じる<br>②線維筋性異型性による腎動脈狭窄では、腎動脈遠位部の形態が数珠状に変形し狭窄が起こる<br>③腎実質内血流は健側に比べ低下する<br>④慢性期では病変の進行とともに患側が腎萎縮を呈する |

### 本症例の計測値とエコー所見のまとめ

腎動脈起始部の最大血流速度 396 m/sec．
腹部大動脈最大血流速度 68 cm/sec，腎動脈－腹部大動脈収縮期血流速度比 5.8．
患側の腎実質内区域動脈血流：最大血流速度 50 cm/sec，収縮加速時間 192 msec．
重度の右腎動脈狭窄症

---

### ワンポイントアドバイス　腎動脈狭窄率 60％以上の基準

【直接所見：腎動脈血流】
腎動脈最高血流速度＞180 cm/s（ドプラアングル＜60°）
腎動脈／腹部動脈・最高血流速度比（RAR）＞3.5

【間接所見：腎内区域動脈血流】
収縮期加速時間（AT）＞70 msec
resistance index（RI）の左右差＞0.15
狭窄後波形（tardus parvus）

---

### ワンポイントアドバイス　腎内区域動脈血流波形の計測

腎内区域動脈血流波形は，血圧や末梢血管抵抗によって波形が異なることがある．収縮加速時間（AT）の計測は，収縮期の立ち上がりから収縮早期波（early systolic peak）までを計測する．ただし，resistance index（RI）の計測には，収縮早期波ではなく収縮期最大血流速度を用いる．

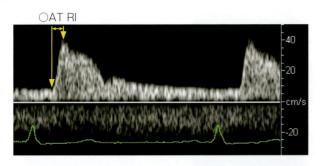

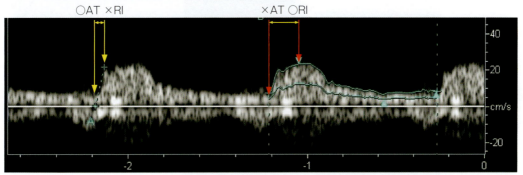

# 腎動脈❸ 高安動脈炎による腎動脈狭窄

めまいや頭痛などの症状から発見される高安動脈炎は，大動脈およびその基幹動脈，冠動脈，肺動脈，腎動脈に生じる病因不明の大血管炎である．狭窄病変，拡張病変を呈し臓器合併症を引き起こす．男女比は約1：9で，日本では若い女性に好発する．

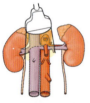

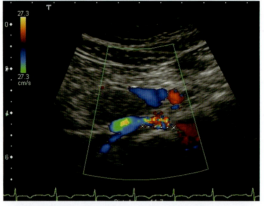
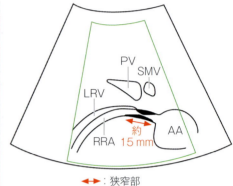

右腎動脈起始部長軸断面（カラードプラ像）

AA：腹部大動脈　RRA：右腎動脈　PV：門脈
LRV：左腎静脈　SMV：上腸間膜静脈

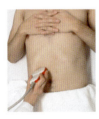
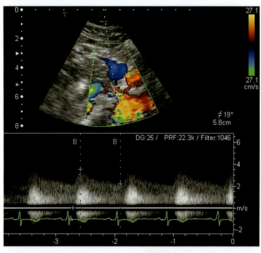
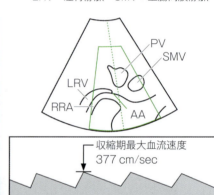

右腎動脈起始部連続波ドプラ波形

AA：腹部大動脈　RRA：右腎動脈起始部
SMV：上腸間膜静脈　LRV：左腎静脈　PV：門脈

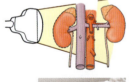

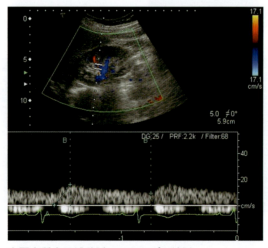
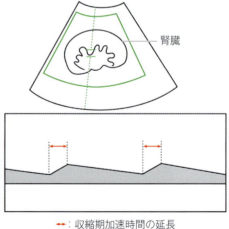

右腎実質内区域動脈パルスドプラ波形

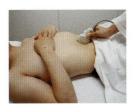
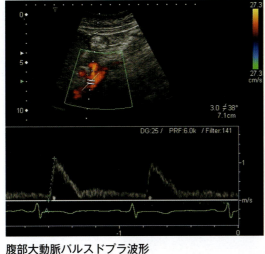
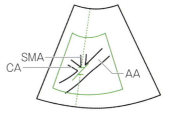
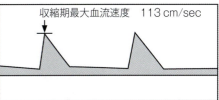

腹部大動脈パルスドプラ波形

AA：腹部大動脈　　CA：腹腔動脈
SMA：上腸間膜動脈

### これらの画像からわかるエコー所見
①右腎動脈起始部にモザイク血流を認める
②右腎動脈分岐部から約15 mmにわたり狭窄を疑う
③右腎実質内区域動脈血流波形の収縮期加速時間が延長し，狭窄後波形を呈している

### これらの画像以外のエコー所見
①腎臓長径は，右10.8 cm，左11.3 cmと正常である
②腎動脈起始部の腹部大動脈と，近傍の腸間膜動脈腹腔動脈にも病変がないか観察する

### 本症例の計測値とエコー所見のまとめ
右腎動脈起始部において最大血流速度377 m/sec．
腹部大動脈最大血流速度113 cm/sec，右腎動脈－腹部大動脈収縮期血流速度比3.4．
患側の右腎実質内区域動脈血流：最大血流速度16 cm/sec，収縮期加速時間137 msec．
右腎動脈狭窄症．患者が15歳女性であることを考慮すると，高安動脈炎による狭窄が疑われる．

### ワンポイントアドバイス　高安動脈炎の分類

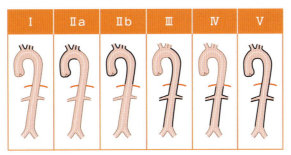

腎動脈に影響を及ぼすのは，Ⅲ，Ⅳ，Ⅴ型である．
黒線：病変部

# 腎動脈❹ 線維筋性異型性（FMD）

線維筋性異型性（fibromuscular dysplasia：FMD）は腎動脈狭窄症の10％程度を占め，25歳〜40歳代の女性に多くみられる．腎動脈中位部から末梢側にかけての特徴的な数珠状の同心性血管狭窄をきたす．病理学的には動脈内膜線維および平滑筋増生，内膜や外膜での線維増生，内膜の分節状過形成と内膜破綻による動脈瘤様拡張がみられる場合が多いとされている．約9割でバルーン拡張による血管内治療が奏功する．
FMDは腎動脈に特異的ではなく，頭蓋外脳血管，内臓の動脈，四肢動脈にもみられる．

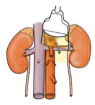

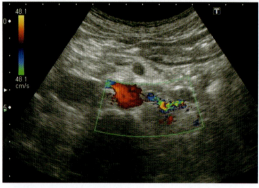

左腎動脈遠位部長軸断面（カラードプラ像）

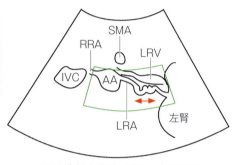

AA：腹部大動脈　RRA：右腎動脈
LRA：左腎動脈　LRV：左腎静脈
SMA：上腸間膜動脈　IVC：下大静脈
⟷：数珠状狭窄部

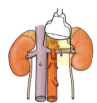
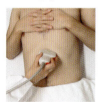
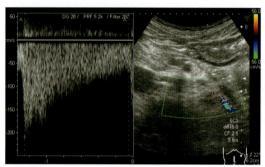

左腎動脈遠位部パルスドプラ波形

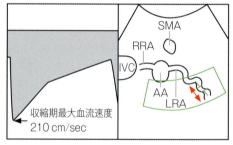

AA：腹部大動脈　RRA：右腎動脈
LRA：左腎動脈　LRV：左腎静脈
SMA：上腸間膜動脈　IVC：下大静脈
⟷：数珠状狭窄部

### これらの画像からわかるエコー所見
①左腎動脈遠位部にモザイク血流を認め，加速血流を認める

### これらの画像以外のエコー所見
①右腎内区域動脈の血流波形は狭窄後パターンを示している可能性がある
②対側腎動脈にも同じ病変の可能性がある

### 本症例の計測値とエコー所見のまとめ
左腎動脈遠位部の最大血流速度210 cm/sec，拡張末期血流速度66 cm/sec，左腎動脈－腹部大動脈収縮期血流速度比2.3．左腎動脈遠位部狭窄症．患者が23歳女性であることを考慮すると，線維筋性異型性による狭窄が疑われる．

# 腎動脈❺ 大動脈解離による腎動脈狭窄

大動脈解離による四肢虚血や臓器虚血は，大動脈解離の約3割の症例に発生する．上行大動脈解離は，解離腔破裂による心タンポナーデや冠動脈への解離の波及など致命的な経過となりやすく緊急手術を要する．一方，腹部大動脈の解離は上行大動脈や弓部大動脈の解離と異なり，保存的治療が選択されることが多い．しかし，解離が大動脈分枝に波及し，狭窄や閉塞で臓器阻血症状が発生した場合にはその限りではない．腎動脈の狭窄や閉塞による腎血流障害は，急性大動脈解離の約7％に発症すると報告され，乏尿や血尿を呈する．また，腎動脈に有意狭窄が形成されると，腎血管性高血圧を合併する可能性がある．

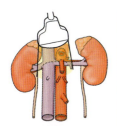
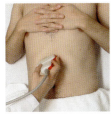
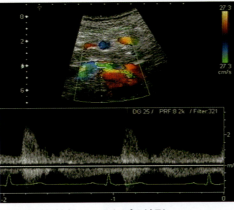
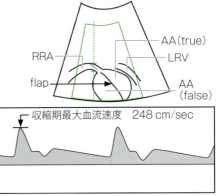

右腎動脈起始部パルスドプラ波形

AA(true)：腹部大動脈(真腔)　Flap：剥離内膜
AA(false)：腹部大動脈(偽腔)　RRA：右腎動脈
LRV：左腎静脈

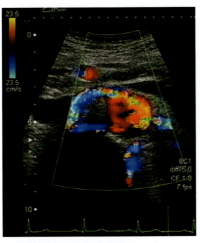
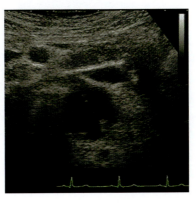
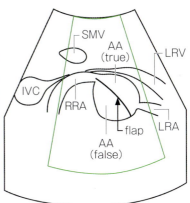

右腎動脈起始部長軸断面(左：カラードプラ像，右：断層像)

AA(false)：腹部大動脈(偽腔)　AA(true)：腹部大動脈(真腔)　flap：剥離内膜
RRA：右腎動脈　LRA：左腎動脈　LRV：左腎静脈　SMV：上腸間膜静脈
IVC：下大静脈

### これらの画像からわかるエコー所見
①腹部大動脈にflapが観察される
②左右腎動脈は真腔支配である
③右腎動脈起始部にモザイク血流を認め，加速血流を認める

### これらの画像以外のエコー所見
①解離の波及の程度と，上下腸間膜動脈や腹腔動脈など他の分枝動脈への影響を確認する必要がある
②真腔と偽腔の鑑別は，真腔は収縮期に拡大し，その結果flapが偽腔側に突出することや，偽腔よりも真腔の収縮期の血流到達時間が遅く血流速度が速いことなどが挙げられる．ただし，偽腔側の血流が有意な場合は真腔との鑑別が難しい
③右腎内区域動脈の血流波形は狭窄後パターンを示していると推測される

### 本症例の計測値とエコー所見のまとめ

右腎動脈起始部の最大血流速度248 cm/sec，拡張末期血流速度61 cm/sec，右腎動脈－腹部大動脈収縮期血流速度比は腹部大動脈解離のため算出せず，resistance index 0.75．
腹部大動脈剥離内膜による右腎動脈狭窄症．

# 腎動脈❻ 複数腎動脈

腎動脈の20～30％に複数腎動脈が存在するとされ，片側で2～3本存在することが多い．複数の腎動脈のうち1本でも狭窄が存在すれば，これによって灌流される領域の腎灌流圧が低下し，血圧上昇の一因となる．

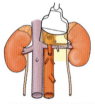

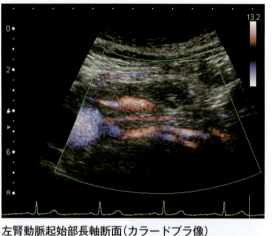
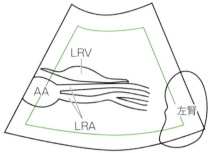

AA：腹部大動脈　LRA：左腎動脈
LRV：左腎静脈

左腎動脈起始部長軸断面（カラードプラ像）

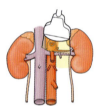
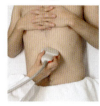
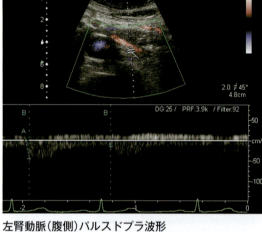

AA：腹部大動脈　LRA：左腎動脈
LRV：左腎静脈

左腎動脈（腹側）パルスドプラ波形

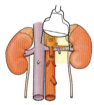
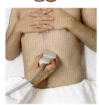
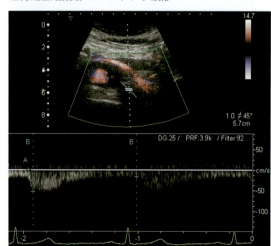
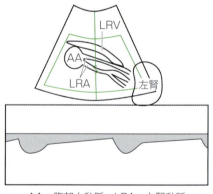

AA：腹部大動脈　LRA：左腎動脈
LRV：左腎静脈

左腎動脈（背側）パルスドプラ波形

#### これらの画像からわかるエコー所見
①左腎動脈は，腹側と背側に2本認める
②2本の左腎動脈に狭窄は認めない

#### これらの画像以外のエコー所見
①腎動脈エコーで診断できる重複腎動脈は10%程度であり，発見できない場合がある
②腹側・背側以外に，上下も存在する．これら重複腎動脈それぞれに狭窄病変がないか評価する必要がある
③腎門部を介さず，直接腎内に流入するものを迷入腎動脈という

#### 本症例の計測値とエコー所見のまとめ

左腎動脈腹側血流：最大血流速度 45 cm/sec，拡張末期血流速度 16 cm/sec，腎動脈－腹部大動脈収縮期血流速度比 1.0.
左腎動脈背側血流：最大血流速度 53 cm/sec，拡張末期血流速度 17 cm/sec，腎動脈－腹部大動脈収縮期血流速度比 1.2.
複数腎動脈（左側）．

【V章の略語】
AA：abdominal aorta（腹部大動脈）
arch：aortic arch（大動脈弓部）
AS：acoustic shadow（音響陰影）
AT：acceleration time（収縮期加速時間）
BA：brachial artery（上腕動脈）
C3：3th cervical vertebra（第3頸椎）
C4：4th cervical vertebra（第4頸椎）
C5：5th cervical vertebra（第5頸椎）
C6：6th cervical vertebra（第6頸椎）
CA：celiac artery（腹腔動脈）
CCA：common carotid artery（総頸動脈）
CS：carotid sinus（頸動脈洞）
dec-Ao：descending aorta（下行大動脈）
ECA：external carotid artery（外頸動脈）
ED ratio：end diastolic velocity ratio（左右拡張末期血流速度比）
ICA：internal carotid artery（内頸動脈）
IJV：internal jugular vein（内頸静脈）
IMC：intima media complex（内中膜複合体）
IMT：intima media thickness（内中膜複合体厚）
IVC：inferior vena cava（下大静脈）
LN：lymph node（リンパ節）
LRA：left renal artery（左腎動脈）
LRV：left renal vein（左腎静脈）
PI：pulsatility index（拍動係数）
PV：portal vein（門脈）
RI：resistance index（抵抗係数）
RRA：right renal artery（右腎動脈）
SCA：subclavian artery（鎖骨下動脈）
SMA：superior mesenteric artery（上腸間膜動脈）
SMV：superior mesenteric vein（上腸間膜静脈）
VA：vertebral artery（椎骨動脈）
VV：vertebral vein（椎骨静脈）

# Ⅵ章

# 血管〈腹部大動脈・下肢動脈・下肢静脈〉

八鍬　恒芳

# 腹部大動脈 ❶ 腹部大動脈瘤

真性大動脈瘤には，形態的に紡錘状瘤と嚢状瘤がある（次ページ「瘤径の計測」図参照）．腹部大動脈瘤は紡錘状瘤が多い．嚢状瘤は大きさにかかわらず，破裂の危険性が高い．
腹部大動脈瘤の場合，径3cm以上の拡大は動脈瘤とする．紡錘状瘤の場合，正常径の1.5倍超の拡大が，瘤と定義する一つの指標である．腹部大動脈瘤において径4.5～5.5cm以上はステントグラフト置換術などの治療対象となりうる．径4.5cm未満でも，半年で5mm以上径が拡大する動脈瘤は治療を考慮する．

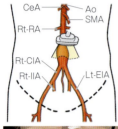
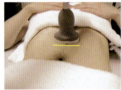
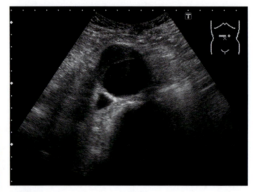
画像①
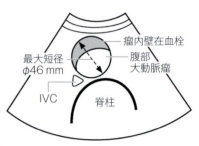

IVC：下大静脈　SMA：上腸間膜動脈
Ao：腹部大動脈　CeA：腹腔動脈
RA：腎動脈　CIA：総腸骨動脈
EIA：外腸骨動脈　IIA：内腸骨動脈
（Rt：右　Lt：左）

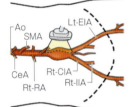
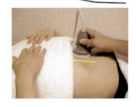
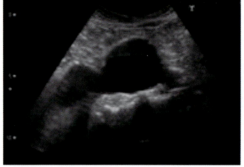
画像②
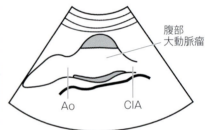

SMA：上腸間膜動脈　Ao：腹部大動脈
CeA：腹腔動脈　RA：腎動脈
CIA：総腸骨動脈　EIA：外腸骨動脈
IIA：内腸骨動脈　（Rt：右　Lt：左）

### これらの画像からわかるエコー所見
【画像①】
①最大短径 φ46mm の腹部大動脈瘤である
②瘤径拡大部分には壁在血栓を認める
【画像②】
①総腸骨動脈分岐直上の腹部大動脈瘤である
②紡錘状の腹部大動脈瘤である
③大動脈解離の像は呈していない

### これらの画像以外の特徴的エコー所見
①動脈壁石灰化など，全身の動脈硬化性所見が考えられる
②腸骨動脈など，他の動脈にも瘤が存在する場合がある
③瘤周囲に血腫の存在があれば切迫破裂の可能性があり，緊急対応が必要である

### 本症例のエコー所見のまとめ

最大短径 φ46mm であり，人工血管置換術やステントグラフト留置術などの治療適応となりうる径の腹部大動脈瘤である．瘤周囲の血腫なども認めず，切迫破裂は伴っていない．本例の瘤内壁在血栓は，圧変動による形状変化はなく器質化血栓によるものと考えられた．

### ワンポイントアドバイス　瘤径の計測

紡錘状の動脈瘤における瘤径計測は，直交断面による外膜間距離の直径を計測するが，直交断面を得られない場合は最大短軸面積の短径（最大短径）を計測すればよい．嚢状瘤の場合は短軸直交断面で長径を瘤径とする(**図1，2**)．

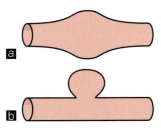

図1　紡錘状大動脈瘤(a)と嚢状大動脈瘤(b)

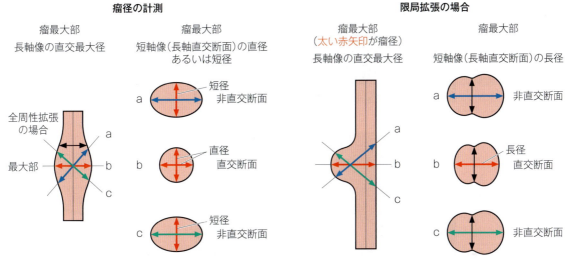

図2a　紡錘状瘤の径計測（赤矢印が瘤径）　　図2b　嚢状瘤径の計測

（日本超音波医学会　大動脈・末梢動脈超音波診断ガイドライン小委員会：超音波による大動脈・末梢動脈病変の標準的評価法．Jpn J Med Ultrasonics　41：405-414，2014，p408 より転載）

# 腹部大動脈❷ 大動脈解離

大動脈解離とは，大動脈壁が中膜のレベルで二層に剥離し，動脈走行に沿って本来の動脈内腔（真腔）と新たに生じた壁内腔（偽腔）の二腔になった病態である．正常な層構造が破綻した大動脈壁は，脆弱で破裂の危険性もある．真腔と偽腔は剥離したフラップにより隔てられる．剥離位置によって，心タンポナーデ発症のリスクが高いことや，様々な合併症をきたすので正確かつ早急な診療が求められる．大動脈解離には，フラップに存在する数個の裂口により真腔と偽腔が交通する偽腔開存型大動脈解離と，裂口が不明で真腔と偽腔の交通がみられない偽腔閉塞型大動脈解離がある．

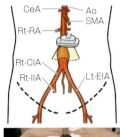
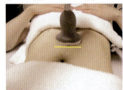
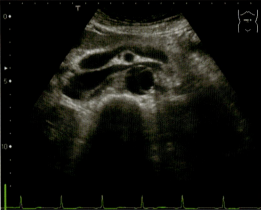

画像①

IVC：下大静脈　SMA：上腸間膜動脈
Ao：腹部大動脈　RA：腎動脈
CeA：腹腔動脈　CIA：総腸骨動脈
EIA：外腸骨動脈　IIA：内腸骨動脈
S：脊柱　（Rt：右　Lt：左）

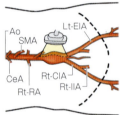
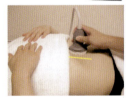
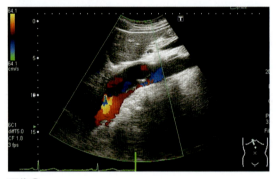

画像②

SMA：上腸間膜動脈　Ao：腹部大動脈
RA：腎動脈　CeA：腹腔動脈
CIA：総腸骨動脈　EIA：外腸骨動脈
IIA：内腸骨動脈　S：脊柱
（Rt：右　Lt：左）

### これらの画像からわかるエコー所見

**【画像①】**
①腹部大動脈に intimal flap と思われる隔壁構造を認める
②隔壁より左側内腔の壁は通常の大動脈壁構造を認めるが，右側壁は壁厚が薄い
③隔壁より右側内腔の拡張，左側内腔の狭小化を認める
④隔壁より左側内腔から，左腎動脈が分岐している（図）

**【画像②】**
①腹部大動脈に intimal flap と思われる線状構造を認める
②線状構造より後壁側内腔の狭小化，前壁側内腔の拡大を認める
③カラードプラにて，後壁側内腔に血流シグナルを認める
④前壁側内腔には血流シグナルが乏しい
⑤隔壁より後壁側から前壁側に灌流する血流シグナルを一部認め，内膜裂口による真腔⇒偽腔灌流と考える
⑥以上の所見より，狭小化した内腔が真腔で，拡大した内腔が偽腔の大動脈解離と考える

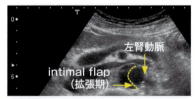
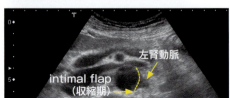

図　大動脈解離での intimal flap の動き

### これらの画像以外の特徴的エコー所見
①大動脈基部〜胸部大動脈から大動脈解離を起こしていると考えられ，CTなどでの確認が必要である
②腎動脈，上腸間膜動脈などの分枝血管の灌流異常が示唆され，腎，消化管の機能障害が疑われる
③真腔の狭小化などから，下肢末梢灌流障害も示唆される

### 本症例のエコー所見のまとめ

腹部大動脈解離の所見である．本症例は大動脈基部からの解離(Stanford A型)の大動脈解離であり，上行大動脈に対して，人工血管置換術が施行されている．
左腎動脈は真腔起始であるが，収縮期に真腔が偽腔に圧迫され，左腎動脈血流障害が考えられた．
本症例のように，偽腔灌流，真腔灌流の如何にかかわらず，大動脈解離においては臓器血管の血流障害が生じる場合が多い．

### ワンポイントアドバイス　大動脈解離の鑑別ポイント

急性大動脈解離では，Stanford A型，もしくはDeBakey Ⅰ・Ⅱ型の大動脈解離において，大動脈破裂や心タンポナーデの発症リスクが高く，緊急人工血管置換術などの処置が急務となる(図)．腹部大動脈領域における解離の診断は，緊急性は少ないものの，臓器障害を念頭において，分枝血管が真腔・偽腔のどちらから分岐するのかなどを判断する．
真腔・偽腔を区別する所見を表に示すので参考にしていただきたい．

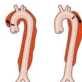

type A　type B
Stanford 分類

**表　偽腔・真腔の特徴(区別の方法)**
1. 偽腔：re-entry の発達→偽腔拡張↑，偽腔血流速低下
2. 真腔：偽腔の圧迫により，狭小化，血流速上昇(時に狭窄様)
3. 偽腔：壁が脆弱→薄い壁構造をもつ腔が拡張
4. 通常は，収縮早期に拡張する腔が真腔
   (re-entryが未発達の場合，解離の遠位側は収縮期に偽腔拡張がみられる)
5. エントリー(真腔→偽腔の血流)を見つけられれば，鑑別は容易

typeⅠ　typeⅡ　typeⅢ
DeBakey 分類

**図　大動脈解離の範囲による分類**

# 腹部大動脈❸ 炎症性腹部大動脈瘤

炎症性腹部大動脈瘤は，大動脈瘤に炎症性変化を伴った疾患であり，瘤部分に一致した腹痛や発熱を引き起こす．炎症が周囲の尿管などを巻き込むと，水腎症および乏尿などを呈するようになる．画像上の特徴は，動脈瘤周囲の"マントルサイン"と呼ばれる組織の肥厚像である．マントルサインの成分は血管外膜，および周囲の後腹膜などの組織の線維化および肥厚によるものである．

炎症性腹部大動脈瘤と同じような病態として「後腹膜線維症」があり，病態的には瘤を伴っているか（炎症性腹部大動脈瘤），伴っていないか（後腹膜線維症）の違いのみである．

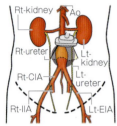
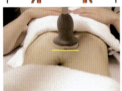
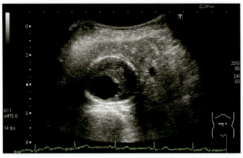

画像①

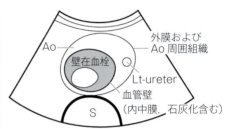

Ao：腹部大動脈　ureter：尿管
kidney：腎　CIA：総腸骨動脈
EIA：外腸骨動脈　IIA：内腸骨動脈
S：脊柱　（Rt：右　Lt：左）

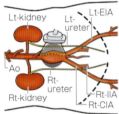
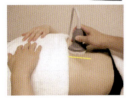
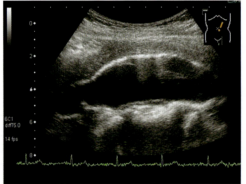

画像②

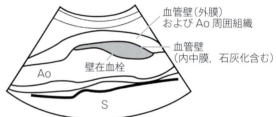

Ao：腹部大動脈　ureter：尿管
kidney：腎　CIA：総腸骨動脈
EIA：外腸骨動脈　IIA：内腸骨動脈
S：脊柱　（Rt：右　Lt：左）

## これらの画像からわかるエコー所見

【画像①】
①腹部大動脈に瘤状拡大を認める
②血管壁に石灰化を認め，この石灰化を有する壁より外側にも低輝度成分を認め，マントルサインを呈している
③マントルサインを呈する部分の内部に，尿管と思われる管腔構造を認める
④血管壁の内腔側には壁在血栓と思われる低輝度成分を認める

【画像②】
①腹部大動脈の瘤は紡錘状瘤である
②瘤の外側には，画像①と同様にマントルサインによると思われる低輝度成分を認める

## これらの画像以外の特徴的エコー所見

①尿管拡張を認めるため，水腎症を呈している可能性がある
②IgG4関連疾患による炎症性腹部大動脈瘤の場合，他の炎症性疾患（自己免疫性膵炎等）も合併している可能性がある

### 本症例のエコー所見のまとめ

炎症性腹部大動脈瘤の所見であり，特徴的なマントルサインを呈している．尿管にも炎症の波及を認めるため，尿管拡張を呈している．本症例は尿管拡張に伴い，水腎症も呈していた(図)．

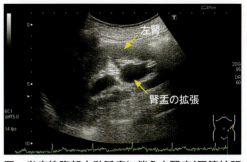

図　炎症性腹部大動脈瘤に伴う水腎症（尿管拡張による）

### ワンポイントアドバイス　IgG4 関連疾患とは

近年，わが国の研究で，IgG4 関連疾患という疾患概念が提唱されている．IgG4 関連疾患は，各種臓器における IgG4 陽性形質細胞の浸潤を伴う腫大や腫瘤形成と，血中の IgG4 値の上昇を特徴とする新たな疾患概念である．自己免疫性膵炎，硬化性胆管炎，そして後腹膜線維症や炎症性腹部大動脈瘤などの病態の一部に，IgG4 関連疾患が存在することが知られており，これらの疾患は合併することがある．炎症性腹部大動脈瘤の場合，IgG4 関連疾患である可能性を考慮し，他臓器の IgG4 関連病態を各種検査などで確認する必要がある(図)．

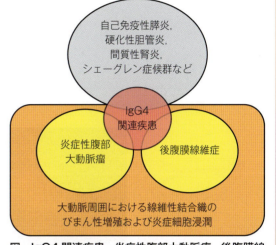

図　IgG4 関連疾患，炎症性腹部大動脈瘤，後腹膜線維症の関係

# 腹部大動脈 ❹ 胸腹部大動脈瘤

腹部大動脈瘤が腎動脈分岐部より下部に生じることがほとんどであるのに対し，胸腹部大動脈瘤の多くは腎動脈より上部に生じる．分類には瘤の位置と範囲によりCrawfordの分類が用いられる**(図)**．Crawford Ⅱ型のような広範囲の胸腹部大動脈瘤の血管置換術では，対麻痺などのリスクが高くなる．

胸腹部大動脈瘤は，病変部位の関係から，横隔膜上の瘤部分が観察不良のことが多く，肝後面付近の腹部大動脈拡大像を注意して観察しないと，見逃されてしまう病変でもある．通常の腹部エコー検査時などにも，胸腹部大動脈瘤の存在に留意することが肝要である．胸腹部大動脈瘤では，径60mm以上が外科的治療対象の一つの基準となる．

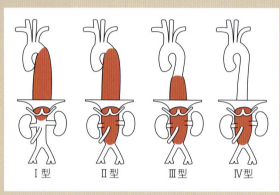

図 Crawfordの分類

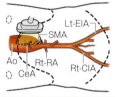
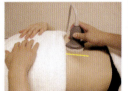
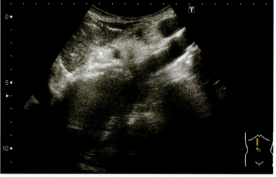

画像①

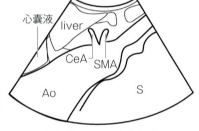

Ao：大動脈　CeA：腹腔動脈
SMA：上腸間膜動脈　RA：腎動脈
CIA：総腸骨動脈　EIA：外腸骨動脈
IIA：内腸骨動脈　S：脊柱
(Rt：右　Lt：左)

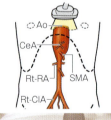
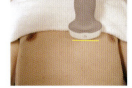
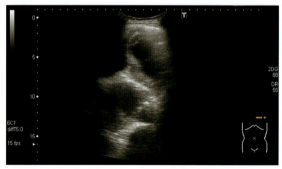

画像②

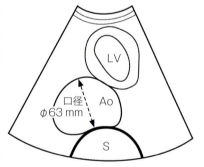

Ao：腹部大動脈　LV：左室
RA：腎動脈　CIA：総腸骨動脈
EIA：外腸骨動脈　IIA：内腸骨動脈
S：脊柱　(Rt：右　Lt：左)

### これらの画像からわかるエコー所見

**【画像①】**
①横隔膜より上方から膨隆し，腹腔動脈および上腸間膜動脈分岐部付近で正常径に戻る紡錘状の動脈瘤を認め，胸腹部大動脈であることがわかる
②胸部大動脈での膨隆起点は不明である
③心嚢液を認める

**【画像②】**
①左室の後面に動脈瘤短軸像を認める
②動脈瘤の最大短径は φ63 mm である
③大動脈解離の像は呈していない

### これらの画像以外の特徴的エコー所見
①胸腹部大動脈瘤では，腹部領域からの観察では動脈瘤の起点が判別できない．CT などで詳細に観察する必要がある

### 本症例のエコー所見のまとめ

最大短径 φ63 mm の大きな胸腹部大動脈瘤であり，ステントグラフト留置術などの治療を考慮する必要がある．なお，本症例は Crawford Ⅰ型の胸腹部大動脈瘤であった．

---

**ワンポイントアドバイス　左肋間走査による胸部大動脈の描出法**

左肋間走査で左室を描出し，左室を音響窓として利用すると，胸部大動脈が描出できる（図）．この描出法では，胸腹部大動脈瘤の場合，より中枢の膨隆部を観察できる．胸部大動脈は描出困難な印象があるが，瘤などの口径拡大症例は比較的描出が容易なのでぜひともトライしていただきたい．

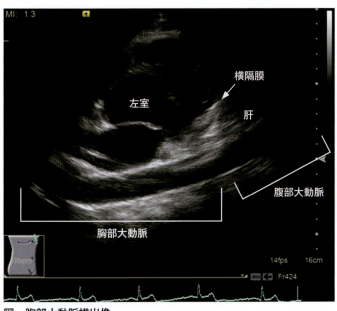
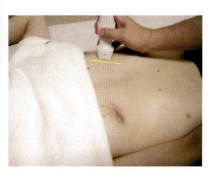

**図　胸部大動脈描出像**
心尖部二腔断層像をやや左外側に傾けると，胸部大動脈が描出できる．さらにプローブを上下垂直の方向に傾けると胸部大動脈が描出される．画像を左右反転させると，画面左が中枢側，右が末梢側となった胸部大動脈長軸像が得られる．

# 腹部大動脈❺ 高安動脈炎

高安動脈炎は，若年女性に多い疾患で，花冠状吻合を示す眼底所見，脈拍減弱ないし欠損，頸動脈洞反射の亢進を三徴とする．以前は脈なし病（pulseless disease）とも呼ばれ，大動脈とその分枝に狭窄，閉塞が生じ臨床症状を呈する大型血管炎である．脳虚血発作や大動脈弁閉鎖不全，大動脈瘤，心不全，失明，腎不全など重篤な合併症が知られている．
高安動脈炎を疑った場合，血管壁の肥厚のみならず，肥厚を有する血管，およびその分枝血管の狭窄・閉塞病変を確認することが臨床上重要である．

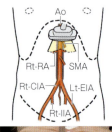
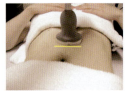
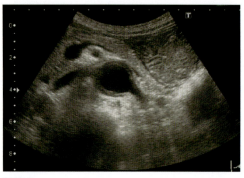

画像①

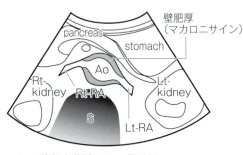

Ao：腹部大動脈　RA：腎動脈
pancreas：膵臓　stomach：胃
kidney：腎　CeA：腹腔動脈
SMA：上腸間膜動脈　CIA：総腸骨動脈
EIA：外腸骨動脈　IIA：内腸骨動脈
S：脊柱　（Rt：右　Lt：左）

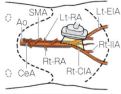
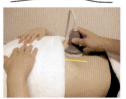
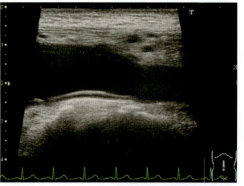

画像②

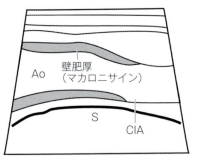

Ao：腹部大動脈　CeA：腹腔動脈
RA：腎動脈　CIA：総腸骨動脈
EIA：外腸骨動脈　IIA：内腸骨動脈
S：脊柱　（Rt：右　Lt：左）

## これらの画像からわかるエコー所見

【画像①】
①腹部大動脈に全周性の壁肥厚を認める
②分岐する腎動脈には壁肥厚を認めない

【画像②】
①動脈の全周性壁肥厚は，腹部大動脈まで認めるが，総腸骨動脈に分岐すると，壁肥厚は消失している

## これらの画像以外の特徴的エコー所見

①総頸動脈や鎖骨下動脈など，腹部大動脈以外の弾性血管の動脈壁にもマカロニサインを呈している可能性がある
②壁肥厚に伴い，腹部大動脈および分枝血管，総頸動脈などに狭窄所見を有している可能性もある

## 本症例のエコー所見のまとめ

弾性血管である腹部大動脈に全周性の壁肥厚を認め，高安動脈炎などで特徴的なマカロニサインを呈している．

本症例は，20歳代女性で，主訴は発熱，倦怠感および体重減少であった．高安動脈炎と診断され，ステロイド療法適応となった．

なお，総頸動脈などにもマカロニサインを呈しており**(図)**，全身所見として狭窄・閉塞病変は認めなかった．

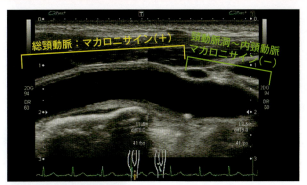

**図　提示症例の頸動脈像**
総頸動脈にマカロニサインを認めた．

### ワンポイントアドバイス　血管構築の違いによる高安動脈炎の発現部位

動脈は血管構築の違いから，心臓近くから順に，弾性動脈，筋性動脈，混合型動脈，小動脈，および細動脈に分類される．
弾性血管は，中膜での弾性線維が豊富な血管で，大動脈，総頸動脈，腕頭動脈，鎖骨下動脈などがこれに相当し，これら血管から分岐する総腸骨動脈や内頸動脈などは，筋性血管の性質がある．高安動脈炎での壁肥厚は弾性血管に生じることが特徴であり，本症例のように筋性血管となる総腸骨動脈や，内頸動脈には壁肥厚が生じないことがほとんどである．マカロニサインを認めたなら，分岐血管の壁肥厚消失を確認すると，より診断精度が増す．

### ピットフォール

高齢者でリウマチ性多発筋痛症を合併することが多い動脈炎に，巨細胞動脈炎(側頭動脈炎)がある．巨細胞動脈炎では，側頭動脈にhaloと呼ばれる壁肥厚像を認める所見が特徴的だが，そのほかに，高安動脈炎と同様，総頸動脈にマカロニサインを呈したり，腹部血管に壁肥厚像を認めたりすることがある．
マカロニサインを呈しても，安易に高安動脈炎と決めつけないことが肝要である．

# 腹部大動脈❻ 脾動脈瘤

脾動脈瘤は女性に多く，特に高齢者や門脈圧亢進症患者に発症することが多いと言われている．ほとんどは単発だが，多発する場合もある．
臨床症状としては，ほとんどが無症状で破裂の頻度は低いが，ひとたび破裂すると致死率は高いとされている．切迫破裂が疑われたり，痛み，腫瘤触知などの症状がある場合は外科的手術が適応となる．無症状であったとしても，ⓐ瘤に石灰化がなく径1 cm以上，ⓑ石灰化を伴っていても径3 cm以上，ⓒ瘤の大きさが増大してきた場合，は手術適応となる．

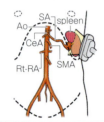
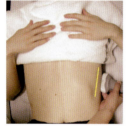
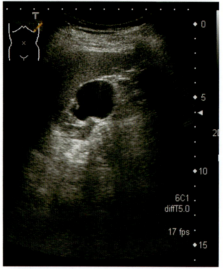

画像①

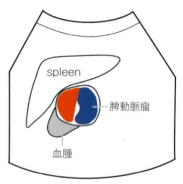

Ao：腹部大動脈　RA：腎動脈
CeA：腹腔動脈　SA：脾動脈
SMA：上腸間膜動脈　spleen：脾臓
（Rt：右　Lt：左）

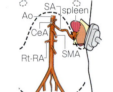
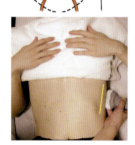
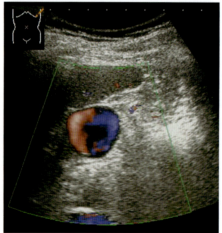

画像②

Ao：腹部大動脈　RA：腎動脈
CeA：腹腔動脈　SA：脾動脈
SMA：上腸間膜動脈　spleen：脾臓
（Rt：右　Lt：左）

### これらの画像からわかるエコー所見
【画像①】
①脾門部に囊胞性腫瘤を認める
②囊胞性腫瘤に接して，低輝度成分を認める
③囊胞性病変は脾動脈瘤，もしくは脾由来の囊胞などが考えられる
【画像②】
①カラードプラにて，囊胞性腫瘤内に渦巻き状の血流シグナルが認められ，囊胞性腫瘤は脾動脈由来の動脈瘤であることがわかる
②動脈瘤に接する低輝度成分は血腫が疑われ，脾動脈瘤切迫破裂が疑われる

### これらの画像以外の特徴的エコー所見
①脾動脈瘤の場合，基礎疾患に門脈圧亢進症などが疑われるため，肝，脾などの有意所見も検討する

## 本症例のエコー所見のまとめ

門脈圧亢進症および脾動脈瘤合併にて経過観察を行っていた症例. 脾動脈瘤は初回発見時(3年前)に比べ, 明らかな増大を認め, 周囲に血腫様構造物を認めたため, 脾動脈瘤の切迫破裂が疑われた(図1). 緊急的に脾動脈瘤および脾摘出術が施行された.

摘出標本では, 拡大した脾動脈瘤および, 切迫破裂による血腫を認めた(図2).

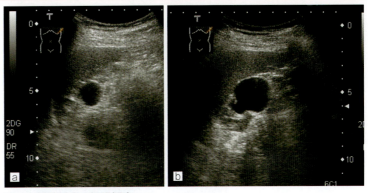

図1　脾動脈瘤の経過観察
a：初回検査時　b：初回から3年経過時(同倍率)

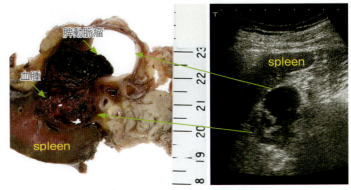

図2　脾動脈瘤切迫破裂(摘出標本と超音波像の対比)

### ワンポイントアドバイス　腹部臓器由来の動脈瘤における観察ポイント

脾動脈瘤に限らず, 腹部臓器血管由来の動脈瘤は, 通常の腹部超音波検査時に偶発的に発見されることが多い傾向にある. 普段の腹部超音波検査時に「臓器血管の病変」を念頭に置いて検査を行うことが肝要である.

経過観察する場合は, 前回データだけでは, わずかな変化しか捉えられないため, 「著変なし」としてしまいがちである. 必ず初回検査時と対比し, 増大傾向を見極める必要がある.

# 腹部大動脈❼ ルリッシュ（Leriche）症候群

ルリッシュ（Leriche）症候群は，腎動脈分岐部以下の腹部大動脈から動脈閉塞が始まり，総腸骨動脈分岐部周辺までに限局した慢性の大動脈閉塞症である．

フランス人外科医 René Leriche が，①両側の大腿動脈の脈拍減弱または消失，②両下肢における間欠性跛行，③勃起障害（インポテンス）の三徴を含めた病態を報告したため，この名前が付けられるようになった．病因としては大動脈閉塞の原因になるもののすべてが当てはまるので，血管炎，動脈硬化症，大動脈解離，血管外傷など多岐にわたる．

治療としては，下肢動脈の項で後述するTASC分類（191ページ）のtype D病変に相当する場合が多いので，治療可能な症例に対しては，バイパス術が適応とされる．両下肢の間歇性跛行や，臀部の痛みなどの症状がある場合，腹部大動脈からの閉塞，虚血病変を考慮して検査を進めることが肝要である．

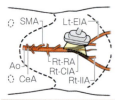
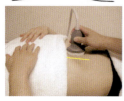
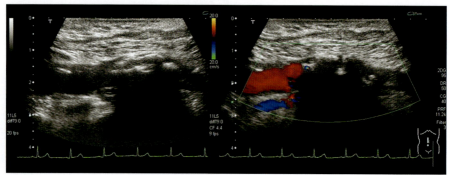
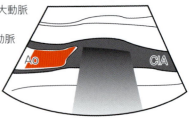

**画像①**

SMA：上腸間膜動脈　Ao：腹部大動脈
CeA：腹腔動脈　RA：腎動脈
CIA：総腸骨動脈　EIA：外腸骨動脈
IIA：内腸骨動脈　S：脊柱
（Rt：右　Lt：左）

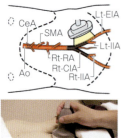
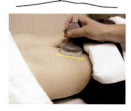
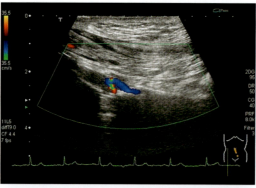
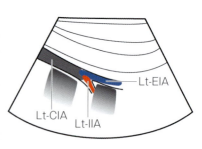
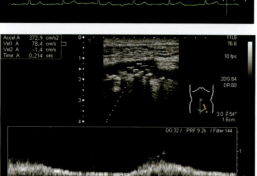
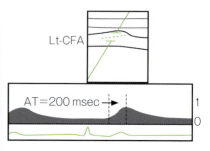

**画像②**

### これらの画像からわかるエコー所見

【画像①】
① 腹部大動脈末端付近に石灰化成分を認め，内腔を占拠している
② カラードプラでは，腹部大動脈の末端の石灰化成分より完全閉塞しており，分岐する総腸骨動脈まで閉塞している

【画像②】
① 左総腸骨動脈は閉塞し，内腸骨動脈は逆行性血流を呈し，外腸骨動脈に灌流することで，再灌流している
② 再灌流後の左総大腿動脈パルスドプラ波形は加速時間（acceleration time：AT）の延長を呈し，血流低下が考えられる

### これらの画像以外の特徴的エコー所見

① 下肢動脈や，全身の動脈に複数の閉塞性病変がある可能性がある

### 本症例のエコー所見のまとめ

両下肢の間歇性跛行，両側大腿動脈の脈拍減弱，臀部の疼痛，勃起障害が主訴の60歳代男性症例．
腹部大動脈末端～両側総腸骨動脈の閉塞を認め，ルリッシュ（Leriche）症候群と診断された．
なお，動脈硬化性所見が多く，心筋梗塞，脳血管障害を併発していた．また，大腿部より末梢の下肢動脈にも複数の狭窄・閉塞所見を認めた．
下肢虚血に対しては腎動脈分岐下腹部大動脈―両側外腸骨動脈バイパス術が施行された．

# 腹部大動脈❽ 感染性大動脈瘤

感染性大動脈瘤は比較的まれな疾患であり，全大動脈瘤に占める割合は1％前後と報告されている．感染源としては，感染性心内膜炎からの菌血症や感染性塞栓が挙げられるが，最近では動脈硬化・医原性の動脈損傷（カテーテルや手術）など高齢化に伴う因子が増加している．死亡率は30％前後と極めて高く，原因は感染瘤の脆弱化した大動脈壁の破裂などによる．
症状は，腹痛（病変が腹部動脈の場合），発熱などで，血液検査では炎症所見を呈する．画像上の特徴としては，瘤周囲に膿瘍，および炎症性変化を疑う液体貯留を認める．囊状瘤を呈することが多く，急速な瘤拡大を伴う場合は感染性大動脈瘤を強く疑う．腹部大動脈瘤は紡錘状瘤が多いが，囊状瘤を認めた場合は，感染性大動脈瘤を強く疑って注意深く診療を進めていくことが肝要である．

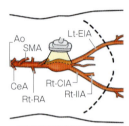
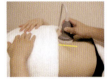
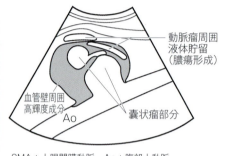

画像①

SMA：上腸間膜動脈　Ao：腹部大動脈
CeA：腹腔動脈　RA：腎動脈　CIA：総腸骨動脈
EIA：外腸骨動脈　IIA：内腸骨動脈　（Rt：右　Lt：左）

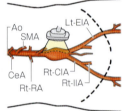
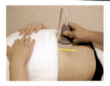
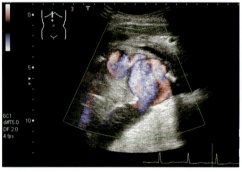
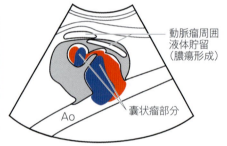

画像②

SMA：上腸間膜動脈　Ao：腹部大動脈
CeA：腹腔動脈　RA：腎動脈　CIA：総腸骨動脈
EIA：外腸骨動脈　IIA：内腸骨動脈　（Rt：右　Lt：左）

### これらの画像からわかるエコー所見
【画像①】
①囊状大動脈瘤である．瘤部分は，囊状成分を2つ認め，外側の囊状成分は血管壁の破綻による切迫破裂もしくは膿瘍などが疑われる
②血管周囲の組織は不整で，液体成分が存在し，膿瘍などが疑われる
③血管周囲に高エコー成分を認め，血腫などが疑われるため，囊状瘤は切迫破裂をきたしている可能性がある
【画像②】
①画像①で指摘した囊状成分には血流シグナルを認め，血管壁の破綻による囊状瘤が考えられる

### これらの画像以外の特徴的エコー所見
①動脈壁石灰化など，全身の動脈硬化性所見が考えられる
②腸骨動脈など，他の動脈にも瘤が存在する場合がある
③瘤周囲に血腫の存在があれば切迫破裂の可能性があり，緊急対応が必要である

### 本症例のエコー所見のまとめ

発熱，腹痛，腹部膨満感，食欲低下が主訴の症例．検査時，最大径φ80 mmの囊状瘤を認め，腹痛は瘤部分を中心としており，瘤周囲に膿瘍を疑う成分を認めたため，感染性大動脈瘤と診断された．さらに，瘤拡大部分はだるま状の構造で，外側に突出する部分，および周囲血腫様高エコーは切迫破裂の状態であることが示唆された．血液培養からグラム陽性球菌が検出された．本症例は緊急手術を考慮したものの感染徴候が強く，全身状態が悪化し抗菌薬投与も改善せず，永眠された．

# 下肢動脈❶ 閉塞性動脈硬化症（総腸骨動脈閉塞）

下肢の末梢動脈病変（peripheral arterial disease：PAD）は，動脈硬化による慢性の狭窄・閉塞病変がほとんどである．この病態は，以前から閉塞性動脈硬化症と呼ばれ，慢性的に下肢動脈が狭窄・閉塞を起こす病態として知られている．
バージャー病または閉塞性血栓性血管炎（thromboangiitis obliterans：TAO）と呼ばれる血管炎による閉塞性下肢病変などもPADに含まれる病態である．
下肢動脈の血流障害の場合，エコーで検査を行う前に，臨床症状（間歇性跛行，足部潰瘍の有無，脈拍減弱），およびABI（ankle brachial pressure index；足関節上腕血圧比）などの機能検査データが重要であり，下肢動脈エコーはこれらの情報を元に精査することが効率的，かつ有用な所見を得られるポイントである．また，ドプラ波形分類と加速時間（acceleration time：AT）を主要な部位で記録し，病変を推測してから血管全体のスキャンを行うことで，再現性の優れたデータを記録することができる（図）．

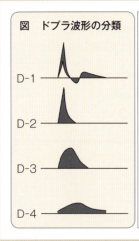

図　ドプラ波形の分類

D-1：収縮期は急峻な立ち上がりを示し，拡張期には急峻な下行脚を形成する．さらに陰性成分（reverse flow）とそれに続く陽性成分に，3相波となる正常パターン．

D-2：Ⅰ型に類似するが拡張期の陰性成分を欠くパターン．

D-3：収縮期の立ち上がりが鈍化し，陰性成分が消失するパターン．

D-4：弱い拍動による陽性成分のみの定常流に近いパターン．

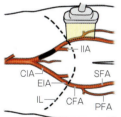
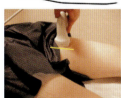
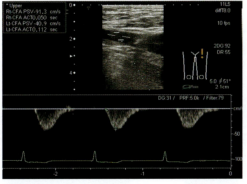

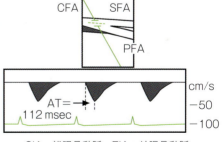

画像①

CIA：総腸骨動脈　EIA：外腸骨動脈
IIA：内腸骨動脈　CFA：総大腿動脈
SFA：浅大腿動脈　PFA：大腿深動脈
SEA：浅腹壁動脈　IL：鼠径靱帯

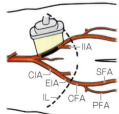
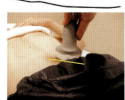
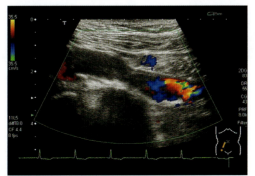
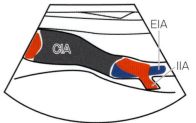

画像②

CIA：総腸骨動脈　EIA：外腸骨動脈
IIA：内腸骨動脈　CFA：総大腿動脈
SFA：浅大腿動脈　PFA：大腿深動脈
IEA：下腹壁動脈　SEA：浅腹壁動脈
IL：鼠径靱帯

## これらの画像からわかるエコー所見

【画像①】
① 左総大腿動脈のパルスドプラ波形であり，波形パターンは D-3，AT の延長を認める
② パルスドプラ波形計測部の左総大腿動脈より中枢側の，左腸骨動脈領域に狭窄・閉塞病変の疑いがある

【画像②】
① 左総腸骨動脈は閉塞し，内腸骨動脈は逆行性血流を呈し，外腸骨動脈に灌流することで，再灌流している

## これらの画像以外の特徴的エコー所見

① 下肢動脈や，全身の動脈に複数の閉塞性病変がある可能性がある

## 本症例のエコー所見のまとめ

左下肢の間歇性跛行，両側大腿動脈の脈拍減弱が主訴の 70 歳代男性症例．ABI は，右 1.03，左 0.70 と左下肢で有意に低値であった．

下肢動脈エコーでは左総腸骨動脈に閉塞長 2 cm の完全閉塞を認めた．下肢全体の検索において，主病変は左総腸骨動脈閉塞であり，大動脈〜腸骨動脈病変の TASC 分類(191 ページ参照)では type B 病変と判断された．

その後，左総腸骨動脈閉塞部に対し，経皮的血管形成術(percutaneous transluminal angioplasty：PTA)が施行され，間歇性跛行の症状は消失し，左下肢 ABI 値は 0.92 と改善した．

### ワンポイントアドバイス　狭窄・閉塞病変のとらえ方

各部位波形計測にて，AT 延長(120 msec 以上)や波形の変化(例：総大腿動脈 D-1 → 膝窩動脈 D-3 に変化)などがみられたら，変化がみられた部位より中枢に狭窄・閉塞などの血流障害病変があると類推し，カラードプラを駆使し注意深く観察していく．狭窄部と思われる部位をカラードプラモザイクシグナルとしてとらえたら，パルスドプラにて PSV を計測する(図)．

下肢動脈ドプラにて，50％以上の狭窄部は PSV>2 m/s となる．もしくは中枢側の PSV より狭窄部 PSV が 2〜4 倍であれば 50〜75％狭窄，4 倍以上であれば 75％以上の狭窄を疑う．閉塞部は血流シグナル欠損として描出されるので，血流シグナルが得られない部位は閉塞を疑い，ドプラ流速レンジを下げていき，血流がないことが証明されれば閉塞とする．

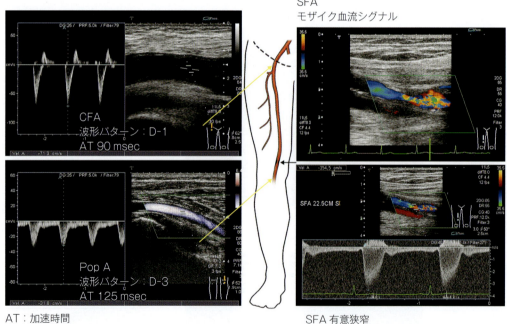

AT：加速時間
PSV：収縮期最高血流速度
CFA：総大腿動脈
SFA：浅大腿動脈
Pop A：膝窩動脈

図　浅大腿動脈狭窄部検索例
総大腿動脈では正常であったドプラ波形(D-1，AT=90 msec)は膝窩動脈になり，D-3，AT>120 msec と変化した．
計測部間に病変があると類推し観察．浅大腿動脈の有意狭窄部を捉えた．

## ワンポイントアドバイス　"TASC" について

TASC(Trans-Atlantic Inter-Society Consensus)とは，欧米ならびにアジア諸国の16学会が中心となって検討し作成された下肢動脈病変の国際的な診療指針である．2013年12月現在では，2007年に発表されたバージョンⅡが最新版である[1]．TASCによる下肢病変の治療指針の項では，大動脈～腸骨動脈領域ならびに大腿～膝窩動脈領域での病変を4タイプに分類し，タイプ別に推奨される治療方法が記載されている．下肢動脈エコー検査の際は，TASCなどの指針に則った観察と所見記載が望まれる．また，TASCはガイドラインである以上，改訂されていく予定があるので，常に最新版のガイドラインを元に検査方法や所見記載を検討することが肝要である．

### 大動脈～腸骨動脈病変のTASC分類

#### Type A 病変：血管内治療
- 片側あるいは両側の総腸骨動脈狭窄
- 片側あるいは両側の短い(≦3 cm)外腸骨動脈単独狭窄

#### Type B 病変：血管内治療が望ましい
- 短い(≦3 cm)腎動脈下部大動脈狭窄
- 片側の総腸骨動脈閉塞
- 総大腿動脈に及ばない外腸骨動脈での計3～10 cmの単独あるいは多発性狭窄
- 内腸骨動脈分岐部や総大腿動脈を含まない片側の外腸骨動脈閉塞

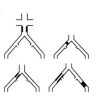

#### Type C 病変：低リスク患者には外科的バイパス術　症例により血管内治療
- 両側総腸骨動脈閉塞
- 総大腿動脈に及ばない3～10 cm長の両側外腸骨動脈狭窄
- 総大腿動脈に及ぶ片側の外腸骨動脈狭窄
- 内腸骨動脈分岐部および/または総大腿動脈を含む片側の外腸骨動脈閉塞
- 内腸骨動脈分岐部および/または総大腿動脈病変の有無を問わず高度の石灰化のある片側の外腸骨動脈閉塞

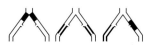

#### Type D 病変：外科的バイパス術
- 腎動脈下腹部大動脈腸骨動脈閉塞
- 治療を要する大動脈と両側腸骨動脈領域のびまん性病変
- 片側の総腸骨動脈，外腸骨動脈から総大腿動脈を含むびまん多発性病変
- 片側の総腸骨および外腸骨動脈の閉塞
- 両側の外腸骨動脈閉塞
- 治療を要するがステントグラフト内挿術に不適応の腹部大動脈瘤患者，あるいは大動脈または腸骨動脈の外科手術を要する他の病変をもつ患者の腸骨動脈狭窄

### 大腿～膝窩動脈病変のTASC分類

#### Type A 病変：血管内治療
- 長さ≦10 cmの単独狭窄
- 長さ≦5 cmの単独閉塞

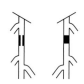

#### Type B 病変：血管内治療が望ましい
- 各≦5 cmの多発性病変（狭窄あるいは閉塞）
- 膝下膝窩動脈を含まない≦15 cmの単独狭窄または閉塞
- 末梢バイパスのinflowを改善するための脛骨動脈に連続性をもたない単独または多発性病変
- 長さ≦5 cmの高度に石灰化した閉塞
- 膝窩動脈の単独狭窄

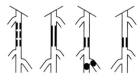

#### Type C 病変：低リスク患者には外科的バイパス術　症例により血管内治療
- 高度の石灰化の有無を問わず計>15 cmの多発性狭窄または閉塞
- 2回以上の血管内インターベンションを行ったにもかかわらず治療を要する再狭窄または再閉塞

#### Type D 病変：外科的バイパス術
- 総大腿動脈または浅大腿動脈の慢性完全閉塞(>20 cm，膝窩動脈を含む)
- 膝窩動脈および下腿3分枝分岐部の慢性完全閉塞

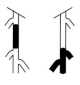

**TASC Ⅱに記載されている病変別治療指針** (文献1 pS49A, pS51A より転載)

1) Norgren L, Hiatt WR, Dormandy JA, et al; TASC II Working Group: Inter-Society Consensus for the Management of Peripheral Arterial Disease (TASC II). J Vasc Surg　45 (Suppl S)：S5-67, 2007

# 下肢動脈❷ 急性動脈閉塞症

急性動脈閉塞症の症状として，痛み(pain)，脈拍消失(pulselessness)，蒼白(pallor)，知覚鈍麻(paresthesia)，運動麻痺(paralysis)の5つの徴候(5P徴候)が知られている．
治療は緊急を要し，発症後6~8時間以内が血栓除去術などの治療のゴールデンタイムと言われている．長時間虚血後の血行再建は筋腎代謝症候群(myonephropatic metabolic syndrome：MNMS)を引き起こし，腎不全，心停止などの多臓器不全に至る恐れがあり，かえって危険である．急性動脈閉塞症が疑われる場合は，脈拍が消失する部位を中心にエコーで観察し，スピーディーで正確な診断ができれば，臨床上非常に有用である．

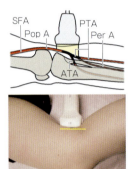
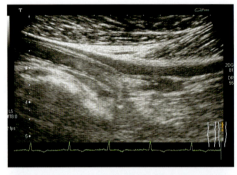
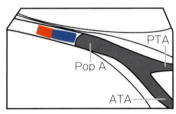

SFA：浅大腿動脈
Pop A：膝窩動脈
ATA：前脛骨動脈
PTA：後脛骨動脈
Per A：腓骨動脈

**画像①**

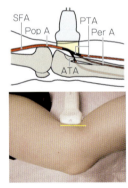
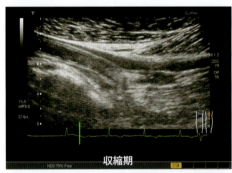
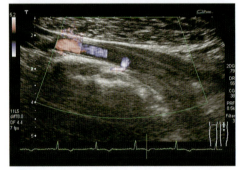
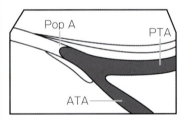
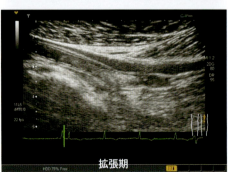
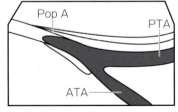

SFA：浅大腿動脈
Pop A：膝窩動脈
ATA：前脛骨動脈
PTA：後脛骨動脈
Per A：腓骨動脈

**画像②**

## これらの画像からわかるエコー所見

**【画像①】**
① 右膝窩動脈〜前脛骨動脈・後脛骨動脈分岐部の長軸像であり，分岐部付近に血栓と思われる像を認める
② カラードプラ像では血栓部と思われる部分に血流欠損を認め，閉塞していることがわかる

**【画像②】**
① 画像①と同じ描出法であり，心周期による血栓の変化をみている
② 血栓は，中枢端が収縮期には下方に，拡張期には上方に位置し，血栓が血圧により圧迫されて変動しているのがわかる

## これらの画像以外の特徴的エコー所見

① 急性動脈閉塞症が疑われ，塞栓源として心原性や，大動脈のプラーク破綻によるものなどが考えられるため，中枢側検索により塞栓源による像が得られる可能性がある

## 本症例のエコー所見のまとめ

右下肢に突然の下肢痛および蒼白，運動麻痺を認め，急性動脈閉塞症を疑い，緊急的に下肢動脈エコーをしたときの像．

本症例は，心筋梗塞の合併として左室内にボール状血栓を認めていた症例であり，血栓除去術を予定していた．急性動脈閉塞症発症時，左室内の血栓は消失しており（図），提示した右下肢動脈への急性閉塞だけでなく，左腎動脈にも塞栓を認めていた．

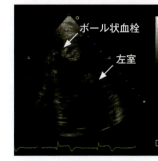
発症前

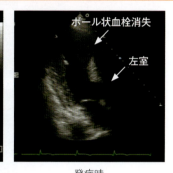
発症時

**図　急性動脈閉塞症発症前後の血栓の比較**

# 下肢動脈❸ 膝窩動脈外膜嚢腫

膝窩動脈外膜嚢腫は，動脈硬化性変化をほとんど呈していないような年代の若年男性に発症することが多い疾患である．嚢腫により膝窩動脈内腔が圧迫・狭窄され，血流障害が生じる．
血管外膜に発生する嚢腫はゼリー状のガングリオン様嚢腫であり，内容はヒアルロン酸を主成分とした透明なゼラチン様物質からなる．

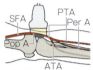

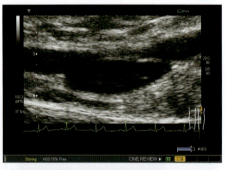

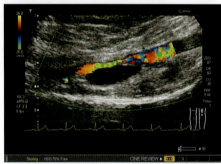
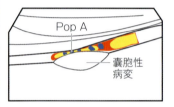

SFA：浅大腿動脈　　PTA：後脛骨動脈
Pop A：膝窩動脈　　Per A：腓骨動脈
ATA：前脛骨動脈

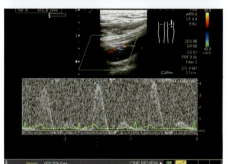
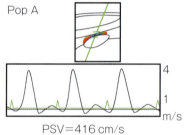

PSV＝416 cm/s

画像①

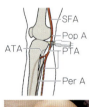

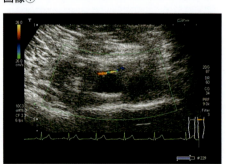
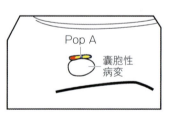

SFA：浅大腿動脈　　PTA：後脛骨動脈
Pop A：膝窩動脈　　Per A：腓骨動脈
ATA：前脛骨動脈

画像②

### これらの画像からわかるエコー所見

**【画像①】**
①右膝窩動脈に接して楕円形の囊胞性病変を認める
②囊胞性病変により膝窩動脈は狭小化し，カラードプラでモザイクシグナルを認め，パルスドプラでは，PSV＝416 cm/s の高速血流を認め，有意狭窄が疑われる

**【画像②】**
①画像①の短軸像であり，膝窩動脈に接する囊胞性病変は，膝窩動脈を外側から圧迫する形で存在し，膝窩動脈の狭小化形態は，外側圧迫性に扁平な形状となり，偏心性の狭窄となっている

### これらの画像以外の特徴的エコー所見
①動脈壁の動脈硬化性変化が少ない場合があり，血管壁は平滑で壁肥厚やプラークなども認めない可能性がある

### 本症例のエコー所見のまとめ

スポーツにより右下肢間歇性跛行を生じる 30 歳代男性．動脈硬化性病変をほとんど認めず，囊腫が外側から膝窩動脈を圧迫するような形で存在し，膝窩動脈の偏心性狭窄を生じて血行障害を引き起こしていた．偏心性の狭窄は三日月刀サイン（scimitar sign）とも呼ばれ，膝窩動脈外膜囊腫の片側性発達時に特徴的なサインである．全周性に膝窩動脈を取り巻くように囊腫が発生すると滑らかな全周性の限局性狭窄像狭窄を生じ，砂時計様（hourglass appearance）狭窄の形態を呈する．
本症例の安静時右側 ABI 値は 0.88 で，運動負荷の ABI 値は 0.79 と，運動により ABI が低下していた．
治療には，囊腫摘出術や，囊腫の穿刺吸引術などがある．

### ワンポイントアドバイス　膝窩動脈外膜囊腫における診断のポイント

膝の屈曲により狭窄は増強すると言われており，本疾患が疑われる場合は膝の屈曲時と伸展時で下肢の血圧を計測することが診断の一助となる．
血管エコーでも，病変部より，末梢側のドプラ波形を膝屈曲時と伸展時で計測し比較することで，より血流障害の客観性は増す（図）．
また，呈示症例のように，運動負荷 ABI 検査は，症状が下肢運動時に起こる場合などで有用である．

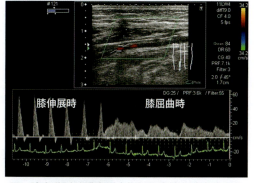

**図　膝窩動脈外膜囊腫症例での末梢血管血流変化**
後脛骨動脈の波形を計測．膝伸展時には血流波形は正常パターンだが，連続的に屈曲して計測すると，血流波形が変化し，最大流速の低下と，波形陰性成分（reverse flow）の消失などを認める．

# 下肢動脈❹ 仮性動脈瘤

仮性動脈瘤は，何らかの理由による血管壁脆弱化により，壁構造が破綻し出血をきたし，大動脈壁外の線維組織から構成される被膜より瘤を形成した状態である．瘤の壁は血管壁ではなく，血管外の組織なので，厳密にいえば，通常の動脈瘤とは性状が異なる(図)．放置すれば大出血を引き起こす危険性があるため，仮性瘤が疑われる場合は早急な対応が必要である．
仮性瘤の原因として，穿刺後や人工血管吻合後などの医原性血管損傷によるもの，動脈解離によるものなどが挙げられる．
穿刺による仮性動脈瘤の治療には，超音波プローブ圧迫法，外科的修復法，トロンビン注入法などがある．

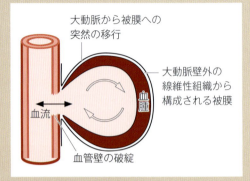

図　仮性動脈瘤模式図
仮性動脈瘤の壁は血管壁ではなく，血管外の線維性被膜形成である．

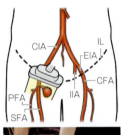

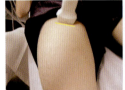

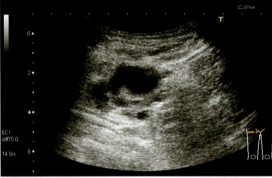

画像①

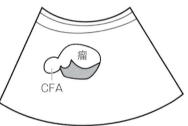

CIA：総腸骨動脈　EIA：外腸骨動脈
IIA：内腸骨動脈　CFA：総大腿動脈
SFA：浅大腿動脈　PFA：大腿深動脈
IEA：下腹壁動脈　SEA：浅腹壁動脈
IL：鼠径靱帯

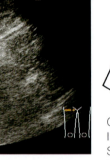

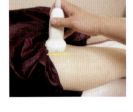

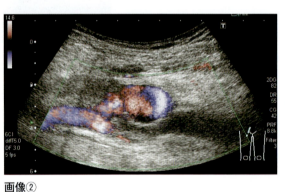

画像②

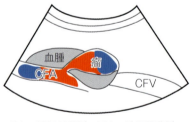

CIA：総腸骨動脈　EIA：外腸骨動脈
IIA：内腸骨動脈　CFA：総大腿動脈
SFA：浅大腿動脈　PFA：大腿深動脈
IEA：下腹壁動脈　SEA：浅腹壁動脈
IL：鼠径靱帯

### これらの画像からわかるエコー所見

**【画像①】**
①右総大腿動脈に接して φ25 mm の囊胞性病変を認める
②囊胞性病変は無エコー成分が多いが，囊胞性成分の後面は充実成分を認め，囊状瘤および瘤内の血腫が考えられる

**【画像②】**
①カラードプラにて，右総大腿動脈から瘤内に流入する血流シグナルを認める
②瘤内は渦を巻くような血流シグナルを認めている
③瘤に接して，上方に血腫と思われる低エコー領域を認める

### これらの画像以外の特徴的エコー所見
①経時的に観察すると，瘤内に流入する血流シグナルだけでなく流出するシグナルの所見も得られる

### 本症例のエコー所見のまとめ

右鼠径部から穿刺ルートとした心臓カテーテル後に，右鼠径部の腫脹および拍動を触知し，仮性動脈瘤が疑われて検査施行した症例．
腫脹部（穿刺部）に一致して囊状の動脈瘤を認め，医原性の仮性動脈瘤と診断された．瘤と総大腿動脈を交通する部分のパルスドプラ波形記録では，to and fro の波形パターンを呈した**(図1)**．
カテーテル穿刺による医原性の仮性動脈瘤と診断され，その後，超音波プローブ圧迫法（US-guided compression repair : UGCR）による仮性瘤の圧迫止血治療が行われ，仮性瘤は血腫化し止血することができた**(図2)**．

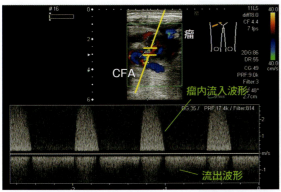

**図1 右総大腿動脈—仮性瘤のパルスドプラ波形**
瘤内流入波形（上向き）と流出波形（下向き）が得られている．

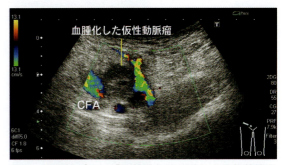

**図2 超音波プローブ圧迫法（UGCR）による仮性瘤の圧迫止血後**
瘤内は止血され血腫化した．

# 下肢動脈❺ 動静脈瘻

動静脈瘻は，文字通り動脈と静脈が何らかの原因で交通した状態である．先天性のものでは，肺動静脈瘻をきたすOsler-Weber-Rendu（オスラー・ウェーバー・ランデュ）病や，四肢の動静脈瘻を伴うParkes Weber症候群などが知られている．後天的なものとして，下記に提示したような，カテーテル穿刺などに伴う医原性血管損傷によるものがあり，臨床の現場では比較的遭遇することが多い．医原性の血管損傷としては，前述の仮性動脈瘤と，この動静脈瘻が代表的な疾患である．動静脈瘻では，静脈に動脈血が灌流していくため，出血による腫脹や痛みなどが少なく気づかれない場合もあり，注意が必要である．

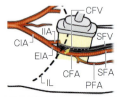
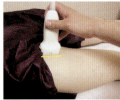
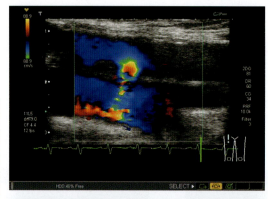

画像①

CIA：総腸骨動脈　EIA：外腸骨動脈
IIA：内腸骨動脈　CFA：総大腿動脈
SFA：浅大腿動脈　PFA：大腿深動脈
CFV：総大腿静脈　SFV：浅大腿静脈
IL：鼠径靱帯

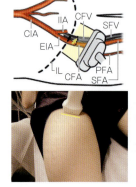
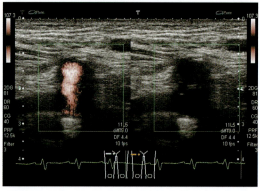
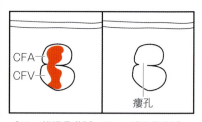

画像②

CIA：総腸骨動脈　EIA：外腸骨動脈
IIA：内腸骨動脈　CFA：総大腿動脈
SFA：浅大腿動脈　PFA：大腿深動脈
CFV：総大腿静脈　SFV：浅大腿静脈
IL：鼠径靱帯

### これらの画像からわかるエコー所見

**【画像①】**
①右総大腿動脈と総大腿静脈が長軸断層像にて描出されている
②カラードプラにて，総大腿動脈から総大腿静脈に流れていく血流シグナルを認める

**【画像②】**
①右総大腿動脈と総大腿静脈が短軸断層像にて描出されている
②カラードプラにて，総大腿動脈から総大腿静脈に流れていく血流シグナルを認める
③瘻孔と思われる部分は，断層像で計測すると φ1.0 mm ほどである

### これらの画像以外の特徴的エコー所見
①動静脈に連続する血流シグナル部分のパルスドプラでは，末梢血管抵抗値の低い血流シグナルが認められることが考えられる

## 本症例のエコー所見のまとめ

右鼠径部から穿刺ルートとした心臓カテーテル後に，右鼠径部に一致した雑音（シャント音）が聴取されたため，動静脈瘻を疑い検査施行した．動静脈瘻部分が比較的深部であったためか，スリルは触知されず腫脹も認めなかった．
カラードプラ所見では，流速レンジを上げても消失しない，高流速の血流シグナルが得られ，穿刺に伴う動静脈瘻と診断された．
パルスドプラ波形でも，血流速計測が困難なほどの乱流を伴う高速血流波形が得られた(図)．
本症例は瘻孔が比較的大きく，外科的に，瘻部分の結紮切離術が施行された．

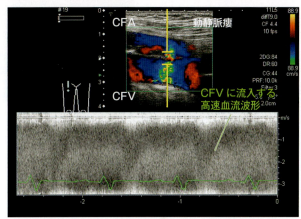

**図　動静脈瘻のパルスドプラ像**
右総大腿動脈から総大腿静脈に流入する血流波形は高速で乱流を呈する．

### ワンポイントアドバイス　動静脈瘻におけるカラードプラ調整のコツ

瘻孔部分は高速で乱流のことが多いので，カラードプラでは，ノイズが多く出現するため観察困難になる場合がある．カラードプラのノイズが目立つ場合は，流速レンジを大きく上げていけば，ノイズが少なく，瘻孔部分の血流シグナルが認識しやすくなる(図)．

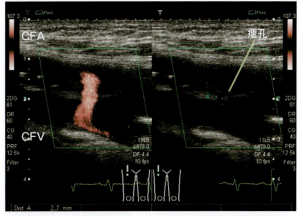

**図　カラードプラ流速レンジを高速側に調整した動静脈瘻のカラードプラ像**
ノイズが少なく，瘻孔部分の血流シグナルが明瞭に描出されている．

# 下肢動脈❻ バージャー病（ビュルガー病）

バージャー病（ビュルガー病）は，Leo Buergerによって初めて報告された疾患で，閉塞性血栓血管炎（thromboangiitis obliterans：TAO）とも呼ばれる．四肢の末梢血管に閉塞をきたす疾患で，四肢や指趾の末梢血行障害が起こる．男性に多く，発症年齢は20〜40歳代の青・壮年に多く発症する．原因は不明だが，喫煙との関連は重要である．①喫煙歴，②50歳未満での発症，③下腿動脈以下の罹患，④上肢動脈の罹患または遊走性静脈炎合併，⑤喫煙以外の動脈硬化促進要因（高血圧，糖尿病，高脂血症）の欠如，の5つを満たしたものをバージャー病の確定診断としている．

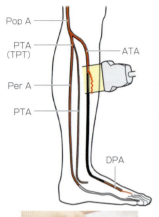
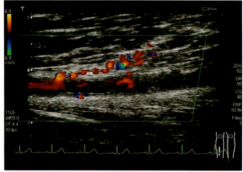
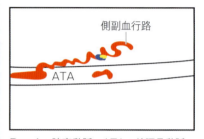

Pop A：膝窩動脈　ATA：前脛骨動脈
PTA：後脛骨動脈　TPT：脛骨腓骨動脈幹
Per A：腓骨動脈　DPA：足背動脈

**画像①**

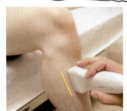
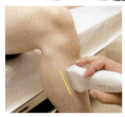
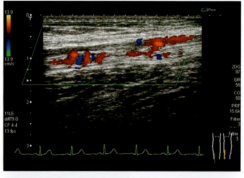
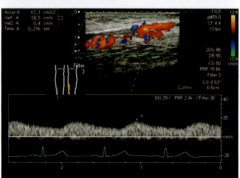
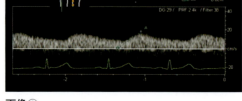
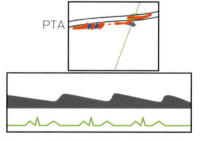

**画像②**

Pop A：膝窩動脈　ATA：前脛骨動脈
PTA：後脛骨動脈　TPT：脛骨腓骨動脈幹
Per A：腓骨動脈　DPA：足背動脈

### これらの画像からわかるエコー所見

**【画像①】**
① 右前脛骨動脈は閉塞し，閉塞手前の血流シグナルは側副血行路に灌流している
② 側副血行路はらせん状（コーク・スクリュー状）の血流シグナルを認める

**【画像②】**
① 右後脛骨動脈は閉塞し，近傍に側副血行路と思われるらせん状（コーク・スクリュー状）の血流シグナルを認める．その後，後脛骨動脈は再灌流している
② 再灌流した後脛骨動脈のパルスドプラ血流波形は D-3 を呈している（「下肢動脈ドプラ波形分類」189 ページ参照）

### これらの画像以外の特徴的エコー所見
① 下腿の末梢動脈閉塞病変は両側性に認める可能性がある
② 上肢血管にも閉塞病変が認められる場合がある

### 本症例のエコー所見のまとめ

40 歳代男性．足指の潮紅，冷感，両側下腿の脈拍触知不良を主訴をする症例．ABI は両側とも 0.7 以下で，指尖脈波の足趾波形は平坦化していた．血管エコーでは，両側下腿 3 分枝の閉塞，および周囲のらせん状（コーク・スクリュー状）の側副路を認めた．また，大腿動脈の石灰化所見は軽微であり，動脈硬化性の血管閉塞は否定的であった．
また，喫煙歴は 40 本/日を 30 年間であった．
バージャー病（ビュルガー病）を疑われ，禁煙および抗血小板剤やプロスタグランジン投与が行われた．右下腿は切断を余儀なくされたが，その後は血行動態も変化なく，経過観察となっている．

### ワンポイントアドバイス　バージャー病（ビュルガー病）における診断のポイント

バージャー病（ビュルガー病）は前述のように，確定診断に画像所見は必須ではない．
血管造影では，末梢血管閉塞に伴う側副血行路がコーク・スクリュー状に見える所見が特徴的といわれるが，この側副路は主幹血管を栄養する血管（vasa vasorum）の増生などによるものである**（図）**．側副路の発達は動脈硬化性の閉塞病変でも認められる所見であり，コーク・スクリュー状の側副血行路＝バージャー病と短絡的に考えてはいけない．患者背景や，提示症例でも認めていた足指の潮紅などを考慮して検査に臨むことが肝要である．

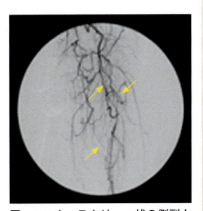

**図　コーク・スクリュー状の側副血行路（矢印）**
バージャー病例．

# 下肢静脈❶ 深部静脈血栓症（ヒラメ静脈）

深部静脈血栓症は，肺血栓塞栓症や奇異性脳血栓塞栓症の原因として重要である．特にヒラメ静脈は血栓の発生頻度が高く，血栓症の診療において，エコーで精度よく鑑別することが極めて有用である．

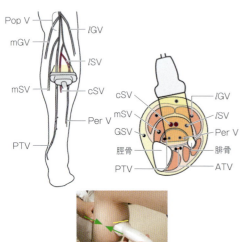
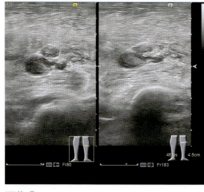
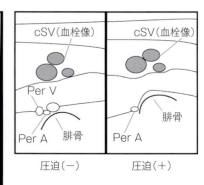

**画像①**

Pop V：膝窩静脈　PTV：後脛骨静脈　ATV：前脛骨動脈　Per V：腓骨静脈
lSV：ヒラメ静脈外側枝　cSV：ヒラメ静脈中央枝　mSV：ヒラメ静脈内側枝　lGV：腓腹筋静脈外側枝
mGV：腓腹筋静脈内側枝　GSV：大伏在静脈　PTA：後脛骨動脈　Per A：腓骨動脈

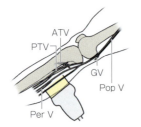
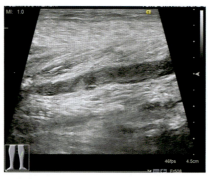
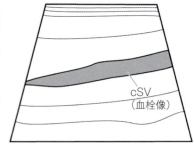
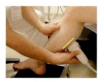

**画像②**

### これらの画像からわかるエコー所見

【画像①】
①右下腿短軸像にて，腓骨静脈，ヒラメ静脈中央枝などが観察されている
②圧迫して血管内腔の虚脱状況を見ているが，右ヒラメ静脈中央枝の内腔は虚脱せず，血栓の存在が疑われる
③右ヒラメ静脈の内腔をよく観察すると，内腔は無エコーではなく，わずかにエコー輝度を有しており，低輝度血栓が疑われる

【画像②】
①右ヒラメ静脈中央枝の長軸像である．内腔に充満するような低輝度血栓の存在が考えられる
②ヒラメ静脈内血栓の中枢端はヒラメ静脈内に存在し，合流する腓骨静脈や膝窩静脈には血栓が進展していないと考える

### これらの画像以外の特徴的エコー所見

①上記観察部以外にも血栓の存在が疑われる
②低輝度充満型の血栓であり，新鮮血栓が疑われる

### 本症例のエコー所見のまとめ

70歳代男性．肺癌の術前下肢静脈エコー検査にて，ヒラメ静脈内血栓が発見された．下腿浮腫はなし．D-dimer 11.2 μg/ml と高値を示していた．ヒラメ静脈内の血栓は，血栓中枢端（先進部）がヒラメ静脈内にとどまっており，膝窩静脈などに至るフリーフロート血栓は有していなかった．肺シンチグラフィ検査ではわずかな陰影欠損を認め，肺血栓塞栓症が疑われた．

### ワンポイントアドバイス　深部静脈血栓症における血栓観察時のポイント

特に下腿から中枢側に進展していく血栓は，浮遊血栓になる可能性が高く，塞栓症の原因になるため注意が必要である．ヒラメ静脈内に血栓を発見したならば，中枢側まで血栓が至っていないかを十分に観察することが肝要である(図1)．

血栓は新鮮なものは太く，血管に充満し輝度も低い傾向にある．慢性期の器質化した血栓は高輝度で細く(索状)，血管内腔に隙間を伴う血栓であることが多い(図2)．新鮮な急性期の血栓は低輝度なので，圧迫による内腔非虚脱(つぶれない)像で初めて気づくこともあり，見逃しがないように確実な圧迫法で観察する(図3)．ただし圧迫法などの負荷法は血栓を遊離する危険性もあるので，圧迫する前に血管内腔をよく観察してから，必要最小限の圧迫を行うことが必須である．

血栓の性状判別には，日本超音波医学会で策定された『下肢深部静脈血栓症の標準的検査法』(表1)や，日本循環器学会などが策定している『肺血栓塞栓症および深部静脈血栓症の診断，治療，予防に関するガイドライン』(表2)を参考にするとよい．

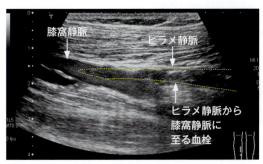

図1　ヒラメ静脈内から膝窩静脈まで進展した血栓
血栓の中枢端は浮遊し可動性を認めていた．

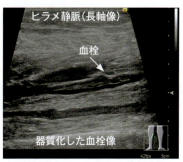

図2　器質化した慢性期の血栓像
血管内腔と血栓間には隙間があり血栓は高輝度，索状である．

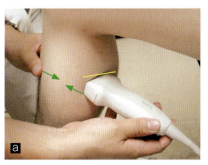
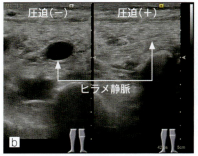
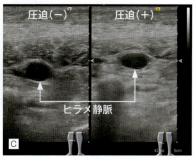

図3　圧迫法の実際と，血栓像の判別
　a：プローブを持つ手ともう一方の手の両方を同じ高さから，血管を挟むように圧迫する．
　b：血栓(-)の場合，圧迫にて血管像が消失してしまうほどに虚脱する．
　c：血栓(+)の場合，十分な圧迫にもかかわらず血管像が残存する．

|  |  | 正常 | 静脈血栓 急性期 | 静脈血栓 慢性期 |
|---|---|---|---|---|
| 安静時評価 | 呼吸性変動 | 有 | 無 | 無 |
|  | 大腿動静脈径 | 動脈>静脈 | 動脈<静脈 | 動脈<静脈 |
|  | 静脈径の左右差 | 無 | 有 | 有 |
|  | 静脈内血栓像 | 無 | 有(低輝度) | 有(高輝度) |
| 静脈圧迫法 | 静脈非圧縮所見 | 無(内腔虚脱) | 有(完全) | 有(非完全) |
| 血流誘発法 | パルスドプラ法による血流増加反応 | 良好 | 不良 | 不良 |
|  | カラードプラ法による血流欠損所見 |  | 有(完全) | 有(非完全) |

表1　静脈血栓の超音波所見
(日本超音波医学会：下肢深部静脈血栓症の標準的超音波診断法．Jpn J Med Ultrasonics 35: 35-39, 2008 を改変して転載)

|  | 判定指標 | 急性期 | 慢性期 |
|---|---|---|---|
| 静脈 | 狭窄度(圧縮性) | 閉塞(非圧縮) | 狭窄(部分圧縮) |
|  | 拡大度 | 拡大 | 縮小 |
| 血栓 | 浮遊 | 移動 | 固定 |
|  | 退縮 | 無・中等度 | 高度 |
|  | 硬度 | 軟 | 硬 |
|  | 表面 | 平滑 | 不整 |
|  | 輝度 | 低・中 | 高・中 |
|  | 内容 | 均一 | 不均一 |
| 血流 | 欠損 | 全 | 部分 |
|  | 疎通(血栓内) | 無 | 有 |
|  | 側副(分枝内) | 無 | 有 |

表2　日本循環器学会「肺血栓塞栓症および深部静脈血栓症の診断，治療，予防に関するガイドライン」における血栓の性状分類
(Meisnner MH, Moneta G, Burnand K, et al: The hemodynamics and diagnosis of venous diseases. J Vasc Surg 46: 4S-24S, 2007 を改変)

# 下肢静脈❷ 深部静脈血栓症（腸骨〜大腿領域）

腸骨〜大腿領域の深部静脈血栓症では，末梢静脈のうっ滞によって，下肢浮腫を生じていることが多い．また，広範囲な血栓形成をきたすため，血栓が増大する過程で，すでに重篤な肺血栓塞栓症を伴っていることもある．

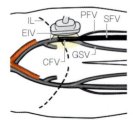
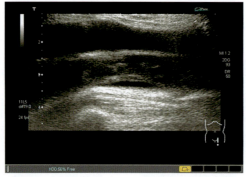
画像①
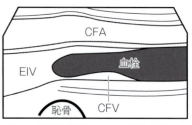

EIV：外腸骨静脈　CFV：総大腿静脈
SFV：浅大腿静脈　PFV：大腿深静脈
GSV：大伏在静脈　IL：鼠径靱帯
CFA：総大腿動脈

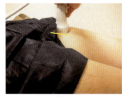
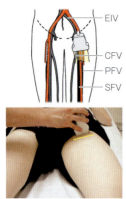
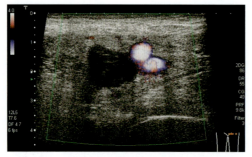
画像②
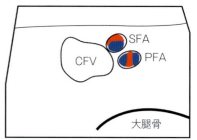

CFV：総大腿静脈　SFV：浅大腿静脈
PFV：大腿深静脈　SFA：浅大腿動脈
PFA：大腿深動脈

### これらの画像からわかるエコー所見
【画像①】
① 左総大腿静脈長軸像であり，内腔に血栓と思われる充実性成分を認める
② 血栓は中枢端が描出されており，血管内腔に浮いているように見え，浮遊血栓の可能性がある
【画像②】
① 左総大腿静脈短軸像および浅大腿動脈，大腿深動脈が描出されている
② カラードプラにて，浅大腿動脈，大腿深動脈は血流シグナルを認めるが，総大腿静脈には血流シグナルを認めない
③ 総大腿静脈の内腔は低輝度で判別しにくいが，充実性成分で占められており，充満型の新鮮血栓が考えられる

### これらの画像以外の特徴的エコー所見
① 上記観察部だけでなく，末梢側の膝窩〜下腿にかけて血栓の存在が疑われる
② 血栓中枢端は浮遊しているので，リアルタイムの観察では可動性を認める

### 本症例のエコー所見のまとめ
70歳代男性．数日前に呼吸苦の症状あるも放置，その後左下肢の腫脹を訴え緊急搬送となった症例．左下肢は総大腿静脈から膝窩静脈さらに下腿にかけて血栓を認め，広範囲の深部静脈血栓症であった．肺血流シンチグラフィおよび造影CTにて肺血栓塞栓症を合併していた．D-dimer 23.4 μg/ml と高値を示していた．その後，下大静脈フィルター留置，血栓溶解療法が行われた．

### ワンポイントアドバイス　浮遊血栓を鑑別するポイント

充満型で低輝度な血栓は新鮮血栓の可能性が高く，発見したら医師に報告し，早急な対応がとれるようにすることが重要である．
充満型の血栓では，充満部分は血管壁に血栓が接しているため可動性の判別はできないが，中枢端はよく観察すると血管壁と血栓の間に隙間があり，浮遊している様子が観察できる．提示症例では鼠径部付近に血栓中枢端を認めるが，鼠径部付近は圧迫すると容易に血管を圧迫してしまい，浮遊している状態を見逃す場合があるので，このような場合は圧迫を最小限にして観察する必要がある**(図)**．また，提示症例のように下腿～大腿部など中枢側に広範囲に認める血栓は，血栓形成が下腿から始まり中枢に進展してきた可能性が高く，進展する段階ですでに肺血栓塞栓症をきたしている場合がある．

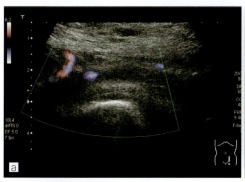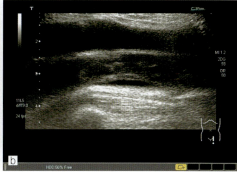

**図　総大腿静脈血栓像**
a：わずかな圧迫あり．
b：圧迫をほとんど行わない観察．
わずかな圧迫では充満型の血栓であることが確認できるのみで，浮遊しているかは判別できない．
圧迫解除で浮遊している血栓が確認できる．

# 下肢静脈❸ 静脈瘤（大伏在静脈弁不全による）

静脈瘤とは，伏在静脈や穿通枝の弁不全により静脈還流のうっ滞が生じ，表在静脈が拡張・蛇行をきたした状態である．下肢静脈瘤の症状としては，下肢のだるさ，腫脹，掻痒，皮膚色素沈着などがある．静脈壁や静脈弁の脆弱化によって生じる一次性静脈瘤と，深部静脈血栓症や骨盤内腫瘍などにより続発的に生じた静脈うっ滞を原因とする二次性静脈瘤がある．

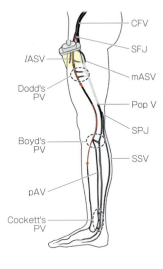
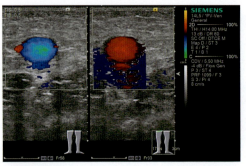
画像①

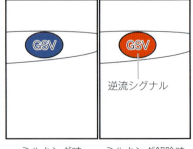

GSV：大伏在静脈　SSV：小伏在静脈
SFJ：伏在大腿静脈接合部
SPJ：伏在膝窩静脈接合部
CFV：総大腿静脈　Pop V：膝窩静脈
lASV：外側副伏在静脈　mASV：内側副伏在静脈
pAV：後弓状静脈　Dodd's PV：Doddの穿通枝
Boyd's PV：Boydの穿通枝
Cockett's PV：Cockettの穿通枝

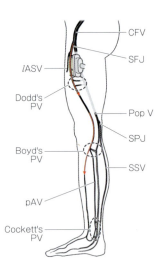
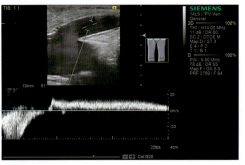
画像②

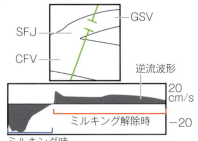

GSV：大伏在静脈　SSV：小伏在静脈
SFJ：伏在大腿静脈接合部
SPJ：伏在膝窩静脈接合部
CFV：総大腿静脈　Pop V：膝窩静脈
lASV：外側副伏在静脈　mASV：内側副伏在静脈
pAV：後弓状静脈　Dodd's PV：Doddの穿通枝
Boyd's PV：Boydの穿通枝
Cockett's PV：Cockettの穿通枝

### これらの画像からわかるエコー所見
【画像①】
①プローブ先端側を斜め上方に向けて，右大伏在静脈の大腿部短軸像を描出している．そのため，下腿部分のミルキング時は，順行性の血流方向が青く表示される
②ミルキング解除時にはカラードプラは赤色表示され，逆流シグナルが得られ，弁不全があることがわかる

【画像②】
①右伏在大腿静脈接合部付近の大伏在静脈のミルキングによるパルスドプラ血流波形である
②ミルキング解除時に逆流によるパルスドプラ波形（ベースラインより上向きの波形）が得られ，大伏在静脈基部付近からの弁不全であることがわかる

### これらの画像以外の特徴的エコー所見
①大伏在静脈の弁不全は広範囲に及んでいる可能性がある
②静脈瘤の所見がエコーで認められるのはもちろんのこと，視診で確認できる
③静脈瘤付近の皮膚に発赤などが認められる場合，血栓性静脈炎により，静脈瘤内に血栓を認める場合がある

## 本症例のエコー所見のまとめ

50歳代男性．両下肢の静脈瘤を認め，右下腿内側の静脈瘤付近では皮膚の発赤，静脈瘤部分の硬結を認め，血栓性静脈炎と診断され，静脈瘤のレーザー治療目的にて下肢静脈エコーを施行した．
右大伏在静脈の弁不全は下腿内果まで及んでおり，広範囲の弁不全であり，膝付近を中心に静脈瘤分岐していた(図1)．
さらに，膝内側部では，Boyd穿通枝と思われる穿通枝にもミルキングによる逆流シグナルを認め，不全穿通枝の存在が確認された(図2)．
大伏在静脈大腿部の血管径は平均φ5.7 mmであり，大伏在静脈の蛇行も少なく，レーザー治療適応となった症例である．

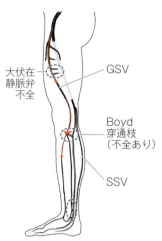

図1　右大伏在静脈弁不全およびBoyd穿通枝の不全シェーマ図

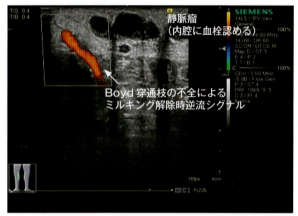

図2　膝内側付近の穿通枝(Boyd穿通枝)のミルキング解除時の逆流シグナル(深部から表在方向に流れる)，および血栓性静脈炎による静脈瘤内血栓像

## ワンポイントアドバイス　静脈瘤エコー検査時のポイント

ミルキングによるドプラ法での弁不全鑑別では，0.5秒以上の逆流持続時間を有するものを"弁不全あり"と診断する．静脈瘤のエコー検査は，視診上静脈瘤が存在し，かつ静脈瘤の治療を行う予定のある症例に対して行われるのが基本である．
『下肢静脈瘤に対する血管内治療のガイドライン』(日本静脈学会「下肢静脈瘤に対する血管内治療のガイドライン」作成小委員会で策定)によると，レーザー治療などの血管内治療の適応として，「伏在大腿静脈接合部(saphenofemoral junction：SFJ)，あるいは伏在膝窩静脈接合部(saphenopopliteal junction：SPJ)より5～10 cm遠位側の伏在静脈の平均的な径が4 mm以上あること，また平均的な径が10 mm以下を推奨する」としている．血管径の計測は静脈瘤の観察の基本と同様，立位もしくは半座位で行う．表在静脈は，わずかな圧迫でも血管がつぶれてしまうので，大伏在静脈の径観察時には皮膚に触れる程度のプローブ走査を行うことがコツである(図1)．
そのほかにも，適応基準として「深部静脈が開存している」，適応除外基準として「深部静脈血栓症の合併」などがある．
また，伏在静脈に瘤がある場合，レーザー治療で治療不十分になる可能性もあるので，瘤の存在もみる必要がある(図2)．伏在静脈の蛇行所見はレーザー治療のみならず，ストリッピング術でも治療困難となる．ガイドラインに準じるのはもちろんのこと，施設ごとにみるべきポイントを，静脈瘤治療に携わる医師と確認しておくことが重要である．

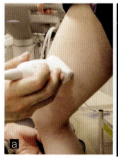
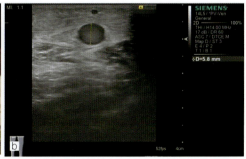

図1　右大伏在静脈径計測
a：血管を圧迫しないように，最小限度の力でプローブを走査する．
b：大伏在静脈径計測例．プローブの圧迫が少ないため，画面の端はやや欠損しているが，血管はほぼ円形に描出され，正確な径計測を行っている．

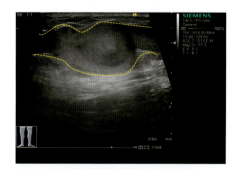

図2　右大伏在静脈の瘤形成部の観察
瘤径はφ18 mmで，レーザー治療を行う際は治療不十分となる可能性がある．

# 疾患ではないが知っておくべきエコー所見

### ❶ もやエコー像

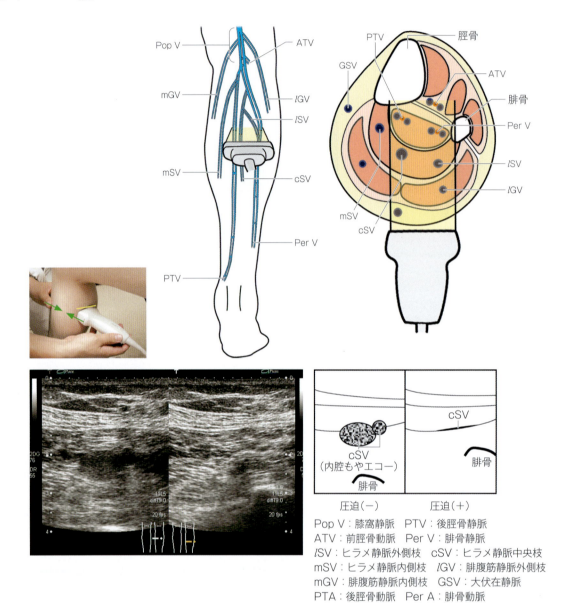

**ヒラメ静脈短軸像**
非圧迫時は血管内腔は微細点状エコーで占められ，血栓が疑われるが，圧迫時には血管内腔は完全に虚脱し，血栓は否定された．

Pop V：膝窩静脈　　PTV：後脛骨静脈
ATV：前脛骨動脈　　Per V：腓骨静脈
lSV：ヒラメ静脈外側枝　cSV：ヒラメ静脈中央枝
mSV：ヒラメ静脈内側枝　lGV：腓腹筋静脈外側枝
mGV：腓腹筋静脈内側枝　GSV：大伏在静脈
PTA：後脛骨動脈　　Per A：腓骨動脈

最近のエコー機器は，感度が優れるため，微小な反射体も画像化するように進歩している．そのため，静脈内ではわずかな血流停滞で生じる微細粒状エコー"もやエコー"として容易に描出されるようになっている．もやエコー自体は血栓が形成された像ではない．ただし，血栓か否かの判別は困難な場合があるので，あくまでも"慎重に圧迫走査"を行い，内腔が完全に虚脱するかを確認することが重要である．提示症例のように内腔が虚脱する場合は血栓を否定できる．

**【Ⅵ章の略語】**

ABI：ankle brachial pressure index（足関節上腕血圧比）
Ao：aorta（腹部大動脈）
AT：acceleration time（収縮期加速時間）
ATA：anterior tibial artery（前脛骨動脈）
ATV：anterior tibial vein（前脛骨動脈）
Boyd's PV：Boyd's perforating veins（Boydの穿通枝）
CeA：celiac artery（腹腔動脈）
CFA：common femoral artery（総大腿動脈）
CFV：common femoral vein（総大腿静脈）
CIA：common iliac artery（総腸骨動脈）
Cockett's PV：Cockett's perforating veins（Cockettの穿通枝）
cSV：central soleal vein（ヒラメ静脈中央枝）
Dodd's PV：Dodd's perforating veins（Doddの穿通枝）
DPA：dorsalis pedis artery（足背動脈）
EIA：external iliac artery（外腸骨動脈）
EIV：external iliac vein（外腸骨静脈）
GSV：great saphenous vein（大伏在静脈）
IEA：inferior epigastric artery（下腹壁動脈）
IGA：inferior geniculate arteries（下膝動脈）
IIA：internal iliac artery（内腸骨動脈）
IL：inguinal ligament（鼠径靱帯）
IVC：inferior vena cava（下大静脈）
lASV：lateral accessory saphenous vein（外側副伏在静脈）
lGV：lateral gastrocnemius vein（腓腹筋静脈外側枝）
lSV：lateral soleal vein（ヒラメ静脈外側枝）
Lt：left（左）
LV：left ventricle（左室）
mASV：medial accessory saphenous vein（内側副伏在静脈）
mGV：medial gastrocnemius vein（腓腹筋静脈内側枝）
mSV：medial soleal vein（ヒラメ静脈内側枝）
pAV：posterior arcuate vein（後弓状静脈）
Per A：peroneal artery（腓骨動脈）
Per V：peroneal vein（腓骨静脈）
PFA：profunda femoris artery（大腿深動脈）
PFV：profunda femoris vein（大腿深静脈）
Pop A：popliteal artery（膝窩動脈）
Pop V：popliteal vein（膝窩静脈）
PSV：peak systolic velocity（収縮期最高血流速度）
PTA：posterior tibial artery（後脛骨動脈）
PTV：posterior tibial vein（後脛骨静脈）
RA：renal artery（腎動脈）
Rt：right（右）
S：spine（脊柱）
SA：splenic artery（脾動脈）
SEA：superficial epigastric artery（浅腹壁動脈）
SFA：superficial femoral artery（浅大腿動脈）
SFJ：sapheno-femoral junction（伏在大腿静脈接合部）
SFV：superficial femoral vein（浅大腿静脈）
SMA：superior mesenteric artery（上腸間膜動脈）

SPJ：sapheno-popliteal junction（伏在膝窩静脈接合部）
SSV：small saphenous vein（小伏在静脈）
TPT：tibioperoneal trunk（脛骨腓骨動脈幹）

# Ⅶ章

# 体表臓器
# 〈乳腺・甲状腺・唾液腺〉

武山　茂

# 乳腺 ❶ 線維腺腫

間質結合織成分の線維と上皮性成分の腺からなる腫瘍である．線維腺腫は20～30歳代の若い女性に好発する良性腫瘍である．

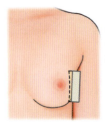
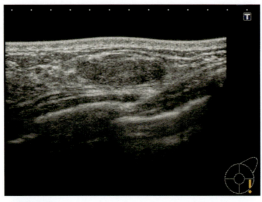
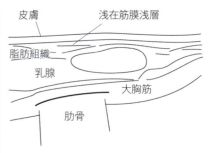

左縦断面像

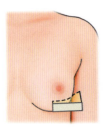
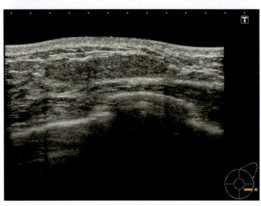
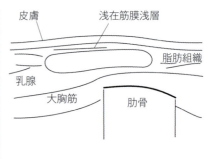

左横断面像

### これらの画像からわかるエコー所見
① 形状：楕円形
② 境界部：境界明瞭平滑
③ エコーレベル：低エコー
④ 内部エコー：均質
⑤ 後方エコー：不変

### これらの画像以外の特徴的エコー所見
① 形状は，分葉形や多結節形と様々である
② 乳腺から突出するように描出することもあるが，前方境界線を圧排しているだけで断裂ではない
③ 硝子様変性した腫瘤は石灰化を認める．この場合，石灰化像は粗大で音響陰影欠損を伴う

### 本症例のエコー所見のまとめ
左乳腺D領域（4時方向）に低エコー腫瘤を認める．30×24×8 mm．
形状は楕円形，境界部は明瞭平滑，内部均質，後方エコー増強．

### ワンポイントアドバイス　動的評価
圧迫にて腫瘤が容易に可動性を認めるか変形するか確認することも重要である．多結節形を呈する腫瘤は浸潤癌と鑑別困難な場合がある．

# 乳腺❷ 葉状腫瘍

線維腺腫と同様に，結合織成分と上皮成分の増殖からなる．特に，間質細胞の密度が高く，葉状構造のみられる腫瘍である．再発を繰り返すうちに悪性度を増す．好発年齢は40歳代である．

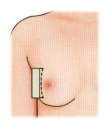
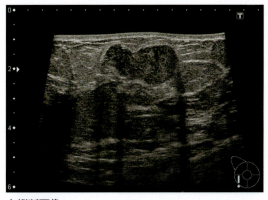
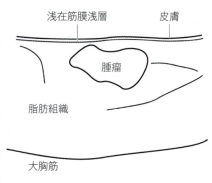

右縦断面像

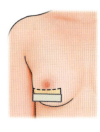
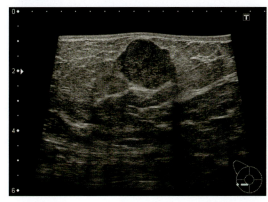
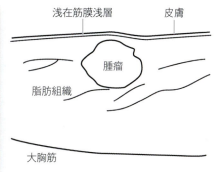

右横断面像

### これらの画像からわかるエコー所見
① 形状：分葉形
② 境界：境界明瞭平滑
③ エコーレベル：低エコー
④ 内部エコー：不均質
⑤ 後方エコー：不変

### これらの画像以外の特徴的エコー所見
① 形状は，円形・楕円形や多結節状と様々である
② 腫瘤径が大きい場合が多い
③ 線維腺腫より内部不均質である

### 本症例のエコー所見のまとめ

右乳腺D領域（8時方向）に低エコー腫瘤を認める．42×23×17 mm．
形状は分葉形，境界は境界明瞭平滑，内部は無エコーの裂隙を有し，不均質を呈する．後方エコー不変．圧迫にて腫瘤は容易に動く．

### ワンポイントアドバイス　線維腺腫との鑑別

巨大線維腺腫は若年女性に発生し，葉状増殖と無エコーの裂隙を欠くことが鑑別となる．また，腫瘍が小さい場合は線維腺腫と鑑別困難なことが多い．

# 乳腺❸ 乳管内乳頭腫

乳管上皮から発生する良性上皮性腫瘍である．乳頭状増殖を主体とし，乳頭近傍に発生することが多い．嚢胞内に発生するものは嚢胞内乳頭腫という．

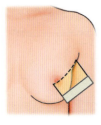
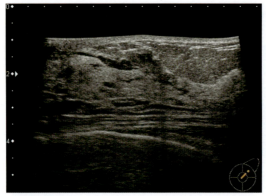
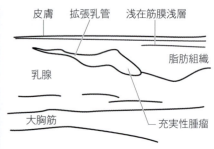

**左斜断面像**

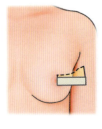
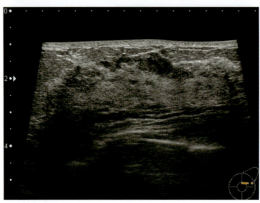
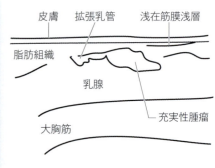

**左横断面像**

### これらの画像からわかるエコー所見
① 拡張した乳管
② 拡張乳管内に充実性腫瘤
③ エコーレベル：低エコー
④ 内部エコー：不均質

### これらの画像以外の特徴的エコー所見
① 拡張乳管と連続して隆起性病変を認める
② 嚢胞内腫瘍として描出する場合は，嚢胞内に乳頭状隆起性病変や急峻な立ち上がりを呈する
③ 充実性腫瘤を呈する

### 本症例のエコー所見のまとめ
左乳腺 C 領域(2 時方向)に拡張乳管内に充実性腫瘤を認める．範囲は 23×21×7 mm．
隆起性病変は低エコー，境界は一部不明瞭，内部不均質を呈する．

### ワンポイントアドバイス　乳管内病変
拡張乳管と連続して隆起性病変を認める場合や嚢胞内腫瘍としてみられる場合は，非浸潤性乳管癌と鑑別困難である．充実性腫瘤を呈する場合は，線維腺腫と鑑別困難であるが，線維腺腫より縦横比が高く後方エコーも増強することが多い．

# 乳腺 ④ 乳腺炎

乳腺炎は，圧痛，熱感，腫脹および全身症状を伴うものである．授乳期と中年期に起こるが，必ずしも細菌感染を伴うわけではなく，乳房の緊満や，乳管の閉塞・つまりがあれば，発赤，疼痛，熱感を生じる．

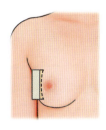
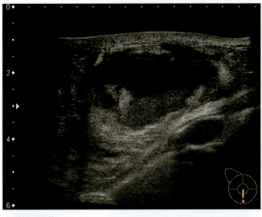
右縦断面像
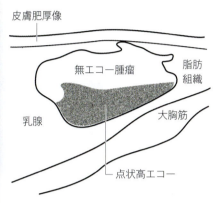

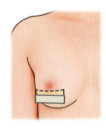
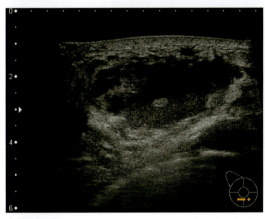
右横断面像
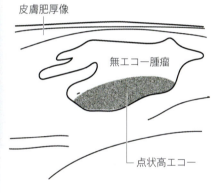

### これらの画像からわかるエコー所見
①形状：不整形
②境界：境界不明瞭
③エコーレベル：無エコー
④内部エコー：不均質
⑤後方エコー：増強
⑥皮膚肥厚像

### これらの画像以外の特徴的エコー所見
①膿瘍形成していない場合，内部低エコーを呈する
②炎症を伴った嚢胞の場合は，嚢胞周囲が低エコーを呈する
③ドプラにて血流信号を検出しない
④圧迫にて腫瘤内部の流動性を認める

### 本症例のエコー所見のまとめ

右乳腺全域に無エコー腫瘤を認める．範囲は 52×43×31 mm．
形状は不整形，境界は境界不明瞭，内部点状高エコーを有し，不均質を呈する．
後方エコー増強．皮膚肥厚を呈し，圧迫にて腫瘤は容易に動く．

### ワンポイントアドバイス　膿瘍形成のない場合
膿瘍形成のない乳腺炎では，脂肪組織と乳腺の境界が不明瞭になり，皮膚肥厚を呈する．このとき，深部に腫瘤形成の有無を観察することが重要である．炎症性乳癌では深部に腫瘤を認めるため注意が必要である．

# 乳腺❺ 乳頭腺管癌

乳頭状増殖および管腔形成を特徴とする癌で，間質結合織の増殖を伴わない．進展形式は乳管内進展を主とする．

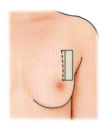
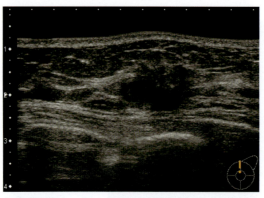
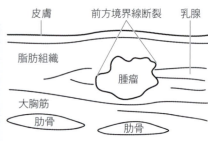

左縦断面像

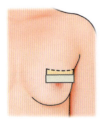
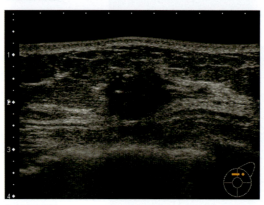
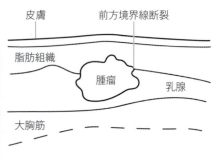

左横断面像

### これらの画像からわかるエコー所見
① 形状：不整形
② 境界：境界明瞭粗ぞう
③ 内部エコー：不均質
④ 前方境界線断裂：あり
⑤ 後方エコー：不変
⑥ 縦横比：小
⑦ 内部微小高エコー

### これらの画像以外の特徴的エコー所見
① 扁平な低エコー腫瘤
② 多数の微細点状高エコー
③ 後方エコー消失，増強

### 本症例のエコー所見のまとめ
左乳腺 AC 領域(0 時方向)に低エコー腫瘤を認める．20×18×17 mm．
形状は不整形，境界は境界明瞭粗ぞう，内部に微小点状高エコーを有し，不均質を呈する．後方エコー不変，縦横比は小さく，前方境界線断裂を認める．

### ワンポイントアドバイス　進展形式
腫瘍の進展形式が乳管内増殖が主で間質結合織の増殖を伴わないため，横に拡がり，縦横比が小さい傾向にある．

# 乳腺❻ 充実腺管癌

充実性癌胞巣の周囲組織への圧排性・膨張性増殖を特徴とし，周囲組織との境界は比較的明瞭である．細胞が密に存在するため減衰の影響が弱くなり，透過性がよく後方エコーは増強する．

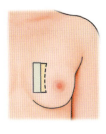
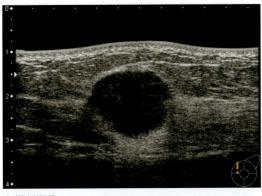
左縦断面像
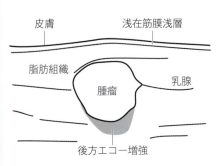

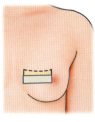
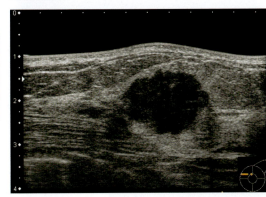
左横断面像
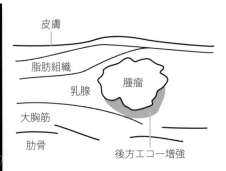

## これらの画像からわかるエコー所見
①形状：多角形
②境界：境界明瞭粗ぞう
③内部エコー：均質
④前方境界線断裂：あり
⑤後方エコー：増強
⑥縦横比：大

## これらの画像以外の特徴的エコー所見
①形状は，円形，分葉形や不整形を呈することがある
②壊死を呈する場合は，無エコーとして描出する

## 本症例のエコー所見のまとめ

左乳腺A領域（10時方向）に低エコー腫瘤を認める．23×21×19 mm．
形状は多角形，境界は境界明瞭粗ぞう，内部不均質，後方エコー増強．
縦横比は大きく，前方境界線断裂を認める．

### ワンポイントアドバイス　縦横比
腫瘍は周囲組織への圧排性・膨張性増殖を特徴とするため，縦横比は大きくなる．

# 乳腺❼ 硬癌

癌細胞が個々ばらばらに，小塊状ないし索状に間質へ浸潤し，間質結合織の増殖を伴う腫瘍．リンパ節転移率が高く，予後不良である．

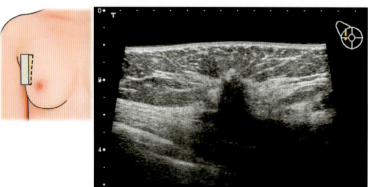
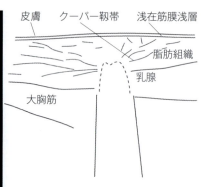

右縦断面像

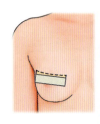
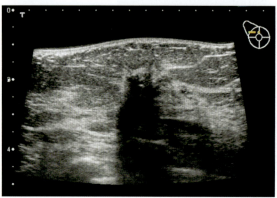
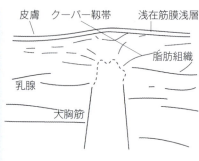

右横断面像

### これらの画像からわかるエコー所見
①形状：不整形
②境界部：境界不明瞭
③境界部高エコー像(halo)：あり
④前方境界線断裂：あり
⑤後方エコー：減弱
⑥周囲組織の引きつれ像：あり

### これらの画像以外の特徴的エコー所見
①縦横比：大きい
②後方エコー減弱～欠損
　(後方エコーの程度は膠原線維の量により変わる)
③クーパー靱帯浸潤
　(クーパー靱帯に沿って索状低エコーを認める)
④リンパ節転移

### 本症例のエコー所見のまとめ
右乳腺C領域(10時方向)に低エコー腫瘤を認める．NT＝30 mm．12×10×8 mm．
形状は不整形，境界部は不明瞭，後方エコーは減弱，境界部高エコー像，前方境界線断裂を認める．周囲組織の引き込み像を伴う．
リンパ節転移は検出しない．

### ワンポイントアドバイス　後方エコー
後方エコーは，間質結合織増殖の程度により異なる．間質結合織が多い場合は欠損，少ない場合は減弱する．

# 乳腺❽ 粘液癌

癌細胞が粘液産生をするため，細胞集塊が粘液に包まれた像が特徴である．このため，内部エコーが他の腫瘍と比べ高く，後方エコーの増強が大きな特徴である．

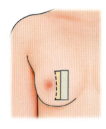
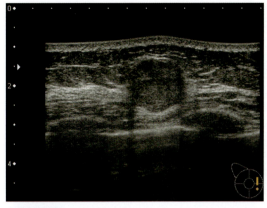
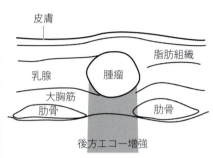

**左縦断面像**

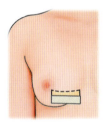
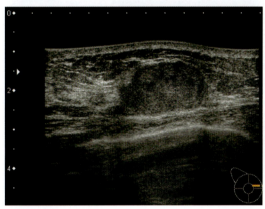
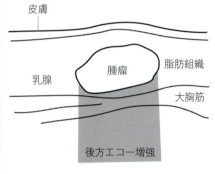

**左横断面像**

### これらの画像からわかるエコー所見
①形状：楕円形
②境界：境界明瞭粗ぞう
③内部エコー：均質
④前方境界線断裂：なし
⑤後方エコー：増強
⑥縦横比：小

### これらの画像以外の特徴的エコー所見
①形状は，円形，分葉形を呈することがある
②腫瘍が大きくなると，壊死を呈する部分が無〜低エコーを呈し，内部不均質となる
③縦横比：大

### 本症例のエコー所見のまとめ
右乳腺 AB 領域（3 時方向）に等エコー腫瘤を認める．33×18×11 mm．
形状は楕円形，境界は境界明瞭粗ぞう，内部均質，後方エコー増強．
縦横比は小さく，前方境界線断裂を認めない．

### ワンポイントアドバイス　縦横比
本症例では，最大径面では楕円形を呈するため，縦横比が小さくなり線維腺腫に類似するが，最大径面と直行する断面では縦長を呈するため，粘液癌であることがわかる．

# 乳腺❾ 非浸潤性乳管癌

非浸潤性乳管癌とは，乳管や小葉の上皮細胞から発生した乳癌がその乳管や小葉の中に留まっており，基底膜を破って周囲の組織（間質）への浸潤をしていないものをいう．

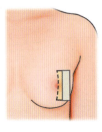
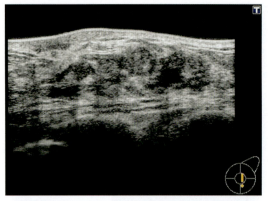
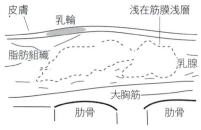

左縦断面像

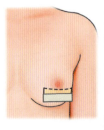
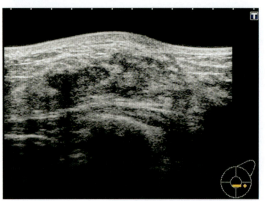
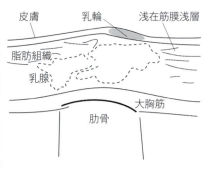

左横断面像

### これらの画像からわかるエコー所見
①扁平不整形な低エコー像
②境界不明瞭
③微細点状高エコー

### これらの画像以外の特徴的エコー所見
①乳管の拡張
　（乳管内の隆起性病変，微細点状高エコー）
②多発小囊胞像
　（局所性または区域性にみられる）
③構築の乱れ
　（乳腺，周囲組織の引きつれ，歪み）

### 本症例のエコー所見のまとめ

左乳腺BDE領域に扁平不整形な低エコー像を認める．45×42×15 mm．
境界不明瞭，低エコー域内に微細点状高エコーを認める．
低エコー像は乳頭下までみられるが，乳管拡張は検出しない．

### ワンポイントアドバイス　良悪性の鑑別

非腫瘤性病変では，乳管拡張，乳腺内低エコー域，多発小囊胞などの所見がみられるが，良悪性の鑑別には病変の分布が重要である．悪性では，片側単一区域に限局していることが多い．一方，良性では両側複数区域にみられることが多い．

# 甲状腺❶ 橋本病

自己免疫疾患で，甲状腺疾患の中で最も高頻度で中年女性に好発し，男性は5%以下である．組織学的にはリンパ球や形質細胞の浸潤，リンパ濾胞形成をびまん性に認める．甲状腺自己抗体（サイログロブリン抗体，マイクロゾーム抗体）が陽性である．

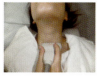
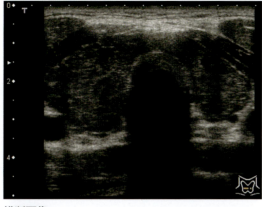
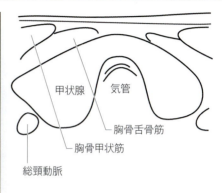

横断面像

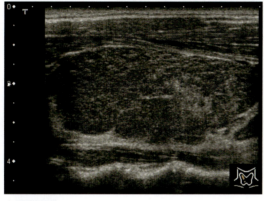
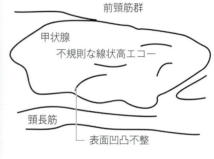

右縦断面像

### これらの画像からわかるエコー所見
①びまん性腫大
②表面の凹凸不整
③内部エコー：低エコー粗雑・不均質
④不規則な線状高エコー
⑤大小不同の斑状低エコー

### これらの画像以外の特徴的エコー所見
①甲状腺萎縮（線維化が進行した場合）
②甲状腺大きさ正常，表面整（早期）
③前頸筋群との境界不明瞭化
④リンパ節腫大

### 本症例のエコー所見のまとめ

甲状腺はびまん性に腫大している．実質エコーレベルは低下し，さらに内部に大小不同の斑状低エコーを有し，不均質を呈する．実質内に不規則な線状高エコーを認める．

### ワンポイントアドバイス
・早期では上記の画像所見に乏しいこともある．
・内部エコー低下は，リンパ球浸潤・濾胞構造破壊・線維化の変化によるものである．
・悪性リンパ腫を合併する頻度が高く，急激な増大や限局低エコー域がみられた場合は注意を要する．

# 甲状腺❷ バセドウ病

甲状腺ホルモンの過剰産生をきたす自己免疫疾患である．TSH 受容体を自己抗体とする．代表的な症状としては Merseburg（メルゼブルク）の三徴（甲状腺腫大・眼球突出・頻脈）がみられる．TSH 低値，$FT_3$・$FT_4$ 高値，抗 TSH 受容体抗体（TRAb）陽性で，発症は 30 歳代に多い．

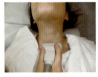
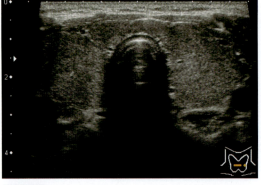

横断面像

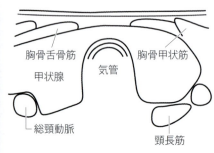

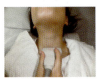
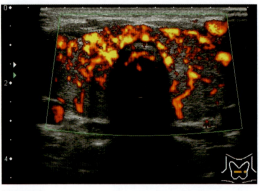

横断面像

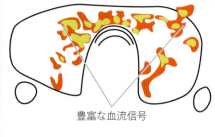

### これらの画像からわかるエコー所見
① びまん性腫大
② 内部エコーレベル：正常
③ 内部エコー：不均質
④ 実質内の拡張血管
⑤ ドプラにて豊富な血流

### これらの画像以外の特徴的エコー所見
① 内部エコーレベル：低下
② 実質内の不均一な低エコー域
③ 甲状腺大きさ正常（既治療・寛解期）
④ ドプラにて血流速度・血流量の増加
⑤ 血流の正常化（既治療・寛解期）

### 本症例のエコー所見のまとめ
甲状腺はびまん性に腫大を呈する．実質エコーレベルは低下し，さらに内部に大小不同の斑状低エコーを有し，不均質を呈する．実質内に不規則な線状高エコーを認める．

### ワンポイントアドバイス
・早期バセドウ病では，上記の画像所見に乏しいこともある．
・治療によりエコーレベルが正常になると，血流も低下してくることがある．
・限局性病変の合併する頻度が高い．

# 甲状腺❸ 亜急性甲状腺炎

甲状腺濾胞破壊によって甲状腺ホルモンが漏出し，機能亢進症状を呈する．病因としてはウイルス感染説が有力である．自発痛・圧痛を伴い，経過観察中にしばしば対側に移動する．30歳以上の女性に好発する．

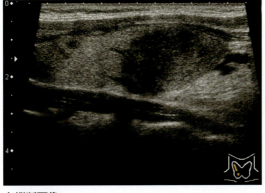
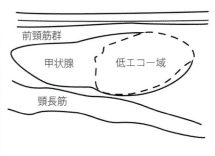

右縦断面像

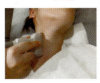
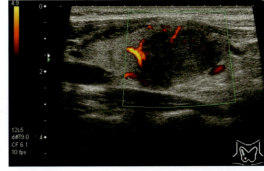
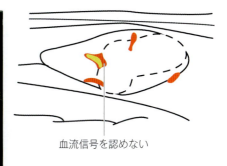

右縦断面像

### これらの画像からわかるエコー所見
① 甲状腺腫大
② 境界不明瞭な低エコー域
③ 内部エコー不均質
④ 微細高エコー：なし
⑤ ドプラにて血流信号なし

### これらの画像以外の特徴的エコー所見
① 境界不明瞭な無〜低エコー域
② まだらな低エコー域
③ 低エコー域の移動（クリーピング現象）
④ リンパ節腫大

### 本症例のエコー所見のまとめ
甲状腺右葉は腫大し，下極に境界不明瞭な低エコー域を認める．29×19×17 mm．
内部エコーは不均質を呈する．
ドプラにて低エコー域に血流信号を検出しない．

### ワンポイントアドバイス
・疼痛に伴う低エコー域の移動は対側にみられることもある．
・低エコー域は両側にみられることもある．
・濾胞構造破壊は一過性であるため，急性期にドプラにて血流信号はみられないが，回復期に移行するにつれ血流信号を認める．また，TSHの上昇に伴い豊富な血流信号がみられる．

# 甲状腺❹ 急性化膿性甲状腺炎

下咽頭梨状窩と甲状腺を結ぶ先天性不完全内瘻からの細菌感染によって生じた炎症が，甲状腺に波及して発症する．発症年齢は小児～若年者で，発症部位は左側に多い．

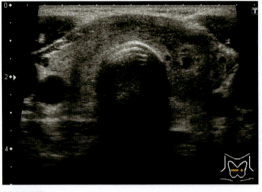
横断面像
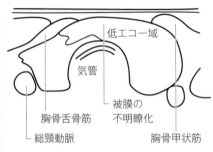

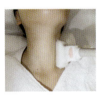
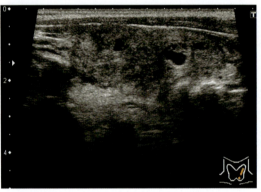
左縦断面像
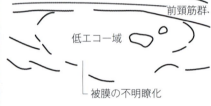

### これらの画像からわかるエコー所見
①甲状腺腫大
②境界不明瞭な低エコー域
③内部エコー不均質
④嚢胞性腫瘤を認める
⑤甲状腺被膜の不明瞭化

### これらの画像以外の特徴的エコー所見
①境界不明瞭な無エコー域
②点状エコーを伴う無エコー域
③皮膚の肥厚像
④ドプラにて血流信号を検出しない
⑤リンパ節腫大

### 本症例のエコー所見のまとめ

甲状腺峡部から左葉は腫大を呈する．峡部から左葉内に境界不明瞭な低エコー域を認め，内部は不均質を呈する．甲状腺峡部と背側の境界は不明瞭を呈する．
左葉に嚢胞性腫瘤を認める．明らかな膿瘍形成は検出しない．
周囲リンパ節腫大を認める．ドプラにて低エコー域血流信号を検出しない．

### ワンポイントアドバイス
・無エコー域がみられる場合，圧迫にて膿汁の流動性を確認することも重要である．
・炎症範囲が広く，気管背側まで，または縦隔方向に広がることもあるので，甲状腺背側の炎症の拡がりには注意が必要である．
・未分化癌や浸潤性の甲状腺癌との鑑別が困難な場合がある．

# 甲状腺❺ 濾胞腺腫

濾胞上皮由来の良性腫瘍である．多くは単発性である．厚い線維性被膜で囲まれていて，非機能性であることがほとんどである．

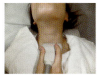
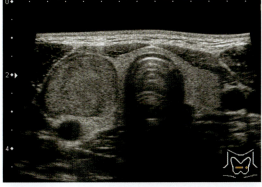
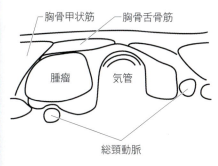

横断面像

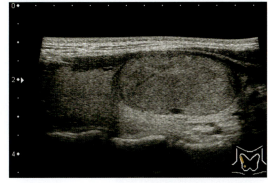
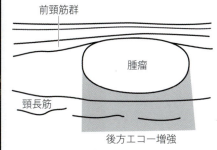

右縦断面像

### これらの画像からわかるエコー所見
① 形状：楕円形
② 境界：明瞭平滑
③ 内部エコー：等エコー均質
④ 後方エコー増強
⑤ 全周性に辺縁低エコー帯あり

### これらの画像以外の特徴的エコー所見
① 時に囊胞や石灰化を伴う
② 腫瘤が大きくなると，周囲組織に圧排する（前頸筋群や気管の変形を観察する）
③ ドプラにて腫瘤表面を囲むように血流信号が観察される．また，分枝した血流が周囲より内部に流入するのが観察されることもある

### 本症例のエコー所見のまとめ
甲状腺右葉下極に等エコー腫瘤を認める．33×21×14 mm．
形状は楕円形，境界明瞭平滑，内部均質，後方エコー増強，側方陰影あり．
全周性に均一な辺縁低エコー帯を認める．腫瘤は前頸筋群を圧排している．

### ワンポイントアドバイス
・多くは単発性で，形状は楕円形〜類円形，境界明瞭平滑である．
・壊死や変性により囊胞部分を伴うことがある．
・粗大石灰化像を認めることもあるが，この場合辺縁部に多い．
・Bモードのみでは濾胞癌との鑑別は困難である．

# 甲状腺❻ 乳頭癌

甲状腺の悪性腫瘍の90％以上を占める．細胞構築は基本的に乳頭状構造を示し，しばしば石灰沈着を伴う．発育は緩徐であるが，頸部リンパ節転移が多い．

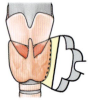
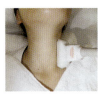
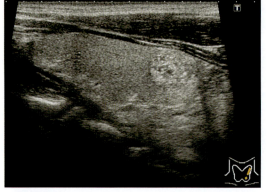

左縦断面像

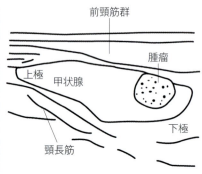

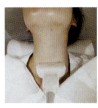
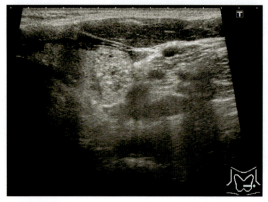

左横断面像

### これらの画像からわかるエコー所見
①形状：不整形
②境界：不明瞭
③内部エコー：等エコー不均質
④微細高エコー：多発
⑤前頸筋群との境界は不明瞭

### これらの画像以外の特徴的エコー所見
①内部エコー：低エコー不均質
②囊胞内腫瘍型では不整な充実部分と高輝度エコーを認める
③気管への浸潤像を認めることもある
④リンパ節転移

### 本症例のエコー所見のまとめ

甲状腺左葉下極に等エコー腫瘤を認める．17×15×12 mm．
形状は不整形，境界不明瞭，内部は微細高エコーが多発し，不均質を呈する．
腫瘤は前頸筋群と境界不明瞭であるため浸潤を疑う．
頸部リンパ節転移は検出しない．

### ワンポイントアドバイス　乳頭癌の分類
乳頭癌には，非被包型乳頭癌型以外に，内部に著明な石灰化沈着を有するタイプや囊胞内に充実性部分を形成するタイプ（囊胞内乳頭癌），甲状腺内に多数高輝度エコーを認めるタイプ（びまん性硬化型乳頭癌），濾胞性腫瘍と類似するタイプ（被包型乳頭癌）や微小癌などがある．

# 甲状腺 ❼ 腺腫様甲状腺腫（多結節性甲状腺腫・腺腫様結節）

慢性的なヨードや甲状腺ホルモンの不足により，長期間甲状腺が刺激を受けることによって，甲状腺組織の過形成や退行性変化をきたし，多発性結節を生じるといわれている．

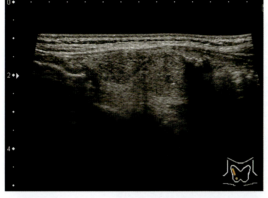
右縦断面像
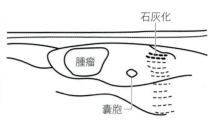

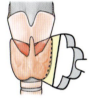

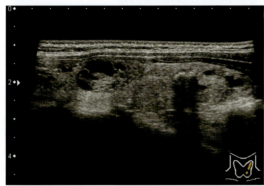
左縦断面像

### これらの画像からわかるエコー所見
①両葉に大小不同の結節像
②大小不同の囊胞性腫瘤
③粗大石灰化像

### これらの画像以外の特徴的エコー所見
①大小様々な結節を両側あるいは片側性に認める
②囊胞部分の壁には小さな充実部分や高エコースポットを認める

### 本症例のエコー所見のまとめ
甲状腺両葉に大小不同の結節を認める．右葉内上極に15mm大の等エコー腫瘤と下極に石灰化を認める．左葉上下極に囊胞性腫瘤，下極に石灰化を認める．

### ワンポイントアドバイス
・囊胞部分の壁にコメットエコーを認める場合は，コレステリンの沈着であり，この場合コロイド囊胞を疑う．
・囊胞内容はコロイドであるため，後方エコー増強はみられない場合が多い．
・甲状腺実質と腫瘤が認識困難な場合があるが，この場合はドプラを施行すると腫瘤辺縁に沿って血流信号を認めることが多い．
・多結節の中に不整な低エコー腫瘤や微細石灰化が存在する場合は，乳頭癌の可能性もあるため注意が必要である．

# 甲状腺❽ 上皮小体腺腫

原発性上皮小体機能亢進症は，病的に腫大した上皮小体が上皮小体ホルモン(PTH)を過剰に分泌した状態で高Ca血症をきたす疾患である．80%以上が腺腫であり，そのほとんどが単発性である．残り10～20%が過形成，癌は数%と稀である．続発性上皮小体機能亢進症は，慢性腎不全で長期間人工透析を受けている患者に多くみられる．

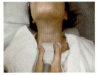
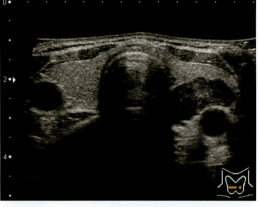
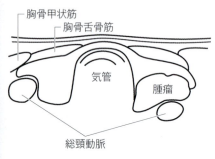

横断面像

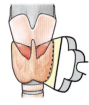

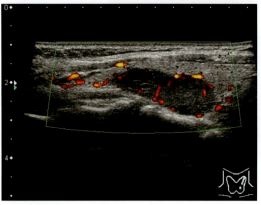

左縦断面像

### これらの画像からわかるエコー所見
①甲状腺左葉上極背側に低エコー腫瘤
②形状：楕円形
③境界：明瞭
④内部：小嚢胞を認め不均質
⑤ドプラにて血流信号を認める

### これらの画像以外の特徴的エコー所見
①形状は類円形や分葉形を呈することがある
②内部に石灰化を伴うことがある
③嚢胞が大きくなると，不整形を呈することがある

### 本症例のエコー所見のまとめ
甲状腺左葉下極背側に低エコー腫瘤を認める．34×17×12 mm．
形状は楕円形，境界明瞭，内部は小嚢胞を有し不均質を呈する．
ドプラにて腫瘤内に血流信号を検出する．

### ワンポイントアドバイス
・原発性上皮小体機能亢進症では，1腺のみ腫大していることが多い．
・続発性上皮小体機能亢進症では，複数腫大していることが多い．
・形状不整な場合は，悪性の可能性がある．

# 唾液腺 ① 多形腺腫

管上皮系細胞と筋上皮・基底細胞系細胞の両者の増殖からなる腫瘍で，それぞれの細胞成分が様々な形態分化を呈し多彩な像を示す．唾液腺腫瘍の中で最も頻度が高い．耳下腺に多いが，顎下腺にも好発する．片側単発性のことが多く，多発することは少ない．

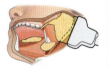
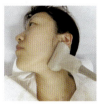
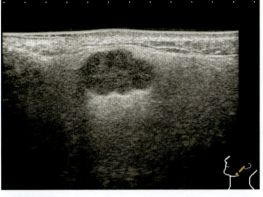
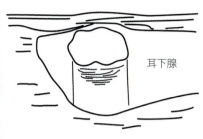

**左縦断面像**

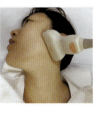
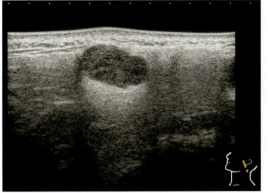
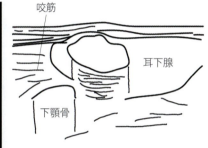

**左横断面像**

### これらの画像からわかるエコー所見
① 形状：分葉形
② 境界：明瞭
③ 内部エコー：低エコー不均質
④ 後方エコー：増強

### これらの画像以外の特徴的エコー所見
① 形状：楕円形
② 内部エコー：低エコー均質
③ 充実性腫瘍内に嚢胞部分を伴うこともある

### 本症例のエコー所見のまとめ

左耳下腺上極に低エコー腫瘤を認める．22×19×13 mm．
形状は分葉形，境界明瞭，内部不均質，後方エコー増強を呈する．
頸部リンパ節腫大は検出しない．

### ワンポイントアドバイス
・ドプラにて血流信号は点状または乏しいが，腫瘤に細胞成分が多い場合は豊富な血流信号を認める．
・多形腺腫は長期間を経ると悪性化することがある．
・形状不整，境界不明瞭，内部不均質な場合は，悪性の可能性がある．

# 唾液腺❷ 腺リンパ腫

良性腫瘍では多形腺腫に次いで多い（5〜10%）．各年齢層に認めるが，50〜60歳代の男性に好発する．多くが耳下腺に発生する．悪性化することは少ない．

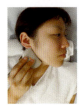
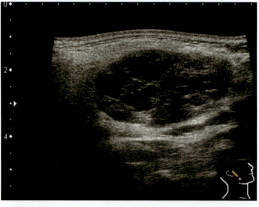
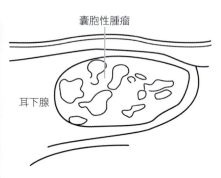

**右縦断面像**

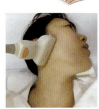
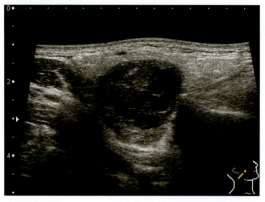
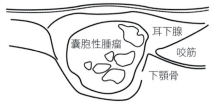

**右横断面像**

### これらの画像からわかるエコー所見
①形状：楕円形
②境界：明瞭
③内部エコー：嚢胞を有し不均質
④後方エコー：増強

### これらの画像以外の特徴的エコー所見
①形状：円形
②単発性であるが，しばしば多発性・両側性にみられる
③ドプラにて豊富な血流信号を認める

### 本症例のエコー所見のまとめ
右耳下腺下極に低エコー腫瘤を認める．43×27×25 mm．
形状は楕円形，境界明瞭，内部不均質，後方エコー増強を呈する．
ドプラにて血流信号を認める．

### ワンポイントアドバイス
・耳下腺下極に発生することが多い．
・悪性化の頻度は低い．
・嚢胞成分が多くなると血流信号は乏しくなる．

# 唾液腺❸ 唾石

耳下腺・顎下腺・舌下腺の炎症や，唾液の異常または停滞によって結石を生じる．導管内に生じたものは唾疝痛を認めるが，実質内では無痛性である．

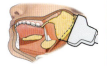
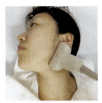
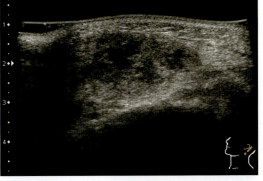
左縦断面像
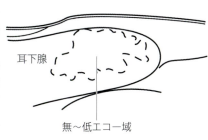

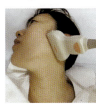
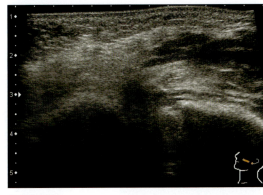
左横断面像
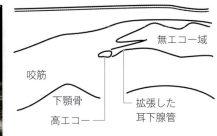

### これらの画像からわかるエコー所見
① 耳下腺腫大
② 境界不明瞭な無〜低エコー域
③ 内部エコー不均質
④ 耳下腺管の拡張
⑤ 拡張耳下腺内の高エコー

### これらの画像以外の特徴的エコー所見
① 点状エコーを伴う無エコー域
② 皮膚の肥厚像
③ リンパ節腫大

### 本症例のエコー所見のまとめ
左耳下腺は腫大を呈する．耳下腺内に境界不明瞭な無〜低エコー域を認め，内部は不均質を呈する．耳下腺管は拡張を呈する．耳下腺管を末梢側に追跡すると，4mm大の高エコーを認める．周囲リンパ節腫大を認める．

### ワンポイントアドバイス
・耳下腺管内唾石は，頰骨弓下方の咬筋上から咬筋まで観察することが重要である．
・唾石の約80%は顎下腺に発生する．
・発生部位は，顎下腺管内，腺管移行部，顎下腺内の順に多い．

# 唾液腺❹ 流行性耳下腺炎

ウイルス性(ムンプス)による炎症疾患である．細菌性(化膿性)のように膿瘍形成はみられない．幼児から小児に多く，片側性または両側性に腫脹する．

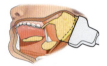
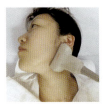
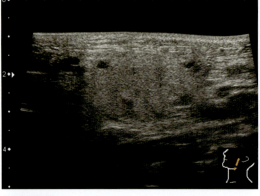
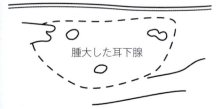

左縦断面像

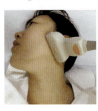
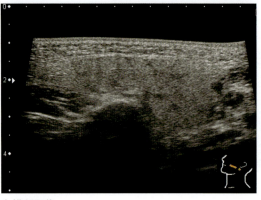
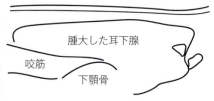

左横断面像

### これらの画像からわかるエコー所見
① 耳下腺腫大
② 内部エコー不均質

### これらの画像以外の特徴的エコー所見
① 両側性の耳下腺腫大
② 膿瘍形成は認めない
③ リンパ節腫大

### 本症例のエコー所見のまとめ
左耳下腺は腫大を呈する．耳下腺実質内には不均質を呈する．耳下腺管には拡張や膿瘍形成はみられない．周囲リンパ節腫大を認める．

### ワンポイントアドバイス
・耳下腺腫大をみるときは，下顎骨上の耳下腺の厚みを観察する．また，必ず左右耳下腺の対比をすることが重要である．
・まれに顎下腺炎を合併することがある．

# 唾液腺❺ 顎下腺膿瘍

唾石や異物による唾液の停滞，流出障害や上行性感染によって生じる．顎下腺に多い．細菌（化膿性）による炎症疾患である．膿瘍形成を認める．

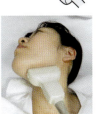
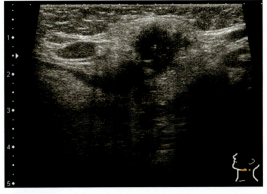
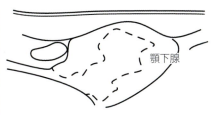

左縦断面像

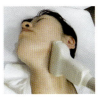
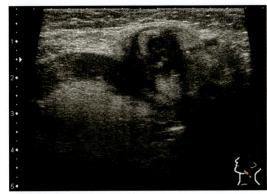
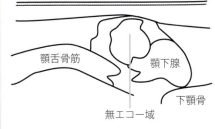

左横断面像

### これらの画像からわかるエコー所見
① 顎下腺腫大
② 境界不明瞭な無エコー域
③ 内部エコー不均質
④ 顎舌骨筋と境界不明瞭

### これらの画像以外の特徴的エコー所見
① 無エコー域の液体の流動性
② 皮膚の肥厚像
③ リンパ節腫大
④ ドプラにて血流信号を検出しない

### 本症例のエコー所見のまとめ

左顎下腺は腫大を呈する．顎下腺内に境界不明瞭な無エコー域を認め，内部は不均質を呈する．無エコー域は顎舌骨筋方向へ進展し境界不明瞭を呈する．
圧迫にて無エコー域の内容物は流動性を認める．唾石は検出しない．
周囲リンパ節腫大を認める．ドプラにて血流信号を検出しない．

### ワンポイントアドバイス
・無エコー域がみられる場合，圧迫にて膿汁の流動性を確認することも重要である．
・唾石の有無は重要な所見であるため，顎下腺管の拡張がある場合は，音響陰影を伴う高エコーの観察を入念に行う．

# Ⅷ章

# 運動器

石崎　一穂

# 運動器・関節 ❶ 関節リウマチ

関節リウマチ（rheumatoid arthritis：RA）は多発性関節炎を主症状とする原因不明の全身性疾患で，疼痛や関節の変形，機能障害をきたす疾患である．
滑膜の異常増殖とそれに伴う骨・軟骨組織の破壊が特徴である．

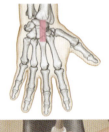
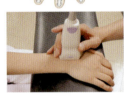
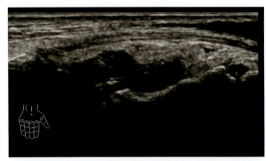
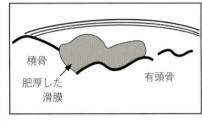

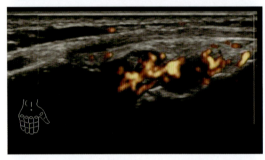
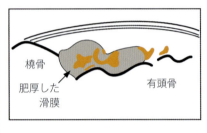

画像①　右手関節　長軸像　　左手関節　長軸像：パワードプラ法

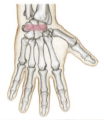
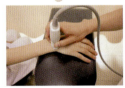
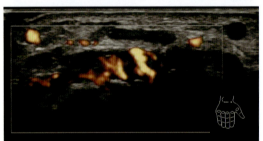

画像②　右手関節　短軸像：パワードプラ法

### これらの画像からわかるエコー所見
① 手関節内の肥厚した滑膜が低エコー不均質に描出されている
② 肥厚した滑膜内に豊富な血流が観察される
③ 滑膜の肥厚と血流シグナルは手関節全体に及んでいる

### これらの画像以外の特徴的エコー所見
① 多関節に滑膜肥厚や滑膜内に血流が観察される場合がある
② 骨びらんや骨棘などの骨の変形を伴う場合もある
③ 腱や腱鞘も腫脹し，血流シグナルが観察される場合がある

### 本症例のエコー所見のまとめ
滑膜の肥厚および滑膜内の豊富な血流シグナルが右手関節のみに観察された．
腱および腱鞘の腫脹や血流シグナルは確認できなかった．

● 手関節以外のRAエコー所見

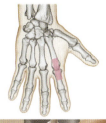
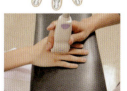
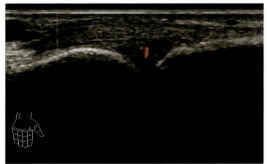
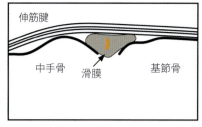

画像①　右手第二指中手指節間（MCP）関節　背側長軸像

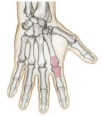
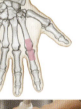
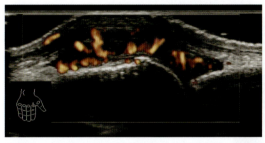
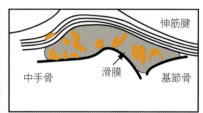
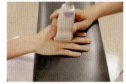

画像②　右手第二指中手指節間（MCP）関節　背側長軸像

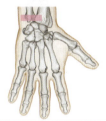
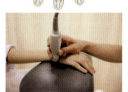
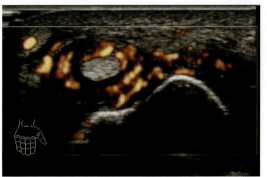
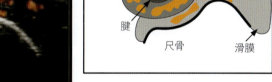

画像③　右手第Ⅵ区画尺骨手根伸筋腱　短軸像

**画像①からわかるエコー所見**
①関節内の滑膜肥厚は軽度である
②関節内にわずかな血流シグナルが確認できる

**画像②からわかるエコー所見**
①指手関節内の肥厚した滑膜が低エコー不均質に描出されている
②肥厚した滑膜内に豊富な血流シグナルが確認できる

**画像③からわかるエコー所見**
①肥厚した滑膜と豊富な血流シグナルがみられる
②腱鞘の腫脹と内部の豊富な血流シグナルが確認できる

Ⅷ　運動器

> **ワンポイントアドバイス　関節リウマチの検査・評価方法**
>
> 手関節や指関節は，関節リウマチのスクリーニング検査で観察される部位である．ガイドラインでは，両手関節およびすべての指のMCP関節とPIP関節を，背側と掌側から観察することを推奨している．
> 腫脹のみられない関節内にもわずかな滑膜肥厚や血流シグナルがみられる場合があるため，見落としのないように網羅的に観察する．炎症は関節だけではなく腱鞘や腱にも起こるため，腱および腱鞘も観察する．関節リウマチの症状の一つに手の指のこわばり感が挙げられるため，屈筋腱および腱鞘の観察を動的検査も加えて行うとよい．
> 観察は必ず滑膜肥厚をグレースケール（Bモード法）で評価した後に，パワードプラ法にて血流を評価する．ガイドラインに提示されている滑膜肥厚と血流評価のスコアリングを利用するのも一法である．
> 血流の観察に際しては，エコーゼリーをたっぷり塗布してプローブを軽く乗せて，直接体表にプローブが当たらないように走査する方法が推奨されている．画像は体表の前方に，エコーゼリー層が描出される画像になる．
> 関節リウマチのエコー検査においてパワードプラ法は必須である．装置の選択の際は，十分な感度を備えた装置を選択する必要がある．また，装置の設定の際には，感度を保ちながらモーションノイズを軽減する必要がある．

## ● 関節リウマチのエコーによる経過観察例

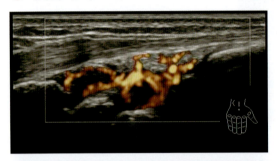

**【初診時】**
手関節の滑膜肥厚と豊富な血流シグナルを確認した．

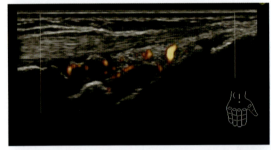

**【投薬による治療中】**
手関節の滑膜肥厚が減少し，血流シグナルも減少している．
この段階で，投薬による効果が示唆された．
症状の訴えも改善していた．

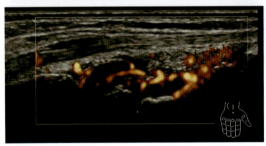

**【副作用が出現したため投薬量を減少】**
手関節の滑膜肥厚には変化がないが，血流シグナルの増加を確認した．
症状の訴えは改善したままで，症状とエコー像に乖離がみられた．

## 運動器・関節❷ 石灰性腱炎

肩軟部組織の変性疾患には，石灰性腱炎・腱板断裂・上腕二頭筋長頭腱障害・肩峰下インピンジメント症候群・凍結肩（いわゆる五十肩）などがある．
石灰性腱炎（calcific tendinitis）は，腱板の変性や軟骨化生を基盤にして同部位に石灰が沈着する（石灰化）．沈着した石灰が吸収される過程で炎症が惹起される．石灰化は棘上筋腱や棘下筋腱だけではなく，肩甲下筋腱にも起こる．

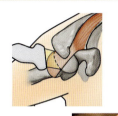
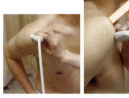
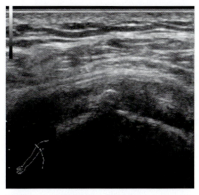
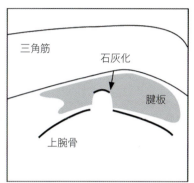

**画像①　右肩腱板　短軸像：facet レベル**

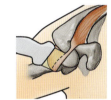
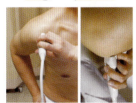
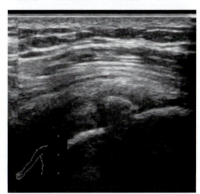
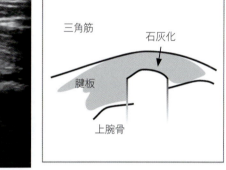

**画像②　右肩腱板　長軸像**

### これらの画像からわかるエコー所見
①腱板内の AS を伴う高輝度エコー像
②部位は棘上筋腱と棘下筋腱の境界部分
③滑液包の腫脹はない

### これらの画像以外の特徴的エコー所見
①腱板の炎症が強い場合には，腱板の腫脹がみられる
②腱板内に血流シグナルがみられる場合もある

### 本症例のエコー所見のまとめ
右肩の棘上筋腱と棘下筋腱の境の部分に AS を伴う高輝度エコーが認められ，腱板内の石灰化が示唆された．石灰化の大きさを計測したところ，約 4 mm であった．
本例では，左肩にもほぼ同じ位置に約 11 mm の石灰化像を確認している．
四肢の検査に関しては，必ず左右を観察する必要がある．

### ワンポイントアドバイス　石灰化の種類と治療
石灰化のエコー所見には，高輝度で AS を引く塊状を呈する石灰化や，淡い塊状高エコーを呈する石灰化，細かい高エコーの粒状の石灰などがある．
細かい石灰化や淡い高エコーの石灰化は，エコーガイド下で穿刺吸引すると，乳白色の液状の石灰を採取できる．高輝度の塊状の石灰化も，エコーガイド下で針を刺入し石灰を砕くと吸収される．
エコーは，腱板内の石灰化の「診断と治療」＝「診療」に使用される．

## 運動器・関節❸ 骨折

骨折(fracture)は，何らかの原因でその解剖的連続性が断たれた状態である．原因により外傷性骨折・病的骨折・疲労骨折・脆弱性骨折に分類される．

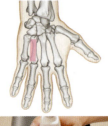
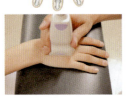
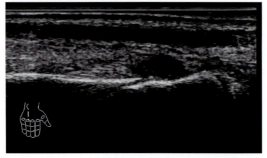
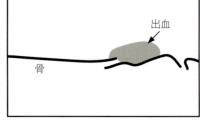

画像①　右手第4中手骨の斜骨折　背側長軸像

### 画像①からわかるエコー所見
①骨表面の高輝度線状エコーの連続性が消失していた
②前方に骨折部からの出血を示唆する低エコーを認めた

### 本症例のエコー所見のまとめ
右手第4中手骨表面の高輝度線状エコーの連続性が途絶していて，その前方に骨折部からの出血を示唆する低エコー領域が確認できる．網羅的な観察で，転移の方向が斜めであることが示唆された．皮下浮腫も確認できた．

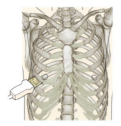
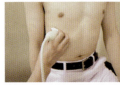
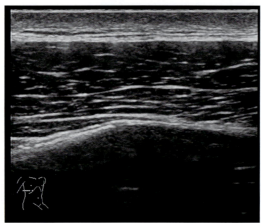
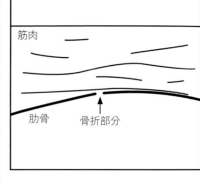

画像②　肋骨の亀裂骨折　長軸像

### 画像②からわかるエコー所見
①骨表面の高輝度線状エコーの連続性が消失している
②骨折部からの出血像はみられない

### 画像②以外の特徴的所見
プローブによる圧迫で局所的な痛みを確認

### 本症例のエコー所見のまとめ
肋骨の高輝度線状エコーの連続性が途絶えている．その前方に出血を示唆する低エコー領域は認めないが，直上からのプローブの圧迫で局所的な痛みを確認した．エコー上肋骨の亀裂骨折と判断した．上下の肋骨に骨折を示唆する所見はなかった．

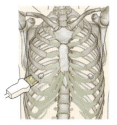
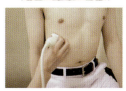
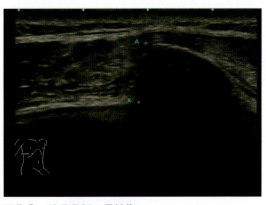
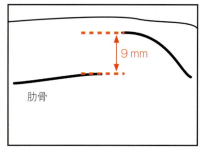

**画像③　肋骨骨折　長軸像**

### 画像③からわかるエコー所見
①骨表面の高輝度線状エコーに，9 mm 以上の転位が確認できる

### ワンポイントアドバイス　骨折におけるエコーの有用性
**画像①**は骨折の典型的なエコー像で，骨表面の高輝度エコー像の転位とそこからの出血を示唆する低エコー像が観察できる．
本例はX線画像でも骨折の診断が可能な症例であったが，亀裂骨折の場合，X線画像で診断ができない場合がある．
**画像②**は肋骨の亀裂骨折だが，痛みを訴える直下に骨表面のわずかな転位像が確認され，骨折と診断できた症例である．
分解能の高い高周波リニア型プローブを使用することによって，わずかな骨表面のずれを発見することが可能である．
しかし，**画像③**のように大きなずれでも転位の方向によっては，X線で発見することができない場合がある．

### ワンポイントアドバイス　肋骨骨折の検査手技のコツ
痛みを訴える部分にピンポイントでプローブを当てることが重要である．観察は骨の長軸方向で行い，骨表面の不連続性や転位を観察する．
骨折が示唆される部分を発見した場合には，網羅的に観察して転位の状態と出血の確認を行い，軽く圧迫して痛みを確認する．
外傷による骨折が疑われた際には，骨折している骨の上下の骨も観察して，他の骨にも骨折がないかも確認しておく．
経過観察においても，仮骨形成などの修復過程を観察できる．

# 運動器・関節 ❹ 肩の腱板断裂

腱板断裂（rotator cuff tear）は，腱板の腱性部分が加齢による腱の変性や肩峰との機械的な衝突や外傷など様々な要因によって断裂し，線維の連続性が断たれた状態である．
腱板の構成筋は棘上筋・棘下筋・肩甲下筋・小円筋であるが，棘上筋腱が最も断裂しやすい．断裂の程度により完全断裂（全層断裂）と不全断裂に分けられる．
完全断裂や広い範囲の不全断裂の際には，上腕二頭筋長頭腱（長頭腱）の腱鞘の腫脹や周囲の滑液包の腫脹を伴う場合がある．
ただし，腱板断裂以外でも長頭腱単独の異常や滑液包の腫脹はみられる．

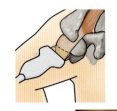
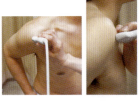
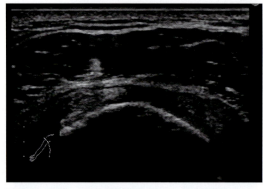
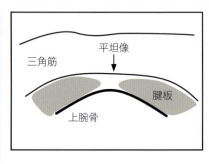

画像① 棘上・棘下腱付着部近位　短軸断面：facet レベル

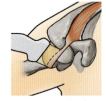
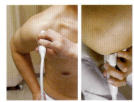
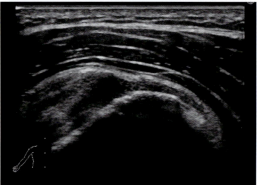
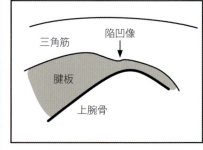

画像② 棘上・棘下腱境界付近　長軸断面

## 画像①・②からわかるエコー所見
①短軸像で棘上筋腱と棘下筋腱の境界部分に平坦像がみられる
②長軸像でも，付着部から腱板にかけてわずかな陥凹がみられる
③骨表面の不整像と滑液包の腫脹はない

## 本症例のエコー所見のまとめ

右肩の棘上筋腱と棘下筋腱の境界部分の腱付着部の短軸像でみられる平坦像と，長軸像でみられるわずかな陥凹像より，腱板の不全断裂が疑われた．
骨表面の不整像はみられなかった．
長頭腱の水腫や滑液包の腫脹もみられなかった．

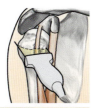
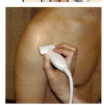
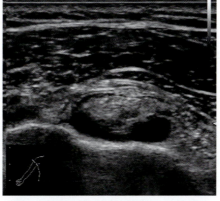
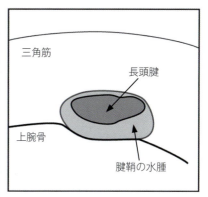

画像③　右肩上腕二頭筋長頭腱　短軸像

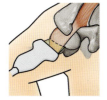
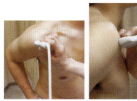
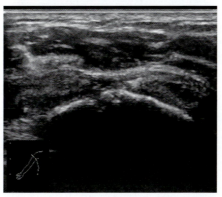
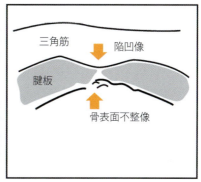

画像④　右肩腱板　短軸像：facet レベル

### 画像③・④からわかるエコー所見
①上腕二頭筋長頭腱の水腫
②上腕骨骨頭 facet 部分骨表面不整像
③腱板表面の陥凹像
④腱板内低エコー不均質像

### 画像③・④以外の特徴的エコー所見
①滑液包の腫脹像
②腱板内の血流シグナル

### 本症例の所見のまとめ
右肩の棘上筋腱と棘下筋腱の境界部分の腱板に，陥凹像と骨表面不整像，さらには腱板内の低エコー不均質像がみられ，腱板付着部の不全断裂が示唆された．
本症例では上腕二頭筋長頭腱の水腫も合併していた．

### ワンポイントアドバイス　腱板断裂の評価
腱板断裂の評価では，断裂の部位が棘上筋腱か棘下筋腱かの判断と，完全断裂か不全断裂かの判断は行うべきである．
長頭腱腱鞘の水腫と滑液包の腫脹がみられた場合，腱板断裂の可能性が高いので，注意深く観察する必要がある．

# 運動器・関節❺ 上腕骨小頭の離断性骨軟骨炎

上腕骨小頭の離断性骨軟骨炎（osteochondritis dissecans：OCD）は，上腕骨小頭が壊死を起こす疾患で，11歳前後の骨化進行過程に好発する．
進行すると最終的には壊死部分が離断して遊離骨片となり，手術が必要となる．

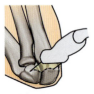

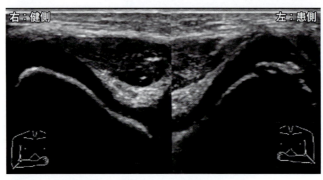
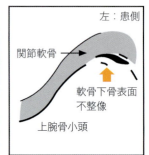

**画像①　左右肘小頭　後方からの短軸像**

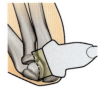

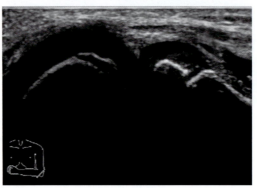
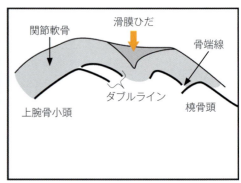

**画像②　左肘　後方からの長軸像**

### 画像①・②からわかるエコー所見
① 左肘上腕骨小頭外側辺縁部の軟骨下骨の骨不整像
② 海綿骨内にも線状高エコーがみられ，ダブルライン像を呈している

### 画像①・②以外の特徴的エコー所見
① 病期により病変の位置と性状像が異なる．病期の進行に伴い，病変は内側へ広がる
② 進行した状態の場合には，軟骨下骨表面像の線状高エコーが不明瞭になり連続性を失い，海綿骨内の線状高エコーがより明瞭に見える
③ さらに進行すると病変が離断し，遊離骨片となる

### 本症例のエコー所見のまとめ
11歳，男児．左肘上腕骨小頭の軟骨下骨表面の不整像とダブルラインより上腕骨小頭の離断性骨軟骨炎が示唆された．位置が外側辺縁部に限局していることと病変の性状から，早期の離断性骨軟骨炎と考えられた．
治療は保存的介入が選択された．

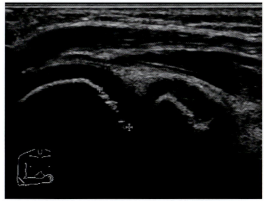 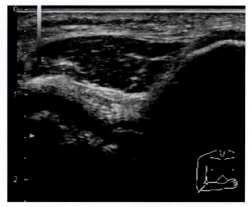

画像③　右肘小頭　後方からの長軸像　　　　画像④　右肘小頭　後方からの短軸像

> **画像③・④からわかるエコー所見**
> 【画像③】
> ①右肘上腕骨小頭の丸みがなく平坦に見える
> ②平坦に見える軟骨下骨表面像が不整．骨片は観察されない
> 【画像④】
> ①右肘上腕骨小頭と肘頭に挟まれるように線状高エコーの小さな骨片像がみられる
> ②骨片の表面には軟骨も確認できる

> **ワンポイントアドバイス　エコー検査によるOCDの評価方法**
> 本来，軟骨下骨の表面像は，**画像①健側**のようになめらかな線状高輝度エコーに描出され，その後方骨には何も描出されない．
> しかしOCDでは，壊死によって表面像の不整や連続性の消失，海綿骨内の正常骨と壊死した骨との境界面に線状高輝度エコーが出現する（**画像①患側**）．進行すると**画像③・④**のように病巣は母床から離断し，遊離骨片となる．離断する前に発見できれば保存的対応によって治癒する可能性があるため，エコーによる早期発見・進行度の評価・経過観察が必要である．
> 【評価の基準】
> ①病巣の質的評価：進行度の評価
> 　　　　　　　　母床から離断しているか否かの判断（動的検査）
> 　　　　　　　　軟骨下骨の表面像と海綿骨内の変性像により判断
> ②病巣の位置の評価：外側辺縁が含まれているか否かが重要
> ③病巣の大きさの評価：範囲と深さ

## 上腕骨小頭の離断性骨軟骨炎の経過観察例

保存的対応による病巣の治癒までの修復過程をエコーで経過観察すると，質的な変化は，表面像が高輝度で連続性が回復し，海綿骨内の線状高輝度エコーが消失する．このときあたかも治癒したかのように見えるが，この時期にCT検査を行うと海綿骨内部表面近くにわずかな病巣が残存しているため，エコーによる治癒判定はできない．
位置は外側辺縁から中央へ移動し，範囲も小さく，深さも浅くなる．
図①～⑤に修復過程を提示する．

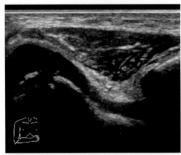

【画像①　初診時】
病巣は外側辺縁部軟骨下骨表面の高エコーの大きな欠損像によって連続性がなくなっている．
海綿骨内に線状高エコーラインを認める
ダブルラインは明瞭
病巣は無エコー均質

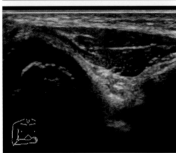

【画像②　発見から3カ月後】
病巣は内側へ移動し外側辺縁部は修復
軟骨下骨表面の一部欠損があるが改善
海綿骨内に線状高エコーラインを認める
ダブルラインを確認
病巣は無エコー均質

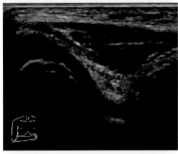

【画像③　発見から4カ月後】
病巣の位置変化はないが，範囲と深さが縮小軟骨下骨表面の一部欠損がある
海綿骨内に線状高エコーラインを認める
ダブルラインを確認
病巣は無エコー均質

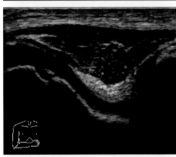

【画像④　発見から9カ月後】
病巣の位置は変わらない
範囲と深さがさらに縮小
軟骨下骨表面の欠損像は残存
海綿骨内に線状高エコーラインを認める．ダブルラインを確認
病巣は無エコー均質

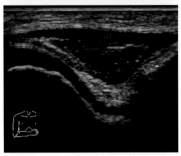

【画像⑤　発見から13カ月後】
病巣の位置変化はないが，病巣は軟骨下骨表面の不整像しかわからない
ダブルラインは消失
この段階でエコーによる経過観察は終了し，この後はCTやX線による経過観察に治癒の判断は委ねる．

**画像①～⑤　後方からの短軸像**

# 運動器・関節❻ 変形性膝関節症

変形性膝関節症（gonarthrosis）は高齢者の愁訴で最も多い関節疾患の一つで，膝関節の関節軟骨が摩耗する．膝の痛みを引き起こす一因である．変形性関節症はosteoarthrisis（OA）であるため膝OAと言う場合が多い．

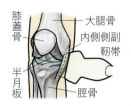

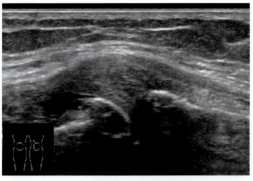
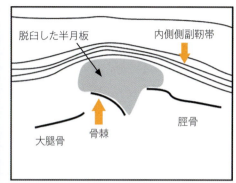

画像①　右膝内側半月板　内側側副靱帯レベル　長軸像：仰臥位　膝は30°屈曲位

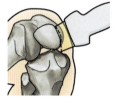
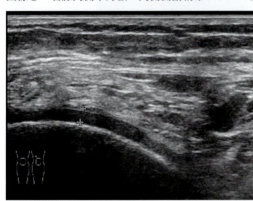
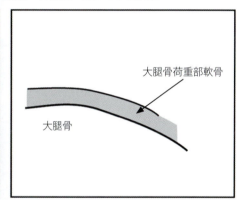

画像②　右膝大腿骨荷重部軟骨　長軸像：膝は最大屈曲位

| これらの画像からわかるエコー所見 | これらの画像以外の特徴的エコー所見 |
|---|---|
| ①内側の骨棘形成<br>②半月板突出<br>③内側側副靱帯の偏移<br>④大腿骨荷重部軟骨境界不明瞭<br>⑤大腿骨荷重部軟骨厚みと性状 | ①関節液貯留<br>②荷重部軟骨表面不整像<br>③厚みの不均等と菲薄化<br>④軟骨実質の高エコー化<br>⑤痛みを訴える部分の直下に血流シグナル |

### 本症例のエコー所見のまとめ

大腿骨内側の骨棘がみられ，半月板も突出している状態にあるが，大腿骨荷重部軟骨の厚みは正常に保たれ，性状の変化もないことから，膝関節症が疑われる．

### ワンポイントアドバイス　膝OAについて

早期の膝OAの場合，半月板の突出と骨棘の存在はあるものの，荷重部の厚みや性状に異常を認めない場合も多い．
手術が選択されるような膝関節症の場合，軟骨の菲薄化は荷重されない部分にまで及ぶ場合も多い．

# 運動器・関節 ❼ オスグッド-シュラッター病

オスグッド-シュラッター病（Osgood-Schlatter disease）は，スポーツを活発に行う成長期の小児に起こる，運動時痛と圧痛を主訴とする脛骨粗面部の骨端症である．

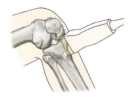
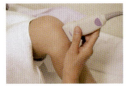
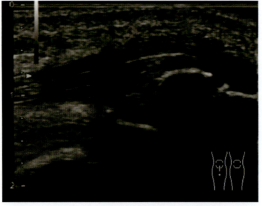
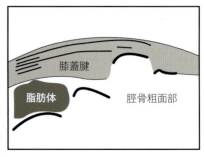

画像①　膝蓋腱の脛骨粗面部付着部　長軸像

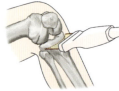
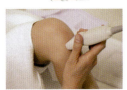
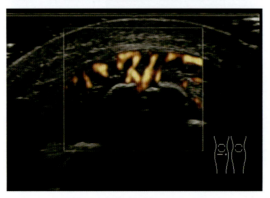
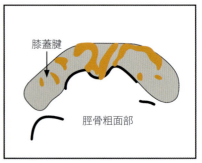

画像②　膝蓋腱の脛骨粗面部付着部　短軸像：パワードプラ法

### これらの画像からわかるエコー所見
①脛骨粗面部の骨性隆起
②膝蓋腱の腫脹
③fibrillar patternの不明瞭化
④腱のエコー輝度低下
⑤豊富な血流シグナル

### これらの画像以外の特徴的エコー所見
①膝蓋腱後方の滑液包の腫脹（滑液包炎）
②脛骨粗面部の骨性隆起が骨片として残存する像

### 本症例のエコー所見のまとめ

12歳，男児．痛みを訴える直下の脛骨粗面部の骨性隆起がみられる．
膝蓋腱は腫脹し，低エコーで，fibrillar patternの不明瞭化がみられる．
膝蓋腱内に櫛状に広がる豊富な血流シグナルもあり，腱の炎症が疑われる．
関節内の無エコー領域や皮下浮腫はみられない．

### ワンポイントアドバイス　腱や靱帯の観察法

腱や靱帯で，Bモード法による質的診断を行う場合には組織が張った状態で評価し，パワードプラ法で血流の評価をする場合には弛緩した状態で評価する．これは，パワードプラ法で組織を張った状態で血流を評価すると，組織内の血管がつぶれてしまうため，血流を過小評価する可能性があるためである．

## 運動器・関節❽ 肉ばなれ

肉ばなれ(muscle strain)は，急激な筋の過伸長，筋の過大な自動収縮，予期せぬ運動によって発生する，筋腱移行部の筋線維または筋膜の部分断裂，過伸長，出血などを言う．

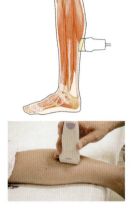
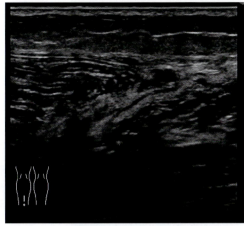
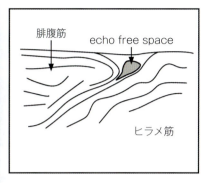

画像① 内側腓腹筋とヒラメ筋 長軸像

### この画像からわかるエコー所見
①腓腹筋辺縁部の鈍化
②腓腹筋の筋の線構造の乱れ
③わずかな echo free space

### この画像以外の特徴的エコー所見
①受傷直後はわずかな筋間の echo free space
②数日経過すると，筋間にさらに血液が貯留し，echo free space の範囲が拡大
③徐々に凝結し高エコー均質なエコー像に置き換わり，最終的に淡い高エコー均質な瘢痕組織となる

### 本症例のエコー所見のまとめ
症状を訴える内側の腓腹部分の直下の腓腹筋の辺縁鈍化と筋層の乱れ，およびヒラメ筋との粗性結合部分のわずかな echo free space から，腓腹筋とヒラメ筋間を主とする肉ばなれが疑われた．

### ワンポイントアドバイス　肉ばなれの質的評価
肉ばなれには，**画像①**のような筋間を主とする場合と，**画像②**のような筋肉内の肉ばなれ(破線内)がある．
筋間の肉ばなれは筋間内に広がる無エコーの出血像，筋内の肉ばなれは筋線維の乱れを伴う血腫像がそれぞれ決め手となる．
筋間の肉ばなれは，痛みの強い受傷直後には血液の貯留量が少ないため，観察に注意を要する．
筋内の肉ばなれは，筋構造がみられず不均質な組織構造に置き換わる．

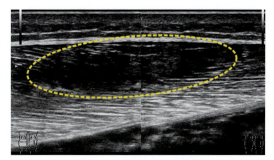

画像② 内側腓腹筋 長軸像

# 運動器・関節 ⑨ 石灰化に伴うアキレス腱炎

石灰化に伴うアキレス腱炎（Achilles calcific tendinitis）は，腱内に発生した石灰化により起こる腱炎である．

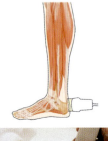
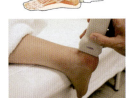
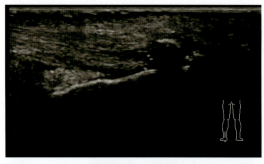
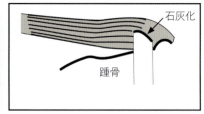

画像①　アキレス腱付着部　長軸像

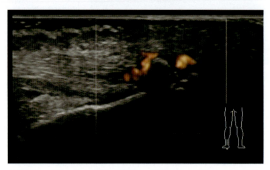
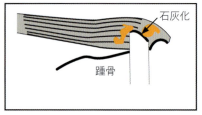

画像②　アキレス腱付着部　長軸像：パワードプラ

### これらの画像からわかるエコー所見
①踵部のアキレス腱付着部にASを伴う石灰化像
②石灰化周囲に豊富な血流シグナル

### これらの画像以外の特徴的エコー所見
①石灰化周囲の低エコー化とfibrillar pattern不明瞭像

### 本症例のエコー所見のまとめ
踵骨アキレス腱付着部に2カ所の石灰沈着像がみられ，その周囲に限局する血流シグナルが確認された．
圧痛点と一致していたため，アキレス腱の腱付着部の石灰化とそれによるアキレス腱炎が示唆された．

### ワンポイントアドバイス　アキレス腱の血流評価
アキレス腱の痛みのなかには，本例のような石灰化による炎症と，スポーツなどによる繰り返される負荷によって起こるアキレス腱の炎症や周囲のパラテノンに生じるアキレス腱周囲炎，アキレス腱停止部近位後方に近位に存在するアキレス腱皮下滑液包や踵骨後部滑液包の炎症などが考えられる．
痛みを訴える直上にプローブを当て腱および滑液包を観察し，パワードプラ法で血流の有無を確認する．
血流の確認の際は，腱を緩める肢位をとり，プローブで圧迫しないように注意する．

# 運動器・関節❿ アキレス腱断裂

アキレス腱断裂(rupture of Achilles tendon)は，外傷により腱が断裂した状態である．
好発年齢は30～40歳代で，スポーツによる受傷が多い．

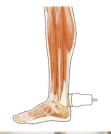
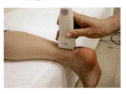
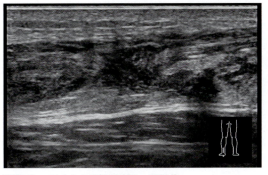

画像① アキレス腱断裂部 長軸像

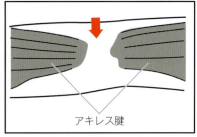

矢印部分が断裂部分

### この画像からわかるエコー所見
①断裂部は無～低エコー不均質
②断裂部の中枢および末梢の腱腫脹
③断裂部中枢および末梢が低輝度でfibrillar pattern不明瞭

### この画像以外の特徴的エコー所見
①動的検査で，断裂部の腱断端の断裂の程度や，寄せた際の腱の寄り方が確認できる
②断裂部周囲に豊富な血流シグナルを確認できる
③皮下浮腫像：敷石状サイン

### 本症例のエコー所見のまとめ
アキレス腱が腫脹し，実質が低エコーでfibrillar patternの不明瞭化がみられる．
無～低エコー不均質な領域が断裂部分である．
断裂部分は踵骨の腱付着部から約6cmの位置であった．
動的検査を施行し，断裂は完全断裂であることを確認できた．

### ワンポイントアドバイス アキレス腱断裂検査時の注意点
アキレス腱断裂症例には，健側にアキレス腱腫脹や石灰化を伴う場合があるため，検査をする際には必ず患側の評価だけでなく，健側のアキレス腱評価も行う．

# 運動器・関節 ⑪ 前距腓靭帯損傷

前距腓靭帯損傷(anterior talofibular ligament injury)は前距腓靭帯が伸展や断裂した状態で，足関節の内返し捻挫により起こる．

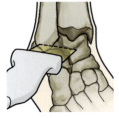

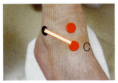

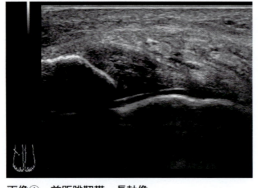

画像① 前距腓靭帯　長軸像

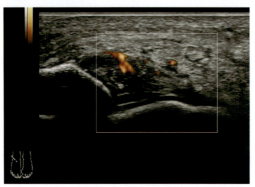

画像② 前距腓靭帯　長軸像：パワードプラ

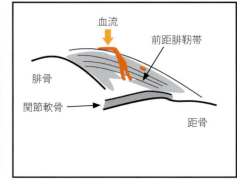

### これらの画像からわかるエコー所見
①前距腓靭帯の腫脹
②fibrillar pattern 不明瞭化
③低エコー輝度低下
③血流シグナルがみられる

### これらの画像以外の特徴的エコー所見
①靭帯の伸展や断裂像
　伸展のストレスをかけて確認可能な場合もある
②剥離骨片
③関節内に無エコー領域
　受傷直後には出血による関節内無エコーと皮下浮腫がみられる
④皮下浮腫像：敷石状サイン

### 本症例のエコー所見のまとめ

前距腓靭帯が腫脹し，実質が低エコーで fibrillar pattern の不明瞭化がみられる．
実質内に血流シグナルもあり，靭帯損傷が疑われる．
関節内の無エコー領域や皮下浮腫はみられない．

### ワンポイントアドバイス　前距腓靭帯損傷検査時の注意点

受傷直後は痛みが強く，足関節の腫脹も著しいため，靭帯の状態や断裂の有無の判断がしにくい場合が多い．
小児の場合には，剥離骨折の有無は重要な所見なので，しっかり観察する必要がある．
修復すると腫脹はなくなり，高エコーの fibrillar pattern がみられる．断裂部の確認は靭帯に伸展のストレスをかけて行う．

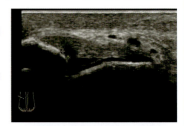

修復後の前距腓靭帯　長軸像

## 軟部組織❶ 粉瘤

粉瘤(atheroma/epidermoid cyst)とは，毛包または皮脂腺の貯留嚢胞である．
内容物は脂肪，脂肪酸，角化組織および皮脂類の廃物である．

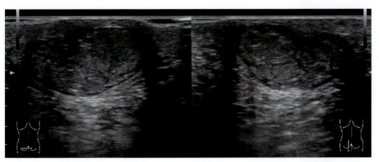
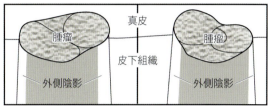

画像①　左臀部腫瘤　縦断像　　画像②　左臀部腫瘤　横断像

### これらの画像からわかるエコー所見
①真皮に存在する充実性腫瘍が見える
②膜に包まれているように見え，境界は明瞭
③形状は楕円形
④内部はやや低エコー不均質の充実性
⑤外側陰影と後方エコー増強がみられる

### これらの画像以外の特徴的エコー所見
①腫瘤から真皮へ連続するプンクトと言われる部分がある
②腫瘍の形状は類円もしくは楕円形で，被膜に包まれていて境界は明瞭
③外部から力を加えると内容物が動く場合がある
④内部に血流はないが，接触などの刺激で炎症が起こった場合には，周囲に豊富な血流シグナルを伴う

### 本症例のエコー所見のまとめ
左臀部に触知する腫瘤は，真皮から深部に存在していた．
真皮へ小さく突き出した低エコーのプンクトがみられた．大きさは17×16×10 mm.
断層像は楕円形でカプセルに包まれているように見え，周囲組織との境界は明瞭．
内部はやや低エコー輝度で不均質．外側陰影と後方エコー増強も認める．
エコー上，粉瘤を疑った．

# 軟部組織❷ 脂肪腫

脂肪腫（lipoma）は，成熟脂肪増殖の良性腫瘍である．

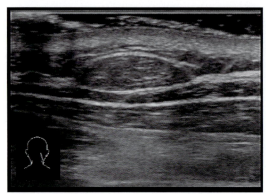
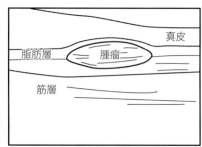

画像① 右後頭部

### この画像からわかるエコー所見
①脂肪層の存在する充実性腫瘤
②形状は紡錘形で，膜に包まれているように見え，境界が明瞭
③内部エコーは周囲脂肪組織と同等で，散在性に線状の高エコーがみられる
④筋層を上から圧排している

### この画像以外の特徴的エコー所見
①脂肪層に存在することが多いが，まれに筋肉内に存在する場合もある
②形状は楕円もしくは紡錘形
③内部エコーに隔壁を伴っていることもある．高エコー均質な場合もある
④大きさは大小さまざまで，背部や腰部に発生した脂肪腫のサイズは大きい
⑤内部に血流はみられない

### 本症例のエコー所見のまとめ

右後頭部に触知する腫瘤は，脂肪層に存在し筋層を圧排している．
体表面から腫瘍までの距離は3 mm，大きさは16×16×5 mm．
断層像は楕円形でカプセルに包まれているように見え，周囲脂肪組織との境界は明瞭．
内部は周囲脂肪組織と等エコー輝度で，散在性に線状高エコーを伴っている．
エコー上，脂肪腫を疑った．

### ワンポイントアドバイス　腫瘤の存在する組織層に注目

皮下腫瘤を判断する際には，存在する組織層を見極める必要がある．筋膜より表層側か否かは重要な所見である．

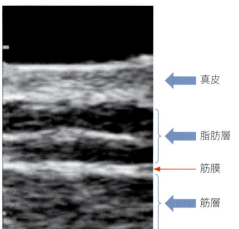
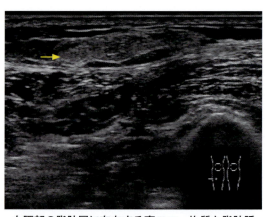

右脛部の脂肪層に存在する高エコー均質な脂肪腫（矢印）

# 軟部組織❸ ガングリオン

ガングリオン（ganglion）は，腱鞘や関節包と交通する囊胞性腫瘍である．
内部は粘度の高い粘液性物質で満たされている．

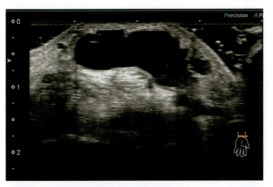
画像①　左手関節部腫瘤　横断像

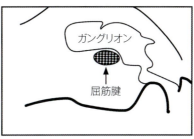

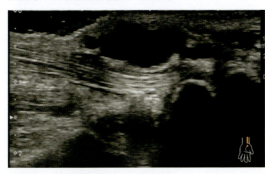
画像②　左手関節部腫瘤　縦断像

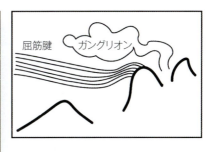

### これらの画像からわかるエコー所見
①皮下に関節包と連続する囊胞性腫瘤
②内部は無エコー均質で境界明瞭
③屈筋腱を圧排している
④腫瘤後方に屈筋腱が走行している

### これらの画像以外の特徴的エコー所見
①関節や腱鞘と交通している
②形状は不定形，多房性
③内部は無エコー均質で境界明瞭．関節に炎症を伴う場合には内部エコーを伴う場合がある
④内部に血流はみられない

### 本症例のエコー所見のまとめ
左手関節橈骨側に触知する腫瘤は，関節と交通する腫瘍であった．
体表面から腫瘍までの距離は2 mm，大きさは21×9×7 mm．
断層像は不定形で，内部は無エコー均質，周囲との境界は明瞭．
エコー上，ガングリオンを疑った．
屈筋腱の前方にあり圧排していて，近傍には動脈も走行している．正中神経とは接していなかった．

### ワンポイントアドバイス　周囲の組織にも注目しよう
腫瘤と神経，血管，腱などの周囲の組織との位置関係を確認することは，痛みやしびれの原因の判断や治療方法選択のうえで重要な情報になりうる．

## 軟部組織 ④ 神経鞘腫

神経鞘腫(neurilemmoma/schwannoma)は，末梢神経の神経鞘から発症する腫瘍である．

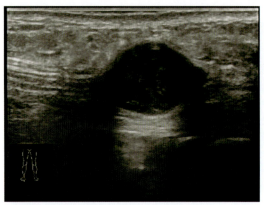
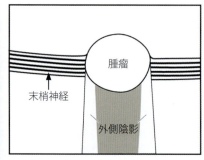

画像①　左足踝骨後方腫瘤　縦断像

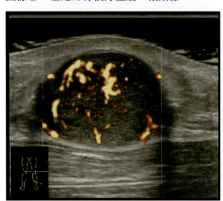

同上パワードプラ法

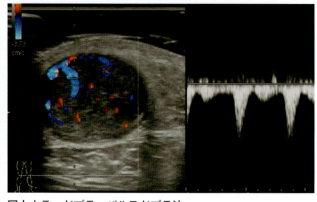

同上カラードプラ・パルスドプラ法

### これらの画像からわかるエコー所見
① 皮下に存在する類円形の充実性腫瘤
② 被膜に包まれた境界明瞭
③ 内部は低エコー不均質で境界明瞭
④ 末梢神経と連続している
⑤ 外側陰影と後方エコー増強がみられる
⑥ 内部に動脈血流シグナルがみられる
⑦ 周囲の組織よりも硬い

### これら以外の特徴的エコー所見
① 形状は卵形や楕円形
② 内部は無エコーな領域を内包する場合もある(**画像②**)
③ 触知でも判断できるが，腫瘍は硬く，エラストグラフィでも周囲組織よりも硬いことが示唆される(**画像③**)

### 本症例のエコー所見のまとめ

左足踝後方に触知する腫瘤は，神経と連続する被膜に包まれた腫瘍であった．
体表面から腫瘍までの距離は2mm，大きさは21×9×7mm．
断層像は類円形で，内部は低エコー不均質で周囲との境界は明瞭．
外側陰影と後方エコーの増強を伴い，内部に動脈血流シグナルも確認できた．
エコー上，神経鞘腫を疑う．

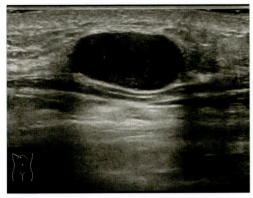
画像②　内部に無エコー領域を伴う神経鞘腫

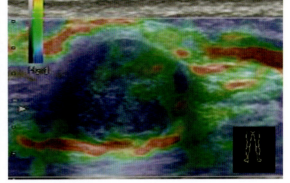
画像③　神経鞘腫のエラストグラフィ像

> **ワンポイントアドバイス　腫瘤の特徴を見つけ出す**
>
> エコー上で皮下腫瘤を確定診断するためには，各腫瘍の特徴像を探し出すことが重要である．
> たとえば神経鞘腫は，末梢神経との連続性を示す画像を得ることが重要であり，そのためには腫瘍の中枢側と末梢側の末梢神経を見つけ出さなければならない．
> 一般的な教科書には神経の長軸像と神経鞘腫が連続している画像が採用されているが，検査の際は神経を短軸像スキャンし，腫瘍と連続していることを確かめる．
> またガングリオンでは，関節や腱鞘との連続性を確認するため，多方向からアプローチしなければならない．
> 軟部腫瘍の判断には，運動器のほか皮膚・軟部組織の知識も必要である．

# 索引

## 欧文

acute gastric mucosal lesion(AGML) ···· 59
bright liver ·················· 10
bright loop ·················· 4
bull's eye pattern ············· 8
capillary type ················ 2
carotid artery stenting(CAS)
　——後 ····················· 146
　——前 ····················· 144
carotid endarterectomy(CEA)
　——後 ····················· 151
　——前 ····················· 149
cavernous type ················ 2
chameleon sign ················ 2
Child-Pugh 分類 ··············· 19
cluster sign ·················· 8
comet sign ··················· 24
Crista terminalis ············· 129
Crohn 病 ····················· 68
debris ······················ 23
ED ratio ···················· 143
Eisenmenger 症候群 ············ 121
fibromuscular dysplasia(FMD) ···· 168
fluttering sign ················ 2
focal spared area ············· 11
gastrointestinal stromal tumor(GIST) ·· 63
granular sparkling pattern ······ 107
halo ························ 4
hump sign ··················· 4
IgG4 関連疾患 ················ 179
intimal flap ················· 176
intraductal papillary-mucinous neoplasm
　(IPMN) ···················· 30
Leriche 症候群 ··············· 186
marginal strong echo ··········· 2
McConnell's sign ············· 113
mucinous cystic neoplasm(MCN) ··· 30
mucosa-associated lymphoid tissue
　(MALT) ···················· 66
myonephropatic metabolic syndrome
　(MNMS) ··················· 192
niveau 形成 ·················· 70
nodule in nodule ·············· 4
Osler-Weber-Rendu 病 ·········· 198
portal vein tumor thrombus(PVTT) ··· 4
pseudokidney sign ············· 78
pseudo-parallel channel sign(PPCS) ···· 15
pulsatility index(PI) ·········· 141
RAS ························ 24
resistance index(RI) ·········· 141
Rokitansky-Aschoff 洞(RAS) ····· 24
sludge ····················· 23
S 字状中隔 ·················· 126
target pattern ················ 8
TASC ······················ 191
thromboangiitis obliterans(TAO) ······ 200
UL 分類 ····················· 60
umbilication ·················· 8
vegetation ·················· 96

## あ行

アキレス腱炎，石灰化に伴う ········ 250
アキレス腱断裂 ················ 251
アミロイドーシス，心 ············ 106
アルコール性肝炎 ·············· 15
亜急性甲状腺炎 ················ 223
悪性リンパ腫(脾臓) ············· 34
胃アニサキス症 ················ 62
胃潰瘍 ······················ 60
胃癌 ······················· 65
胃脱気水充満法 ················ 81
胃粘膜下腫瘍 ················· 63
胃リンパ腫 ··················· 66
イレウス ···················· 70
ウイルス性肝炎 ················ 22
炎症性腸疾患 ················· 67
炎症性腹部大動脈瘤 ············ 178
オスグッド－シュラッター病 ······· 248
オスラー・ウェーバー・ランデュ病 ····· 198

## か行

ガングリオン ················· 255
海綿状血管腫 ·················· 2
潰瘍性大腸炎 ················· 67
拡張腸管，経口腸管洗浄剤服用後の ···· 81
拡張型心筋症 ················ 102
顎下腺膿瘍 ·················· 233
仮性動脈瘤 ·················· 196
可動性プラーク ················ 135
顆粒状心筋 ·················· 107
肝血管腫 ····················· 2
肝硬変 ······················ 18

| | | | |
|---|---|---|---|
| 肝細胞癌 | 4 | 左心耳 | 124 |
| 肝腎コントラスト | 10 | 左房内血栓 | 124 |
| 肝内胆管癌 | 6 | 左房粘液腫 | 122 |
| 関節リウマチ | 236 | 三尖弁逆流 | 92 |
| 感染性心内膜炎 | 96 | 三尖弁閉鎖不全症 | 92 |
| 感染性大動脈瘤 | 188 | ジェリーフィッシュプラーク | 135 |
| 感染性腸炎 | 74 | 子宮筋腫 | 50 |
| 癌臍 | 8 | 子宮癌 | 48 |
| キャンピロバクター腸炎 | 74 | 子宮腺筋症 | 52 |
| 急性胃粘膜病変 | 59 | 子宮肉腫 | 48 |
| 急性化膿性甲状腺炎 | 224 | 自己免疫性膵炎 | 31 |
| 急性肝炎 | 12 | 膝窩動脈外膜嚢腫 | 194 |
| 急性心筋梗塞 | 98 | 脂肪肝 | 10 |
| 急性心膜炎 | 114 | 脂肪腫 | 254 |
| 急性膵炎 | 32 | 上腕骨小頭の離断性骨軟骨炎 | 244 |
| 急性巣状性細菌性腎炎 | 44 | 収縮性心膜炎 | 116 |
| 急性胆嚢炎 | 23 | 腫瘤(mass)と腫瘍(tumor)の使い分け | 7 |
| 急性虫垂炎 | 79 | 充実腺管癌(乳腺) | 217 |
| 急性動脈閉塞症 | 192 | 縦走潰瘍 | 68 |
| 急性肺塞栓症 | 112 | 十二指腸潰瘍 | 60 |
| 狭窄率 | 138 | 食道癌 | 58 |
| 胸腹部大動脈瘤 | 180 | 上皮小体腺腫 | 228 |
| 鏡面像 | 70 | 静脈血栓症, 深部 | 202, 204 |
| 虚血性大腸炎 | 76 | 静脈瘤(大伏在静脈弁不全による) | 206 |
| 筋腎代謝症候群 | 192 | 心アミロイドーシス | 106 |
| クマジン稜 | 127 | 心サルコイドーシス | 108 |
| クローン病 | 68 | 心タンポナーデ | 114 |
| 経口腸管洗浄剤服用後の拡張腸管 | 81 | 心外膜下脂肪 | 128 |
| 頸動脈ステント内挿術(CAS) | | 心室中隔欠損症 | 120 |
| ——前 | 144 | 心内血栓 | 124 |
| ——後 | 146 | 心房中隔欠損症 | 118 |
| 頸動脈内膜剥離術(CEA) | | 心房中隔の脂肪腫様過形成 | 129 |
| ——前 | 149 | 神経鞘腫 | 256 |
| ——後 | 151 | 深部静脈血栓症 | |
| 劇症肝炎 | 14 | ——(ヒラメ静脈) | 202 |
| 血管腫 | 2 | ——(腸骨〜大腿領域) | 204 |
| 腱板断裂(肩) | 242 | 人工弁機能不全 | 94 |
| 限局性低脂肪化域 | 11 | 腎盂腫瘍 | 39 |
| コレステロールポリープ | 27 | 腎盂腎炎 | 44 |
| 硬癌(乳腺) | 218 | 腎血管筋脂肪腫 | 38 |
| 高血圧性心疾患 | 125 | 腎細胞癌 | 40 |
| 骨折 | 240 | 腎動脈狭窄 | |
| | | ——, 高安動脈炎による | 166 |
| **さ行** | | ——, 大動脈解離による | 169 |
| サルコイドーシス, 心 | 108 | 腎動脈狭窄症 | 164 |
| サルモネラ腸炎 | 74 | 水腎症 | 43 |
| 鎖骨下動脈盗血現象 | 162 | 膵管内乳頭粘液性腫瘍 | 30 |
| 鎖骨下動脈閉塞症・狭窄症 | 160 | 膵癌 | 29 |

膵嚢胞性腫瘍 ・・・・・・・・・・・・・・・・・・・・・・・・・・・ 30
石灰化に伴うアキレス腱炎 ・・・・・・・・・・・・・・ 250
石灰性腱炎 ・・・・・・・・・・・・・・・・・・・・・・・・・・・ 239
線維筋性異型性(FMD) ・・・・・・・・・・・・・・・・・ 168
線維腺腫(乳腺) ・・・・・・・・・・・・・・・・・・・・・・・ 212
腺腫様甲状腺腫 ・・・・・・・・・・・・・・・・・・・・・・・ 227
腺リンパ腫(唾液腺) ・・・・・・・・・・・・・・・・・・・ 230
前距腓靱帯損傷 ・・・・・・・・・・・・・・・・・・・・・・・ 252
前立腺肥大症 ・・・・・・・・・・・・・・・・・・・・・・・・・ 47
僧帽弁逆流 ・・・・・・・・・・・・・・・・・・・・・・・・・・・ 88
僧帽弁狭窄症 ・・・・・・・・・・・・・・・・・・・・・・・・・ 86
僧帽弁閉鎖不全症 ・・・・・・・・・・・・・・・・・・・・・ 88
僧帽弁輪石灰化 ・・・・・・・・・・・・・・・・・・・・・・・ 126
総頸動脈狭窄症 ・・・・・・・・・・・・・・・・・・・・・・・ 137
総腸骨動脈閉塞 ・・・・・・・・・・・・・・・・・・・・・・・ 189
側副血行路 ・・・・・・・・・・・・・・・・・・・・・・・・・・・ 21

### た 行

たこつぼ型心筋症 ・・・・・・・・・・・・・・・・・・・・・ 110
高安動脈炎 ・・・・・・・・・・・・・・・・・・・・・ 154, 182
　　――による腎動脈狭窄 ・・・・・・・・・・・・・ 166
多形腺腫(唾液腺) ・・・・・・・・・・・・・・・・・・・・・ 229
多結節性甲状腺腫 ・・・・・・・・・・・・・・・・・・・・・ 227
胆管細胞癌 ・・・・・・・・・・・・・・・・・・・・・・・・・・・ 6
胆砂 ・・・・・・・・・・・・・・・・・・・・・・・・・・・・・・・・・ 23
胆石 ・・・・・・・・・・・・・・・・・・・・・・・・・・・・・・・・・ 26
胆泥 ・・・・・・・・・・・・・・・・・・・・・・・・・・・・・・・・・ 23
胆囊癌 ・・・・・・・・・・・・・・・・・・・・・・・・・・・・・・・ 28
胆囊腺筋腫症 ・・・・・・・・・・・・・・・・・・・・・・・・・ 24
胆囊ポリープ ・・・・・・・・・・・・・・・・・・・・・・・・・ 27
大腸憩室周囲炎 ・・・・・・・・・・・・・・・・・・・・・・・ 77
大腸癌 ・・・・・・・・・・・・・・・・・・・・・・・・・・・・・・・ 78
大動脈炎症候群 ・・・・・・・・・・・・・・・・・・・・・・・ 154
大動脈解離 ・・・・・・・・・・・・・・・・・・・・・ 111, 176
　　――による腎動脈狭窄 ・・・・・・・・・・・・・ 169
大動脈弁狭窄症 ・・・・・・・・・・・・・・・・・・ 84, 158
大動脈弁閉鎖不全症 ・・・・・・・・・・・・・・・・・・・ 90
大動脈弁逆流 ・・・・・・・・・・・・・・・・・・・・・・・・・ 90
大動脈弁石灰化 ・・・・・・・・・・・・・・・・・・・・・・・ 127
大動脈弁不全 ・・・・・・・・・・・・・・・・・・・・・・・・・ 156
大伏在静脈弁不全による静脈瘤 ・・・・・・・・・ 206
唾液腺腫瘍 ・・・・・・・・・・・・・・・・・・・・・・・・・・・ 229
唾石 ・・・・・・・・・・・・・・・・・・・・・・・・・・・・・・・・・ 231
虫垂炎 ・・・・・・・・・・・・・・・・・・・・・・・・・・・・・・・ 79
腸重積 ・・・・・・・・・・・・・・・・・・・・・・・・・・・・・・・ 72
腸チフス ・・・・・・・・・・・・・・・・・・・・・・・・・・・・・ 74
陳旧性心筋梗塞 ・・・・・・・・・・・・・・・・・・・・・・・ 100
抵抗係数 ・・・・・・・・・・・・・・・・・・・・・・・・・・・・・ 141

転移性肝癌 ・・・・・・・・・・・・・・・・・・・・・・・・・・・ 8
動静脈瘻 ・・・・・・・・・・・・・・・・・・・・・・・・・・・・・ 198

### な 行

内頸動脈狭窄症 ・・・・・・・・・・・・・・・・・・・・・・・ 140
内頸動脈閉塞症 ・・・・・・・・・・・・・・・・・・・・・・・ 142
肉ばなれ ・・・・・・・・・・・・・・・・・・・・・・・・・・・・・ 249
乳管内乳頭腫 ・・・・・・・・・・・・・・・・・・・・・・・・・ 214
乳腺炎 ・・・・・・・・・・・・・・・・・・・・・・・・・・・・・・・ 215
乳頭癌 ・・・・・・・・・・・・・・・・・・・・・・・・・・・・・・・ 226
乳頭腺管癌 ・・・・・・・・・・・・・・・・・・・・・・・・・・・ 216
尿管結石 ・・・・・・・・・・・・・・・・・・・・・・・・・・・・・ 42
尿管腫瘍 ・・・・・・・・・・・・・・・・・・・・・・・・・・・・・ 39
粘液癌(乳腺) ・・・・・・・・・・・・・・・・・・・・・・・・・ 219
粘液性囊胞腫瘍 ・・・・・・・・・・・・・・・・・・・・・・・ 30

### は 行

バージャー病 ・・・・・・・・・・・・・・・・・・・・・・・・・ 200
バセドウ病 ・・・・・・・・・・・・・・・・・・・・・・・・・・・ 222
拍動係数 ・・・・・・・・・・・・・・・・・・・・・・・・・・・・・ 141
橋本病 ・・・・・・・・・・・・・・・・・・・・・・・・・・・・・・・ 221
ビュルガー病 ・・・・・・・・・・・・・・・・・・・・・・・・・ 200
びまん性肝疾患 ・・・・・・・・・・・・・・ 10, 12, 15, 16, 18
肥厚性幽門狭窄症 ・・・・・・・・・・・・・・・・・・・・・ 64
膝 OA ・・・・・・・・・・・・・・・・・・・・・・・・・・・・・・・ 247
脾腫 ・・・・・・・・・・・・・・・・・・・・・・・・・・・・・・・・・ 35
非浸潤性乳管癌 ・・・・・・・・・・・・・・・・・・・・・・・ 220
肥大型心筋症 ・・・・・・・・・・・・・・・・・・・・・・・・・ 103
肥大型心筋症と高血圧心の鑑別 ・・・・・・・・・ 125
脾動脈瘤 ・・・・・・・・・・・・・・・・・・・・・・・・・・・・・ 184
プラーク ・・・・・・・・・・・・・・・・・・・・・・・・・・・・・ 132
フリーエアー ・・・・・・・・・・・・・・・・・・・・・・・・・ 80
フローティングプラーク ・・・・・・・・・・・・・・・ 135
腹水 ・・・・・・・・・・・・・・・・・・・・・・・・・・・・・・・・・ 20
複数腎動脈 ・・・・・・・・・・・・・・・・・・・・・・・・・・・ 170
腹部大動脈瘤 ・・・・・・・・・・・・・・・・・・・・・・・・・ 174
腹腔内遊離ガス ・・・・・・・・・・・・・・・・・・・・・・・ 80
浮遊血栓 ・・・・・・・・・・・・・・・・・・・・・・・・・・・・・ 205
振り子様運動 ・・・・・・・・・・・・・・・・・・・・・・・・・ 115
粉瘤 ・・・・・・・・・・・・・・・・・・・・・・・・・・・・・・・・・ 253
分界稜 ・・・・・・・・・・・・・・・・・・・・・・・・・・・・・・・ 129
閉塞性血栓血管炎 ・・・・・・・・・・・・・・・・・・・・・ 200
閉塞性動脈硬化症 ・・・・・・・・・・・・・・・・・・・・・ 189
閉塞性肥大型心筋症 ・・・・・・・・・・・・・・・・・・・ 104
変形性膝関節症 ・・・・・・・・・・・・・・・・・・・・・・・ 247
ホジキン病 ・・・・・・・・・・・・・・・・・・・・・・・・・・・ 34
膀胱腫瘍 ・・・・・・・・・・・・・・・・・・・・・・・・・・・・・ 46

**ま行**

マカロニサイン ・・・・・・・・・・・・・・・・・・・・・・ 155
マントルサイン ・・・・・・・・・・・・・・・・・・・・・・ 178
慢性肝炎 ・・・・・・・・・・・・・・・・・・・・・・・・・・・・ 16
慢性膵炎 ・・・・・・・・・・・・・・・・・・・・・・・・・・・・ 33
慢性腎不全 ・・・・・・・・・・・・・・・・・・・・・・・・・ 163
慢性胆囊炎 ・・・・・・・・・・・・・・・・・・・・・・・・・・ 26
メッシュワークパターン ・・・・・・・・・・・・・・ 17
もやエコー像 ・・・・・・・・・・・・・・・・・・・・・・・ 208
毛細血管性血管腫 ・・・・・・・・・・・・・・・・・・・・・ 2
門脈圧亢進 ・・・・・・・・・・・・・・・・・・・・・・・・・・ 20
門脈腫瘍栓 ・・・・・・・・・・・・・・・・・・・・・・・・・・・ 4

**や～ら行**

薬剤性腸炎 ・・・・・・・・・・・・・・・・・・・・・・・・・・ 75
ユースタキウス弁 ・・・・・・・・・・・・・・・・・・・ 128
疣腫 ・・・・・・・・・・・・・・・・・・・・・・・・・・・・・・・・ 96
葉状腫瘍（乳腺）・・・・・・・・・・・・・・・・・・・・・ 213
卵巣腫瘤 ・・・・・・・・・・・・・・・・・・・・・・・・・・・・ 53
離断性骨軟骨炎，上腕骨小頭の ・・・・・・・・・ 244
流行性耳下腺炎 ・・・・・・・・・・・・・・・・・・・・・ 232
ルリッシュ（Leriche）症候群 ・・・・・・・・・・ 186
濾胞腺腫 ・・・・・・・・・・・・・・・・・・・・・・・・・・・ 225